U0044555

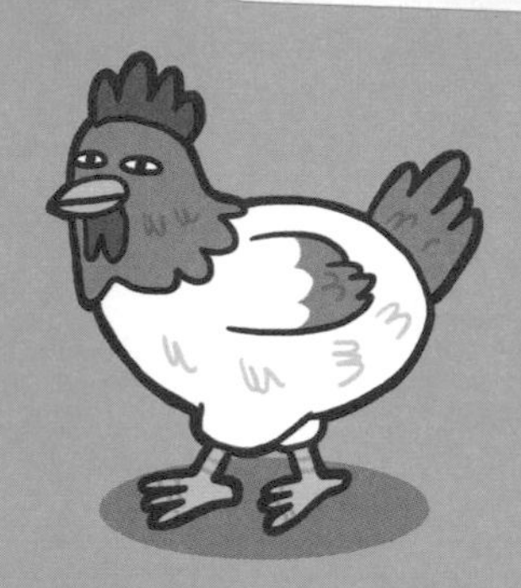

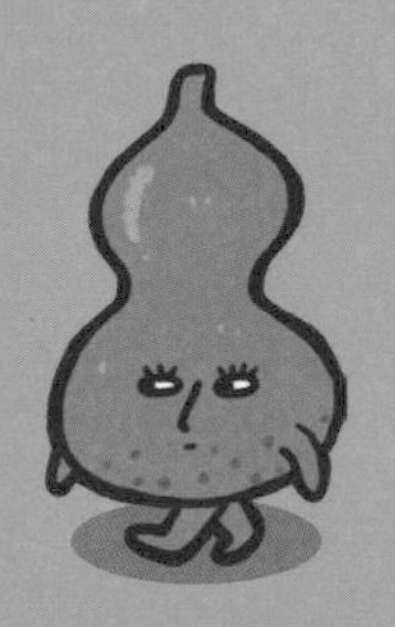

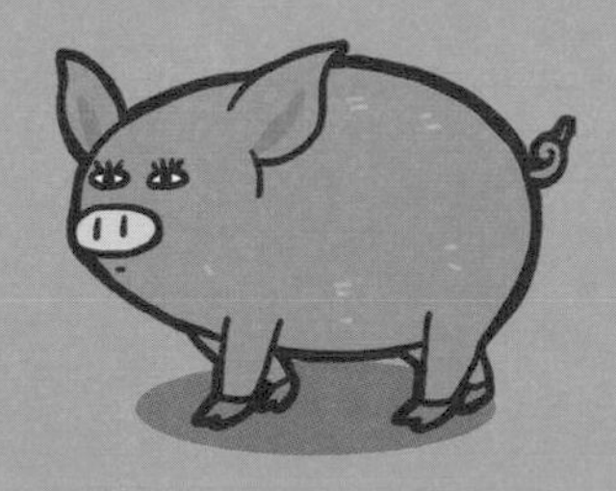

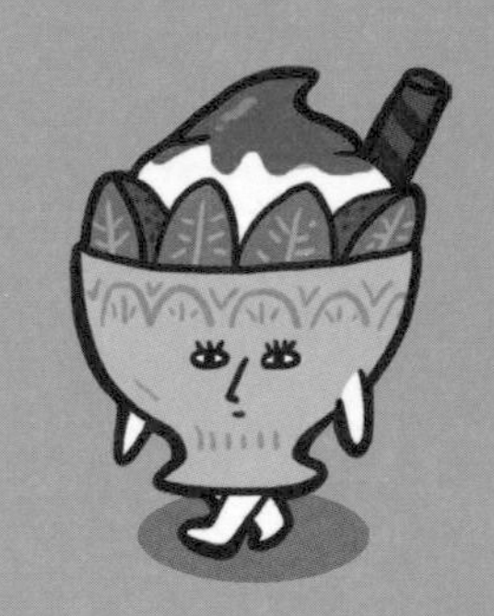

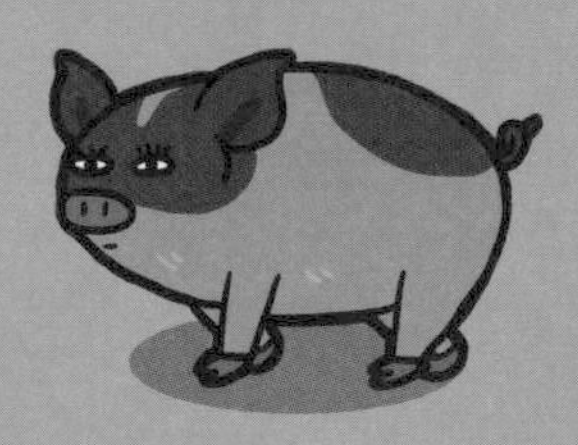

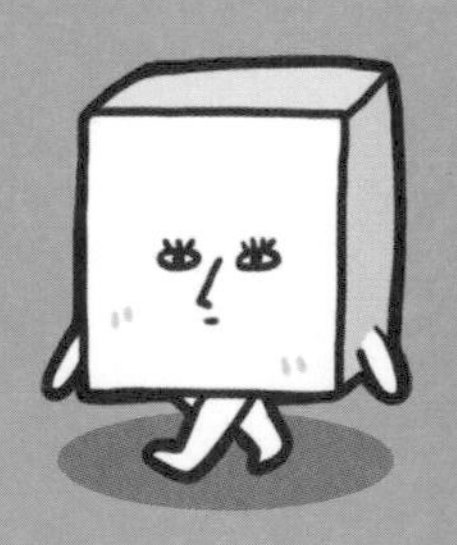

10 SECONDS CLASS

10秒鐘美食教室

秒懂！那些料理背後的二三事

作者 / Yan

審定 / 台灣慢食協會
理事長 岳家青

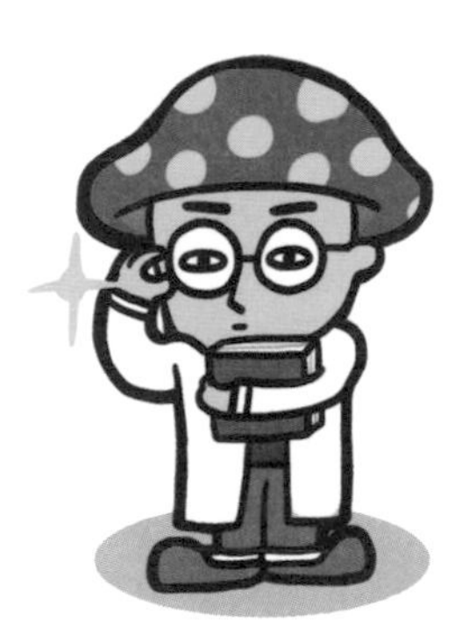

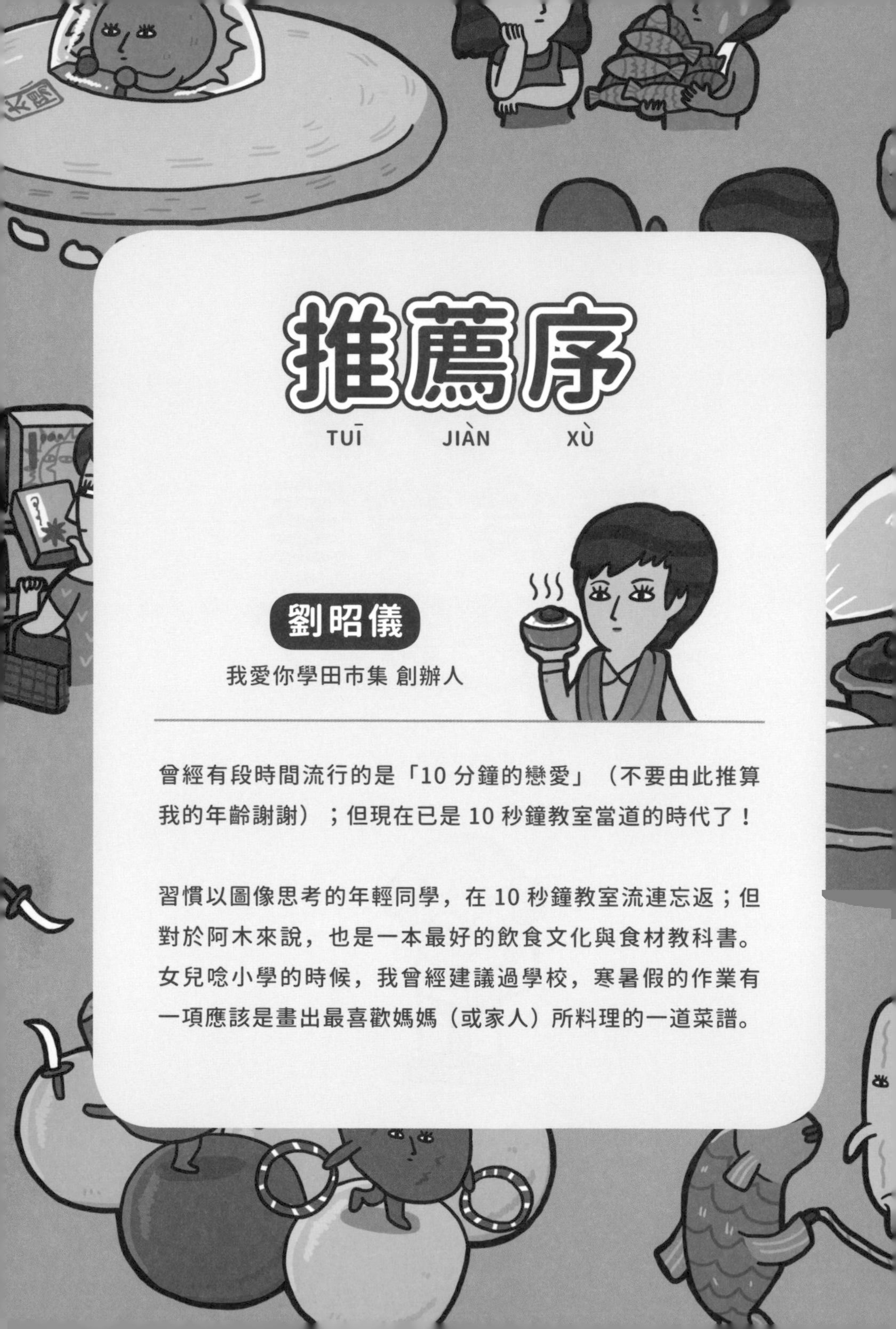

推薦序

TUĪ JIÀN XÙ

劉昭儀

我愛你學田市集 創辦人

曾經有段時間流行的是「10 分鐘的戀愛」（不要由此推算我的年齡謝謝）；但現在已是 10 秒鐘教室當道的時代了！

習慣以圖像思考的年輕同學，在 10 秒鐘教室流連忘返；但對於阿木來說，也是一本最好的飲食文化與食材教科書。女兒唸小學的時候，我曾經建議過學校，寒暑假的作業有一項應該是畫出最喜歡媽媽（或家人）所料理的一道菜譜。

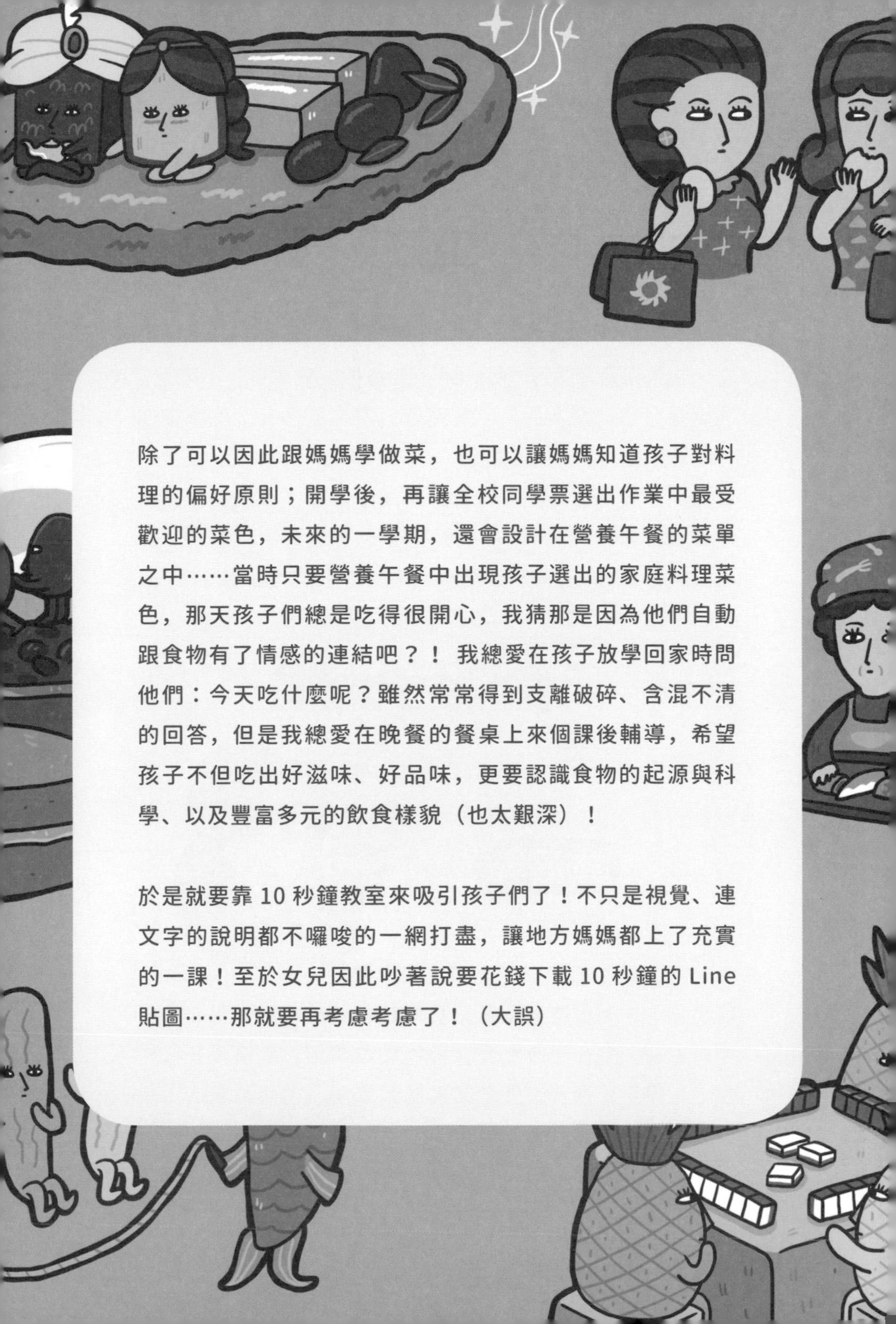

除了可以因此跟媽媽學做菜，也可以讓媽媽知道孩子對料理的偏好原則；開學後，再讓全校同學票選出作業中最受歡迎的菜色，未來的一學期，還會設計在營養午餐的菜單之中……當時只要營養午餐中出現孩子選出的家庭料理菜色，那天孩子們總是吃得很開心，我猜那是因為他們自動跟食物有了情感的連結吧？！ 我總愛在孩子放學回家時問他們：今天吃什麼呢？雖然常常得到支離破碎、含混不清的回答，但是我總愛在晚餐的餐桌上來個課後輔導，希望孩子不但吃出好滋味、好品味，更要認識食物的起源與科學、以及豐富多元的飲食樣貌（也太艱深）！

於是就要靠 10 秒鐘教室來吸引孩子們了！不只是視覺、連文字的說明都不囉唆的一網打盡，讓地方媽媽都上了充實的一課！至於女兒因此吵著說要花錢下載 10 秒鐘的 Line 貼圖……那就要再考慮考慮了！（大誤）

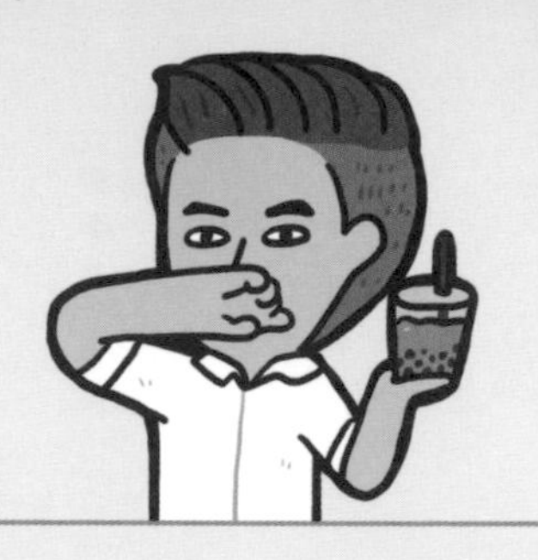

聶永真

國際知名平面設計師

從小到大如果我遇到的每一題小知識都能變成這種小可愛，我現在應該已經才高八斗讀完博士班在美國太空總署工作一輩子了吧（才不會）。

看完這本覺得自己變得有點學富五車，接下來連續三百日不讀書好像也可以了（不是），目前最急的事應該就是立馬環繞全台把所有東西怒吃一遍！

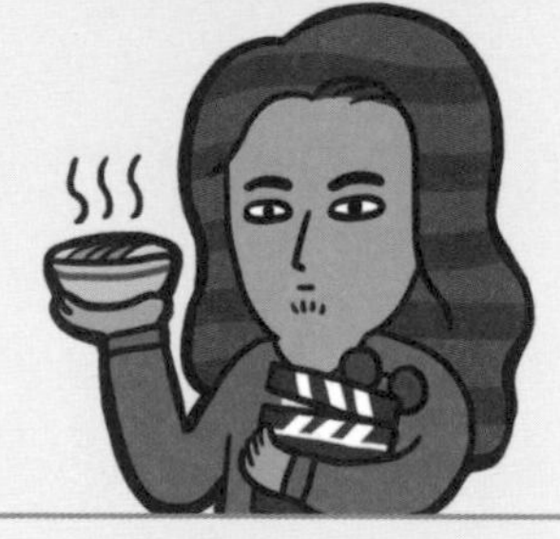

盧建彰

最會說故事的廣告導演

從小，下午就要吃「點心」。阿公和爸爸輪著帶我在台南市內巡行，我總期待今天又可以和誰相逢，那構成了我的童年，日後更是我出外遊歷臭屁的素材。但我發現這本書讀完後，可能可以把頭抬更高，若你是台南人，一定懂。

若你不是，那還不快買這本？

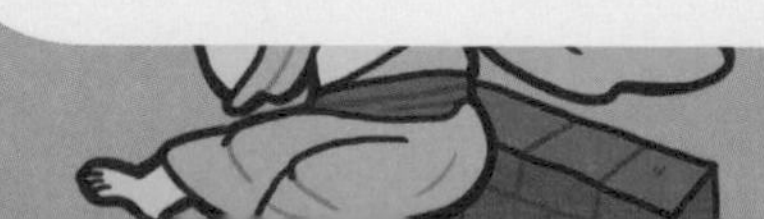

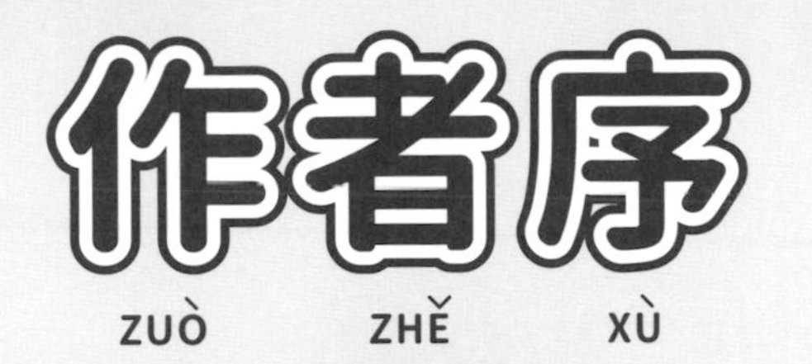

作者序

ZUÒ　ZHĚ　XÙ

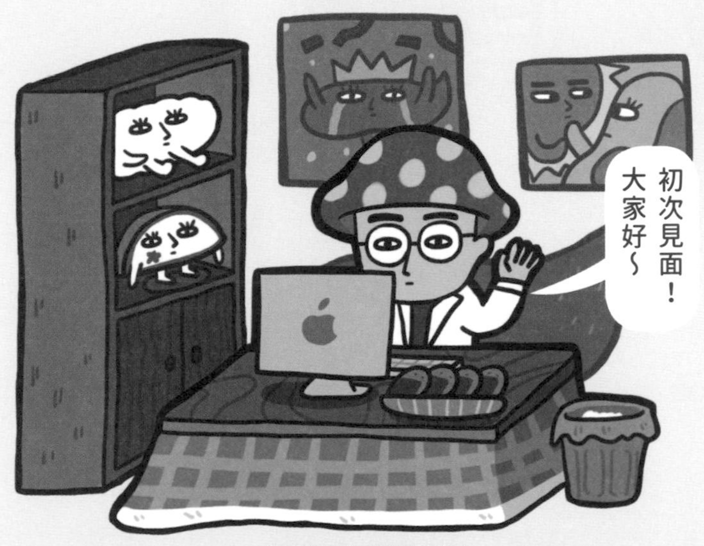

（一直很想要買這種被爐）

大家好！我是 10 Seconds Class - 10 秒鐘教室的作者 Yan。終於有第一本作品要跟大家見面了，身為專業吃貨的我，毅然決然地決定從介紹食物下手！畢竟懂得吃之外，如果能再了解到這些食物的由來與背景，是不是又更氣派了呢？說不定下次與朋友出去吃飯的時候，還能說幾句來炫耀一番哩。

接下來我將帶著各位，從四個主題開始一起探索食物，希望你讀完本書之後，也能成為美食通喔！

Yan

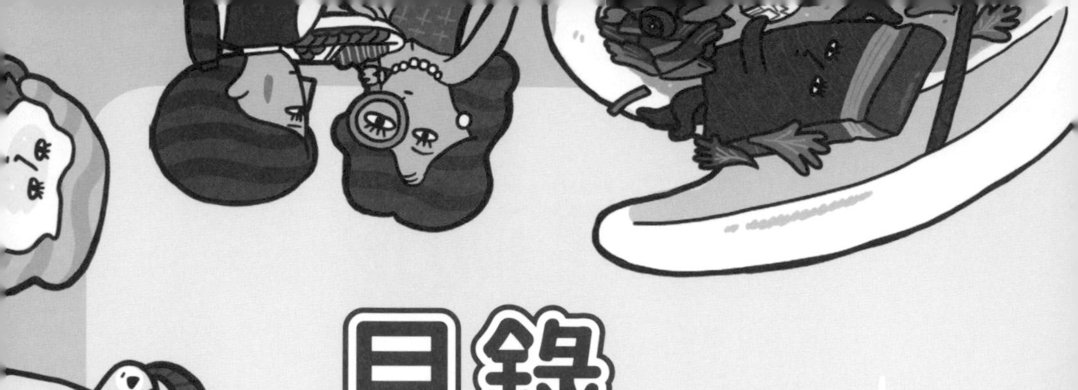

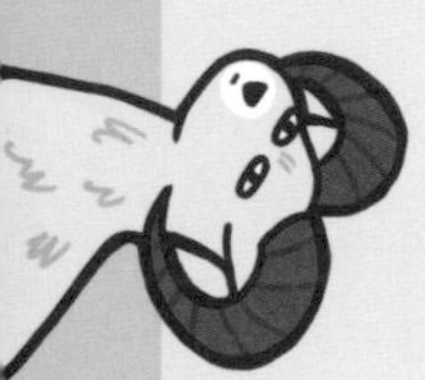

目錄

MÙ LÙ

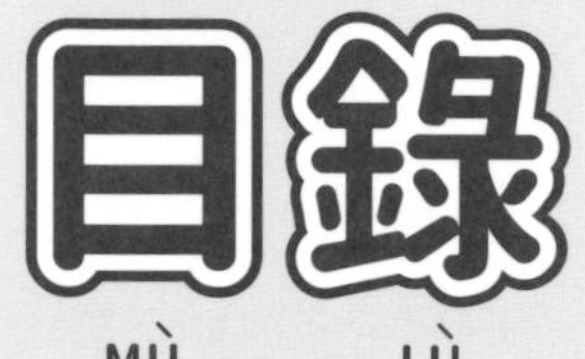

CHAPTER 1
最在地的庶民小吃

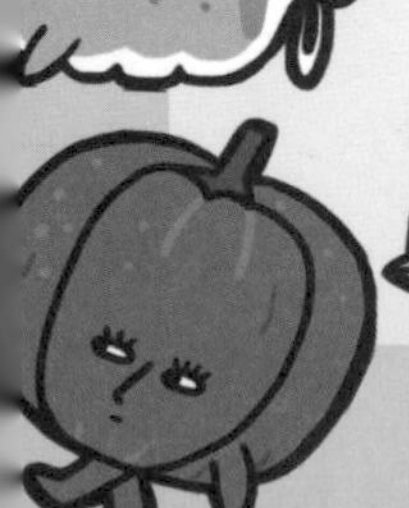

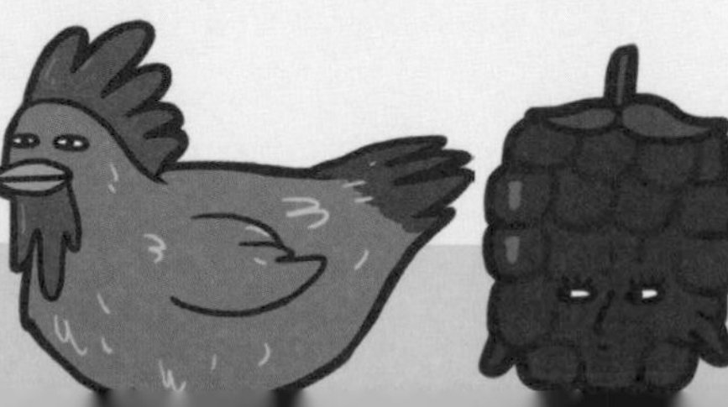

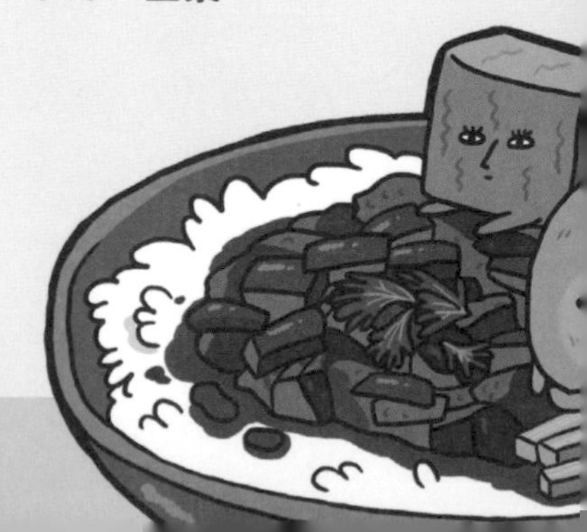

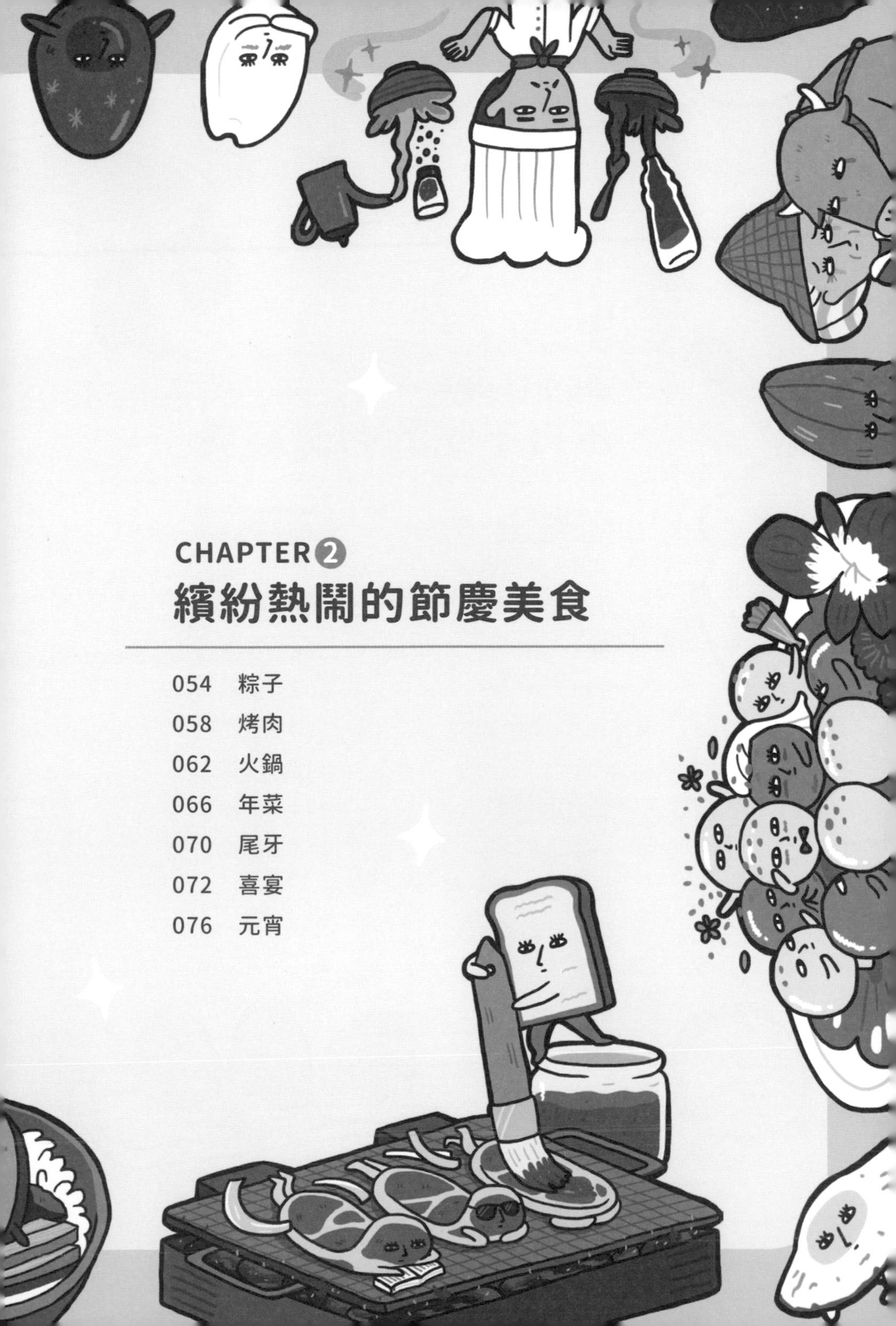

CHAPTER 2

繽紛熱鬧的節慶美食

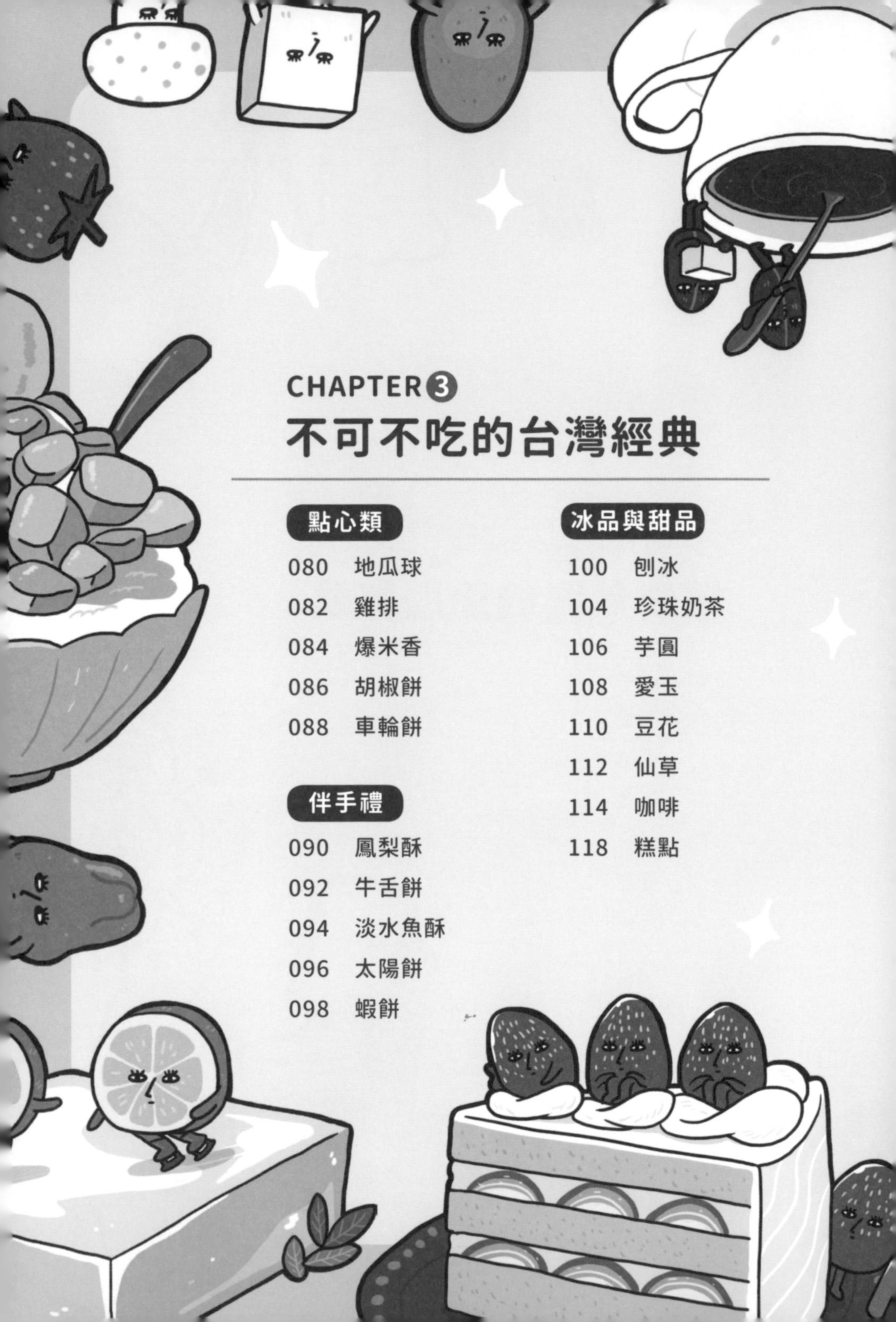

CHAPTER 3

不可不吃的台灣經典

點心類

伴手禮

冰品與甜品

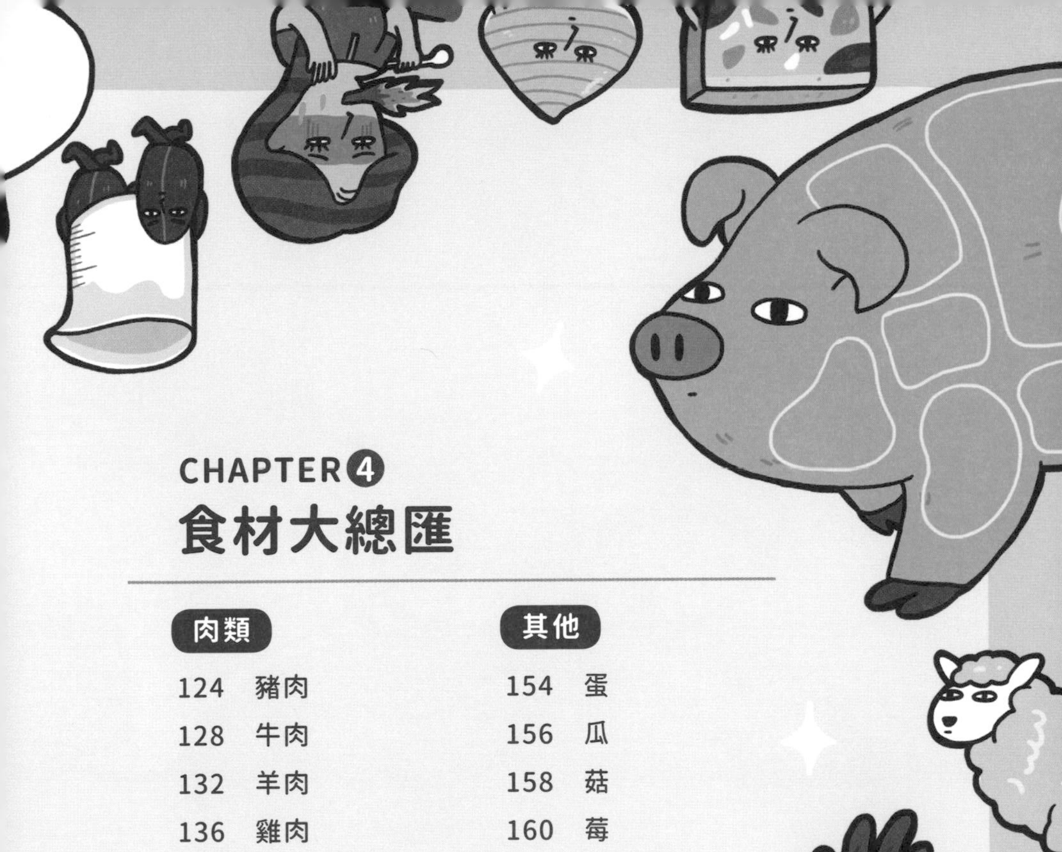

CHAPTER 4
食材大總匯

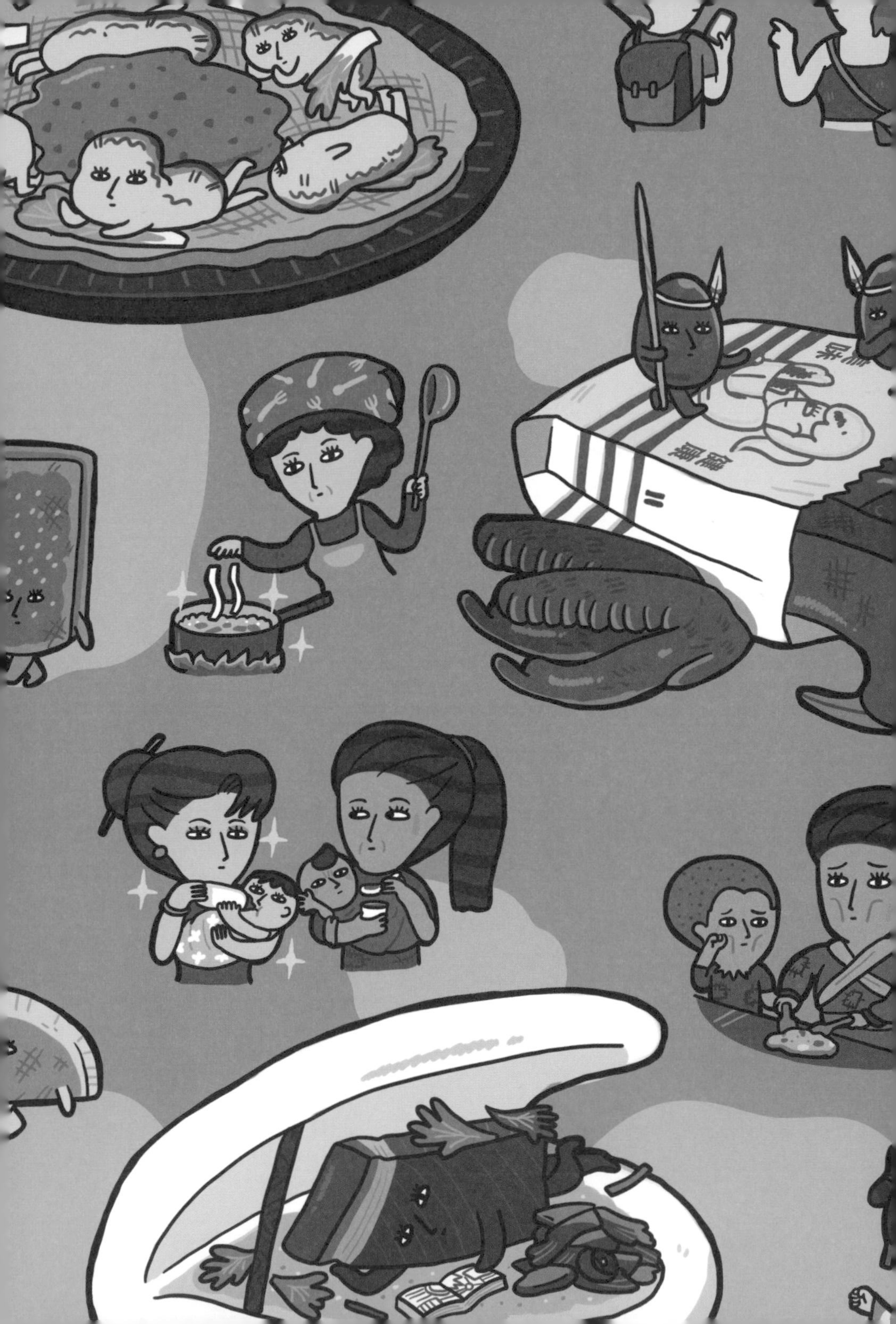

CHAPTER 1

最在地的庶民小吃

阿給為什麼叫阿給？
棺材板又是怎麼來的？
那些再平常不過的台灣小吃，
背後有著什麼有趣故事呢？

平民美食代表

肉臊飯

RÒU SÀO FÀN

肉臊
主要是以豬絞肉搭配醬油滷成，有時也會加入香菇。
配菜
常見的有筍乾、滷蛋、豆腐等。
白飯
肉臊飯要好吃，白飯也需要煮得好才行。

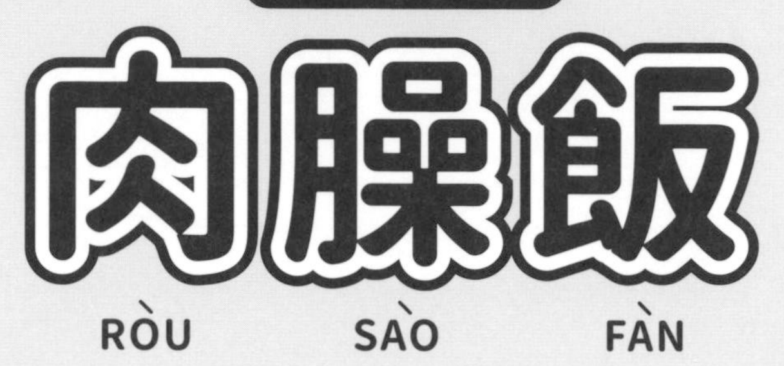

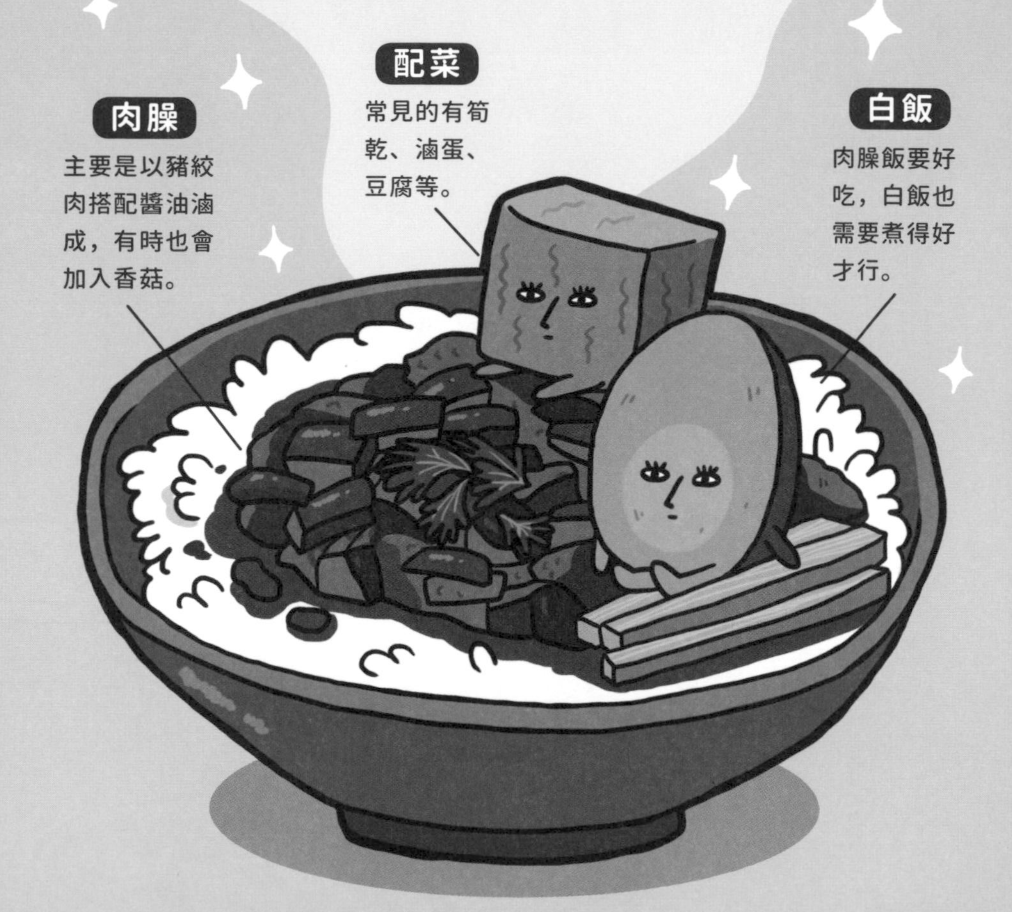

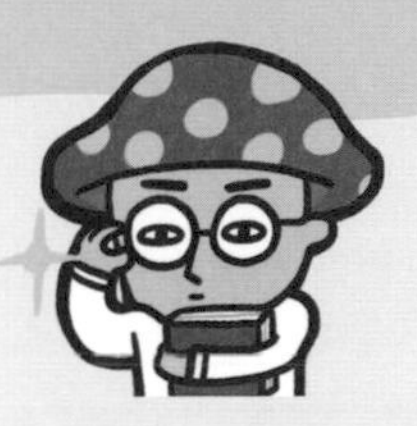

一種淋上煮熟碎豬肉或炒香肉臊
及醬油滷汁的白飯菜餚。

在台灣被視為極具特色的庶民小吃，
在全台各地都有店家販售。

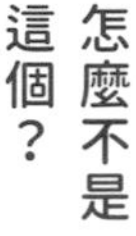

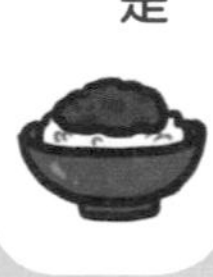

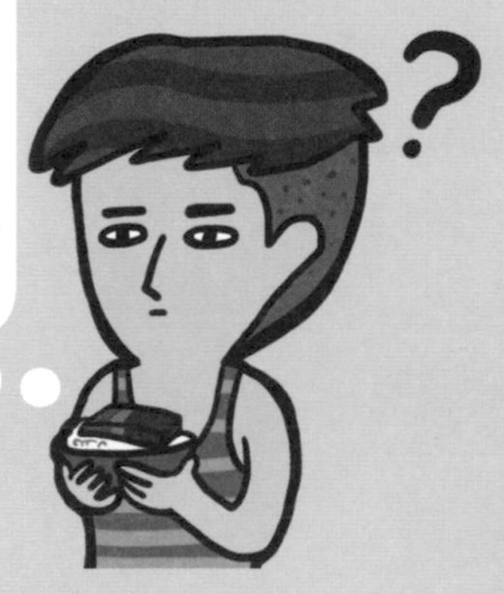

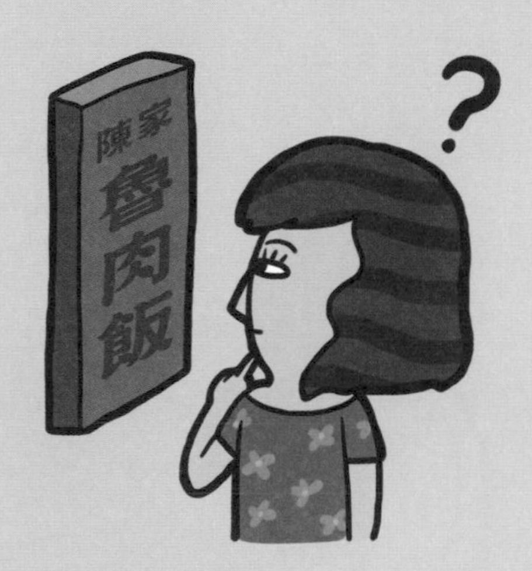

肉臊飯／滷肉飯 南北大不同

在北台灣，肉臊飯普遍地稱為「滷肉飯」，不過在南台灣，滷肉通常是指大塊滷肉（三層肉），所以點餐前要看清楚喔。

「魯」肉 其實是誤用

在各地常常會看到寫著「魯」肉飯的招牌，原無人用「魯」，皆用「滷」，但後來以訛傳訛，導致許多人誤用。

清爽好滋味

火雞肉飯

HUǑ JĪ RÒU FÀN

雞肉

將雞胸肉蒸熟後，剝成絲或切片，淋上醬汁食用。

醃蘿蔔片

通常會搭配醃成黃色的白蘿蔔乾一同食用。

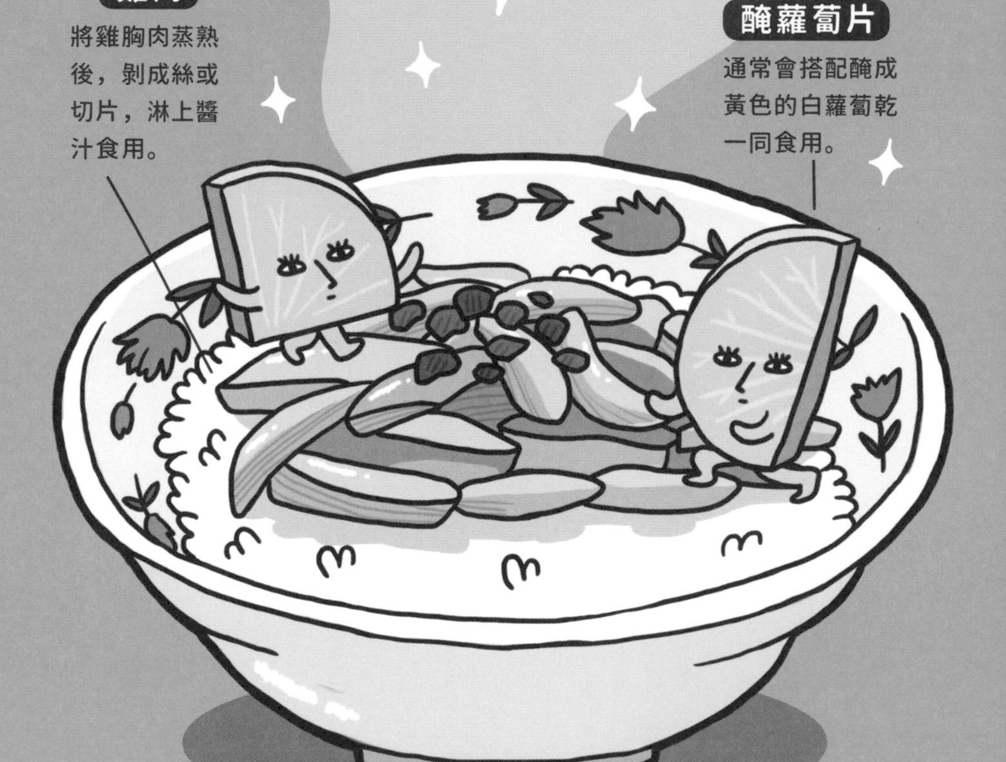

傳統的料理法是在白飯上鋪上火雞肉，
再淋上雞汁而成。

火雞肉飯全台皆有販售，
其中又以嘉義最有名。

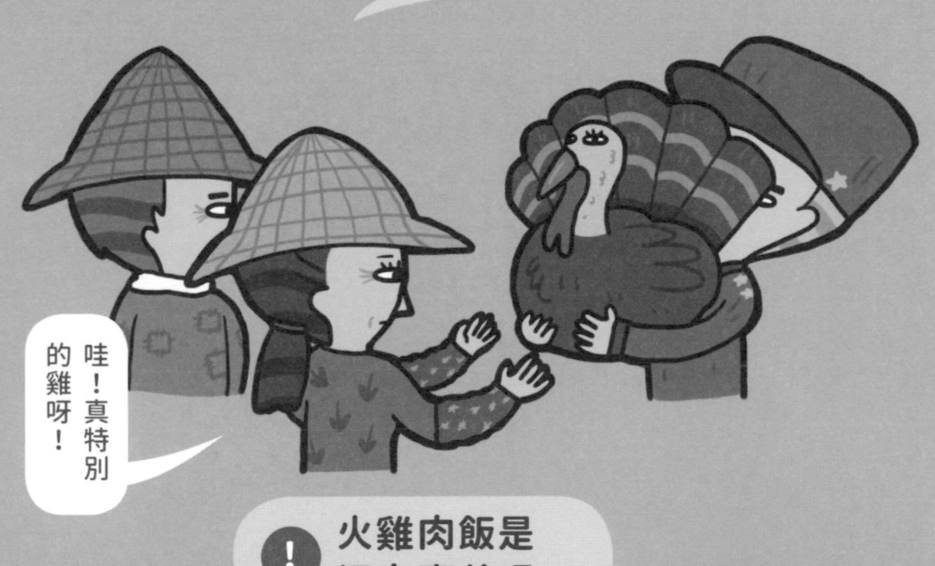

! 火雞肉飯是源自嘉義嗎？

據說，二戰結束之後許多駐台美軍駐紮於嘉義地區，美軍將火雞引進之後，嘉義附近地區養殖戶大量繁殖。因戰後各項物資缺乏，一般人要吃雞肉也不容易，火雞體型大，相對於土雞價格也低，營養價值較高，地方小吃攤因此想到用火雞當食材，做出類似肉臊飯的料理。

濃濃古早味

筒仔米糕

TǑNG ZǏ MǏ GĀO

米糕
從竹筒取出後倒扣於盤子上食用。
配菜
淋上醬汁後，灑上肉鬆、香菜等，讓口感更豐富。

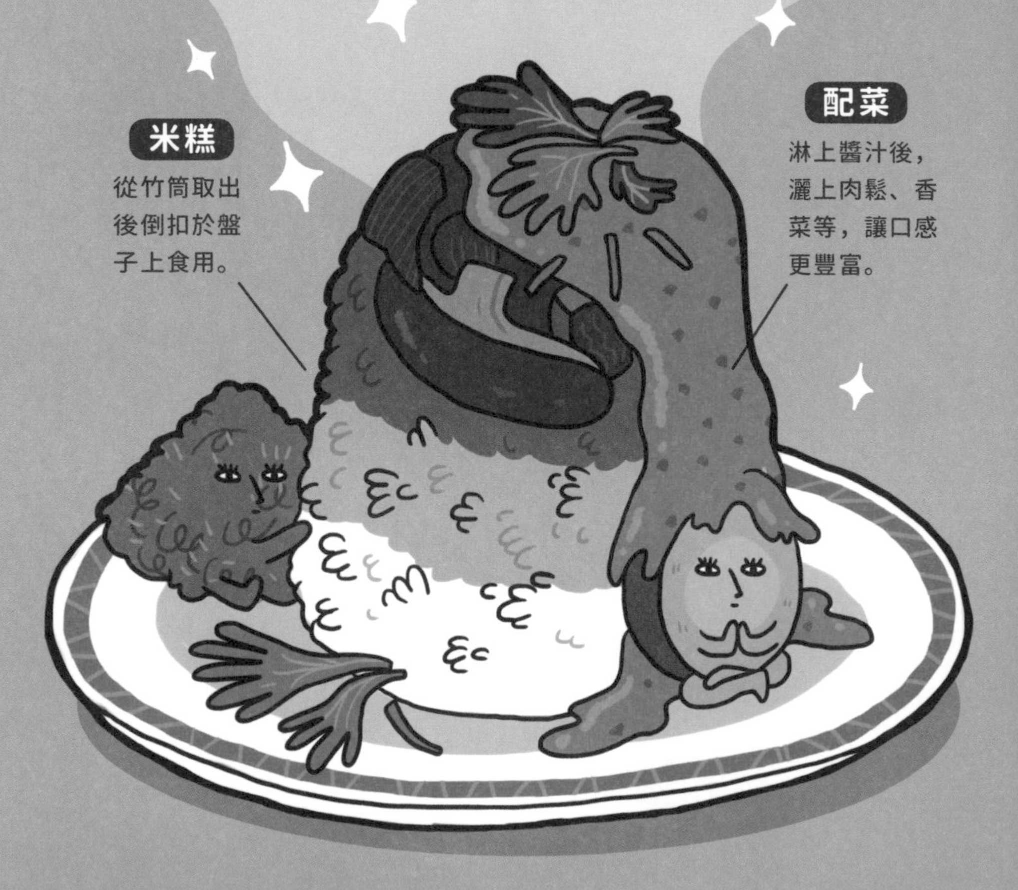

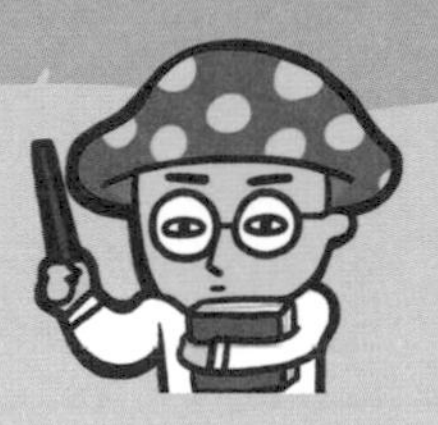

相傳在蘇東坡的《仇池筆記》中，就已經有筒仔米糕的記載，當時的名稱為「盤游飯」。

主要是將糯米等食材炒香後，放入竹筒裡蒸熟後製成。

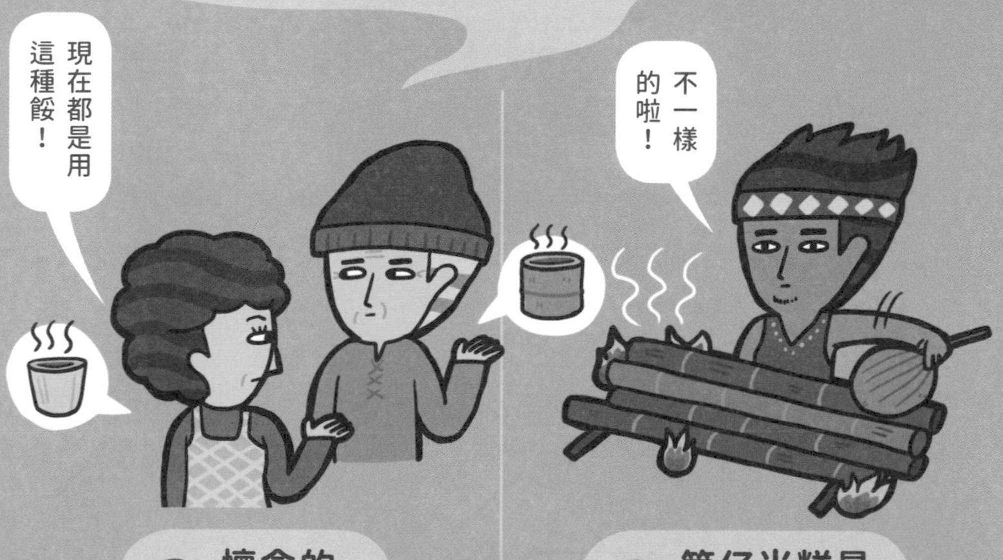

! 懷念的好滋味

基於方便與成本等考量，現代許多業者會以陶瓷、不鏽鋼等容器取代竹筒製作，因此若想吃到竹味飄香的筒仔米糕，就要特別尋找了。

! 筒仔米糕是竹筒飯嗎？

雖然一樣是裝在竹筒裡的飯，不過口感與製程卻不太相同。台灣常見的原住民竹筒飯通常使用火烤，且依照配料的不同還可做成鹹味與甜味。

觀光客必吃

牛肉麵

NIÚ ROÙ MIÀN

麵條

常見的為拉麵，也有用細麵、刀削麵等。

牛肉

依照不同的部位，可分為牛筋、牛雜、牛腩麵等。

酸菜

牛肉麵的絕配。

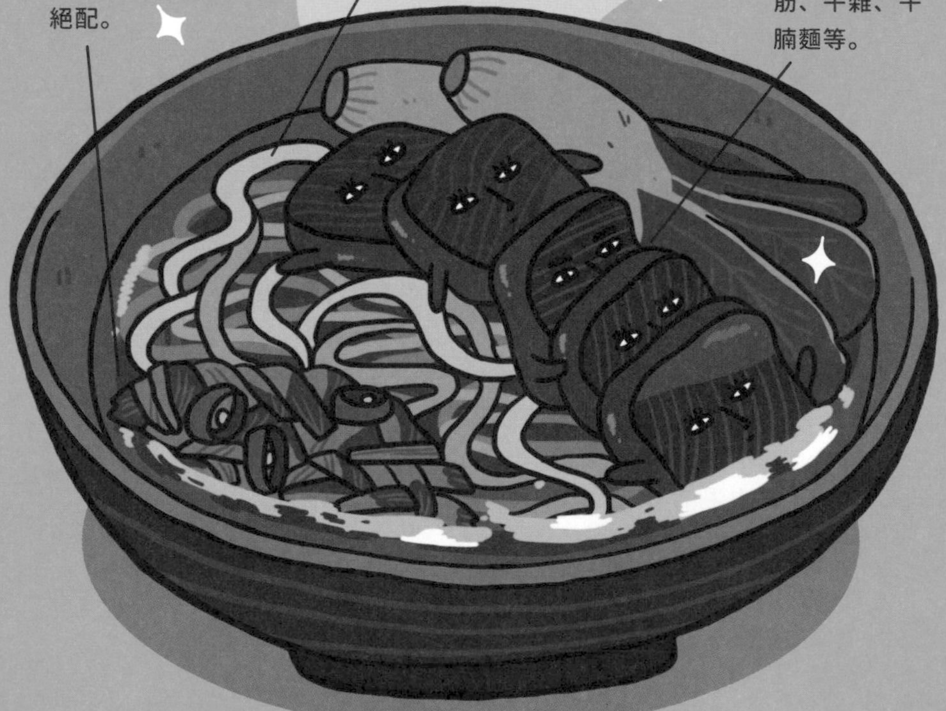

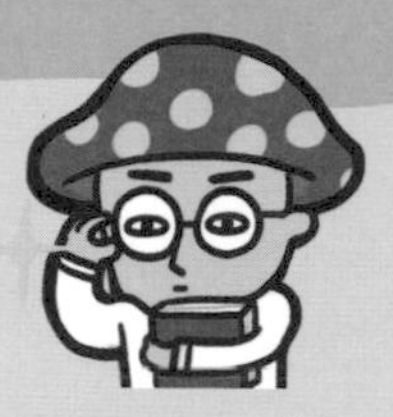

牛肉麵是泛指各種以燒燉過的牛肉
為主要配料的湯麵食，
十分普及且受到歡迎，
也是觀光客來台必吃的料理之一。

! 紅燒 VS. 清燉

目前市場上的牛肉麵大多以紅燒與清燉為基底，做出不同的口味變化。紅燒是以豆瓣醬，醬油為底，口味較重；清燉則以牛骨高湯為底，主打吃到食材的原味。

! 很多人不能吃的美味

台灣早期農業社會靠牛耕田，為了感謝牛的辛苦，務農者常有不吃牛的習俗。代代相傳下，許多後代子孫也不吃牛肉。

國宴級小吃

擔仔麵

DÀN ZǏ MIÀN

麵
以黃麵為主，
也使用米粉。
配料
豆芽菜、香
菜、蒜泥、
蝦仁等，再
淋上肉臊。

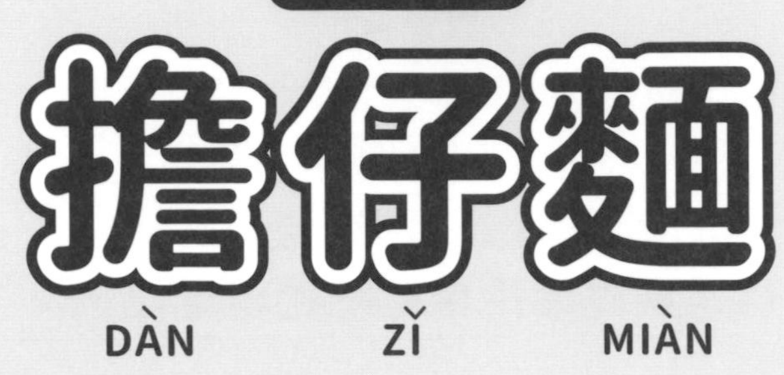

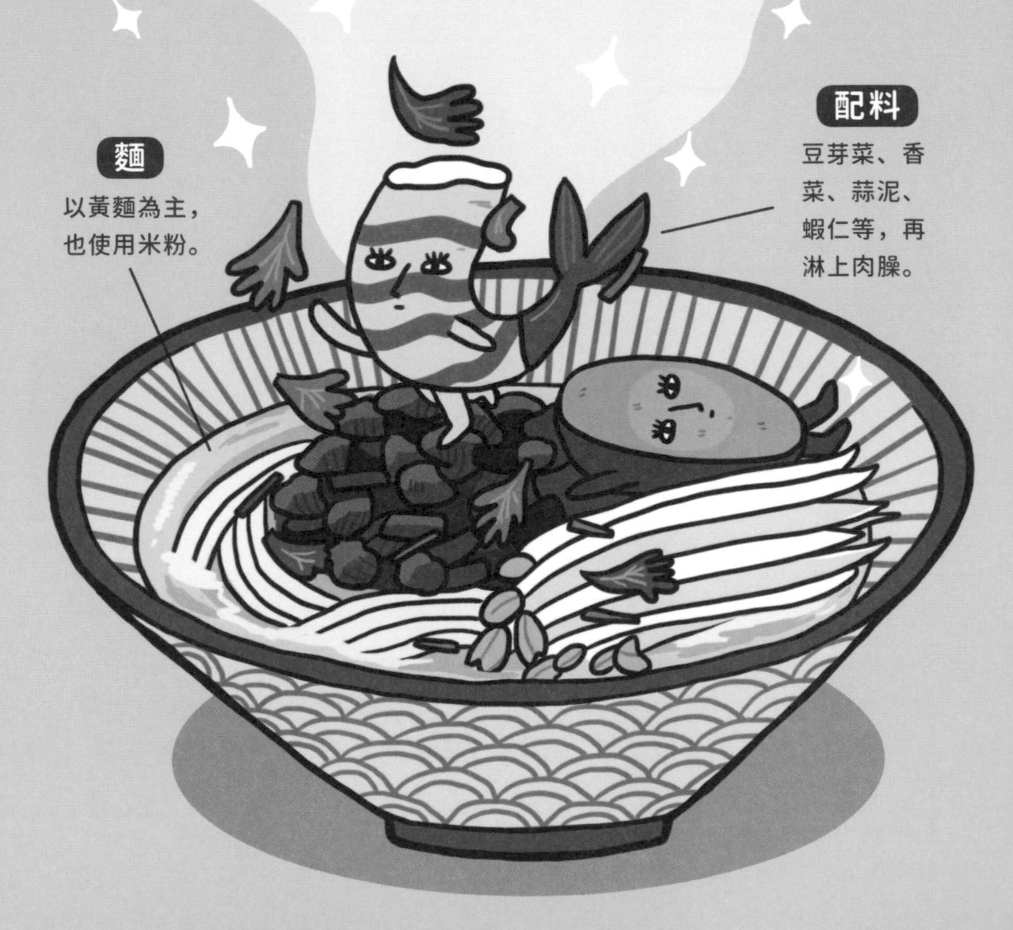

起源於台南。「擔仔」是閩南語中「挑扁擔」的意思，用扁擔挑來叫賣的麵，就稱為擔仔麵。

早期是口味簡單的湯與麵條，現經改良後口味較豐富。

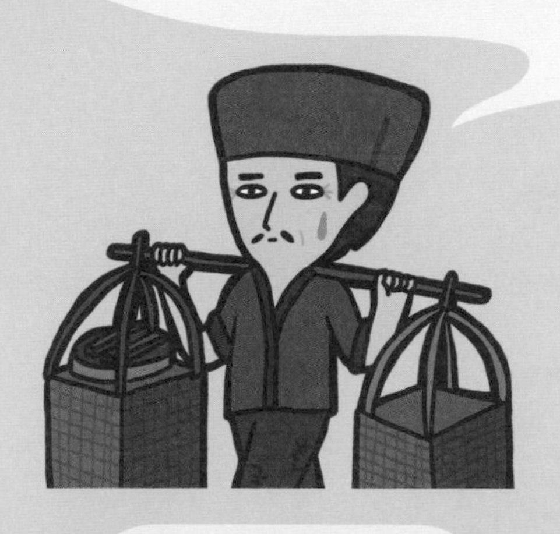

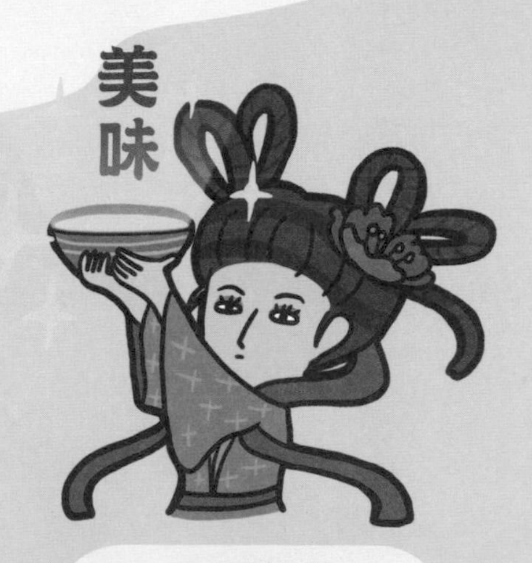

! 什麼是度小月呢？

台南知名的「度小月」是擔仔麵的創始店。創始人洪芋頭以捕魚為業，漁民會稱東北季風頻繁、生計維持不易的月份為「小月」。洪芋頭常在小月時，挑著扁擔叫賣麵食維持生計，便將他的攤位取名為「度小月擔仔麵」。

! 庶民小吃躍上國宴

擔仔麵雖然簡單，卻有著滿滿的人文情懷。在台南當地有「國寶食物」之稱。甚至在總統府的國宴上，也曾出現它的蹤影。

鮮味十足

蚵仔麵線

É　ZǏ　MIÀN　XIÀN

湯
以醬油與柴魚高湯為基底，再以太白粉進行勾芡。
蚵仔
即牡蠣，常見於各式料理之中。
麵線
一般使用紅麵線，也有的店家會使用白麵線。
唔……再大力一點！
這樣的力道還可以嗎？

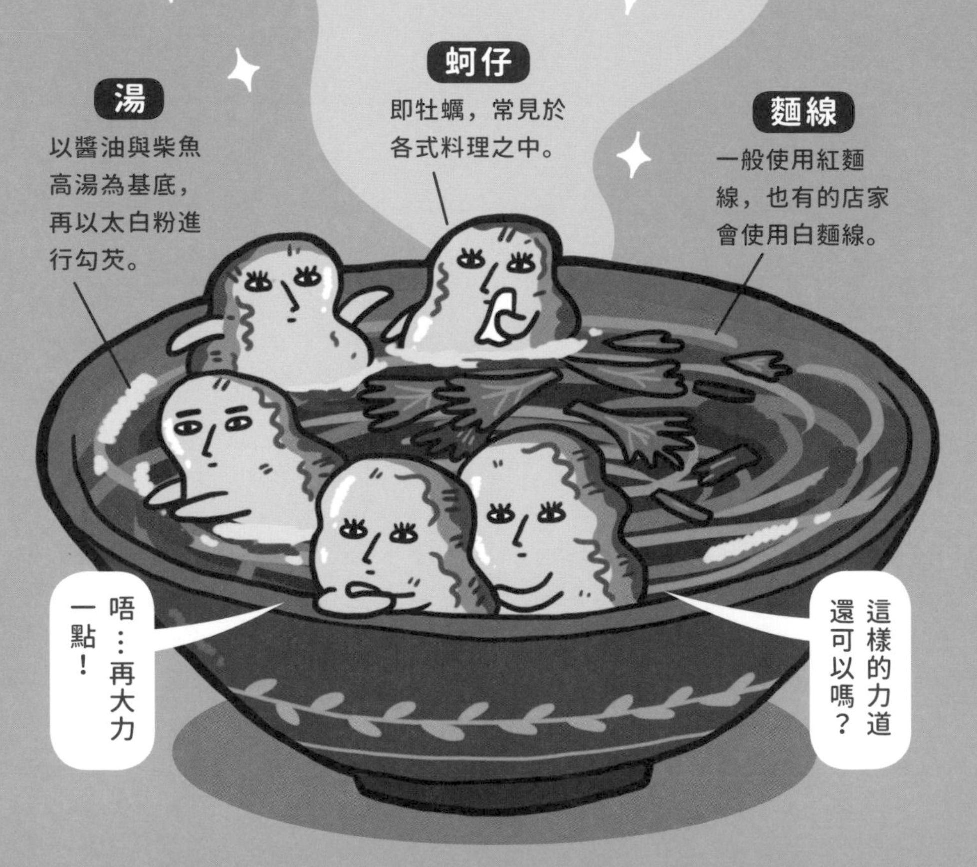

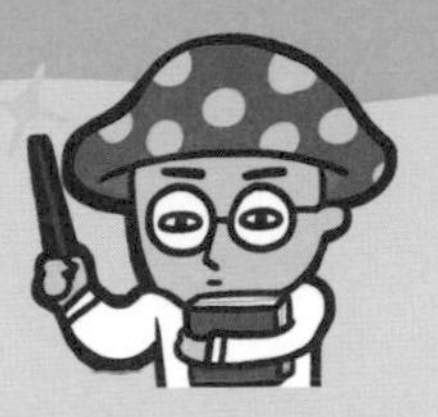

常見於各大夜市及路邊攤，
口感濃郁，香味十足。

麵線除了加入蚵仔外，也有清麵線、
大腸麵線、肉羹麵線等不同做法。

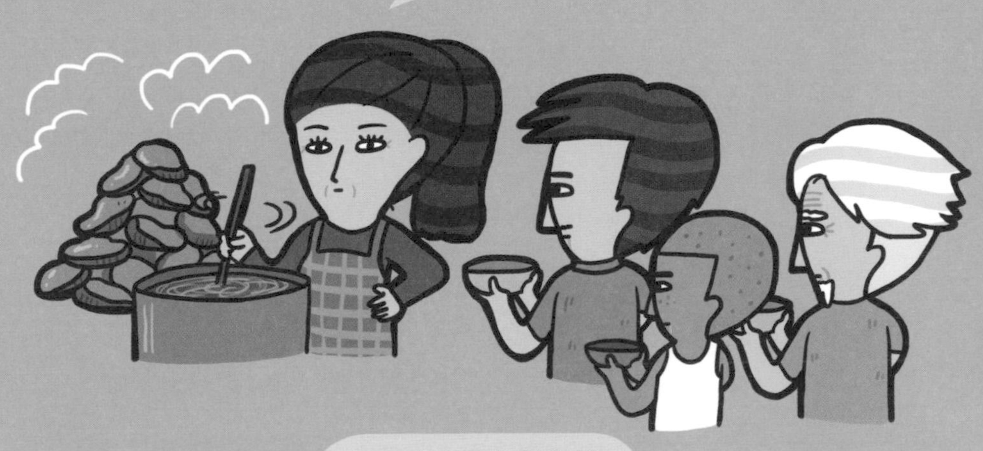

蚵仔麵線的由來

根據老一輩的說法，麵線方便煮成一大鍋，又可久放，在家庭人口眾多的時代，是婦人們喜愛製作的菜餚。而一些臨海地區盛產蚵仔，便加入其中，就演變成現在的蚵仔麵線。

也有第二種說法，是參照廈門的知名美食「麵線糊」改良而成。麵線是廈門著名特產，麵線糊的湯頭多以蝦、牡蠣、淡菜等海鮮熬製而成，故會在麵線中加入蚵仔。

飄香千里

蚵仔煎

É ZǏ JIĀN

麵糊
將蕃薯粉、太白粉等加水拌勻。
這裡真舒服～
蚵仔
除了蚵仔外，也有蝦仁煎、花枝煎等更換不同食材的作法。

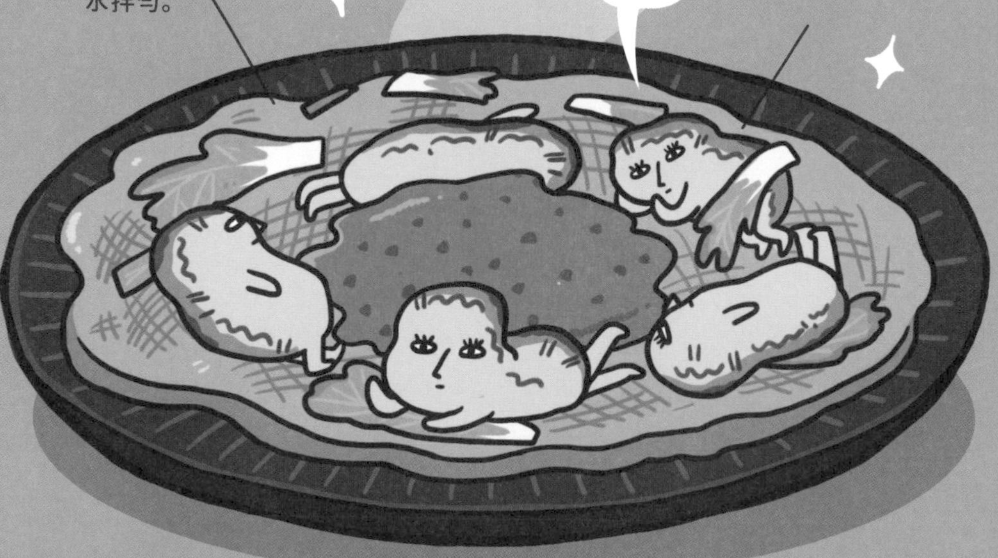

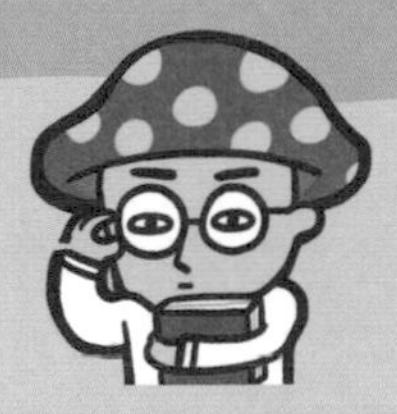

將拌好的粉料與蚵仔、青菜等，在鐵板上煎得滋滋作響，盛盤後再淋上特殊的醬汁。

香味四溢，總是會在夜市裡吸引大批的旅客駐足。

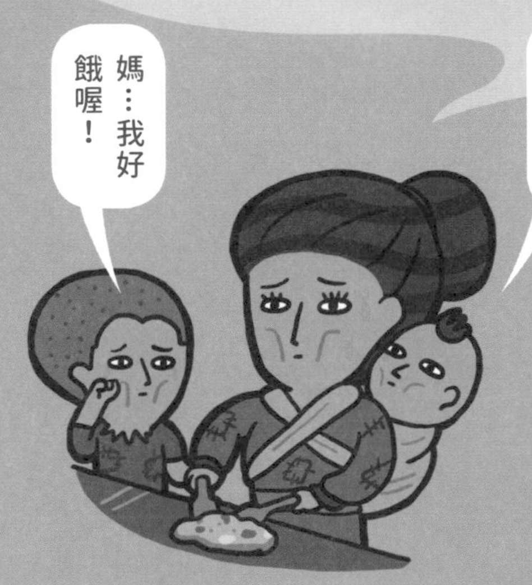

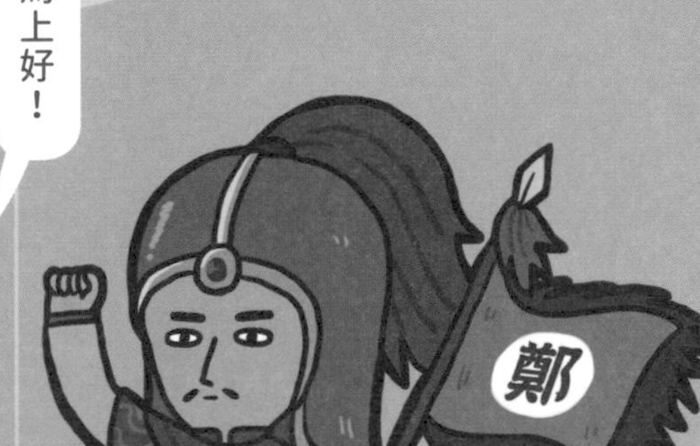

! 早年常見的家常菜

蚵仔煎並非台灣特有小吃，在閩南、潮汕等地，是一道常見的家常菜。因為製作簡便，只要將加水後的番薯粉漿包裹蚵仔、雞蛋等，煎成餅狀便可食用，是平日果腹的好選擇。

! 隨鄭成功遷入

有一說法是，蚵仔煎是隨著鄭成功大軍和福建、潮汕移民的遷入，帶入了台灣本土。因為製作簡單又美味，迅速的風靡全台，成為家喻戶曉的菜餚。

混搭好滋味

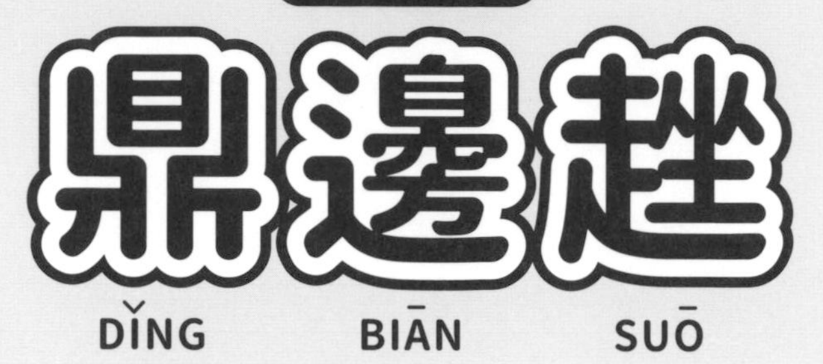

鼎邊趖

DǏNG BIĀN SUŌ

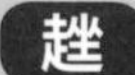

將米磨成漿後，在鼎（鍋子）邊抹上一層，熟後取下切成條狀。

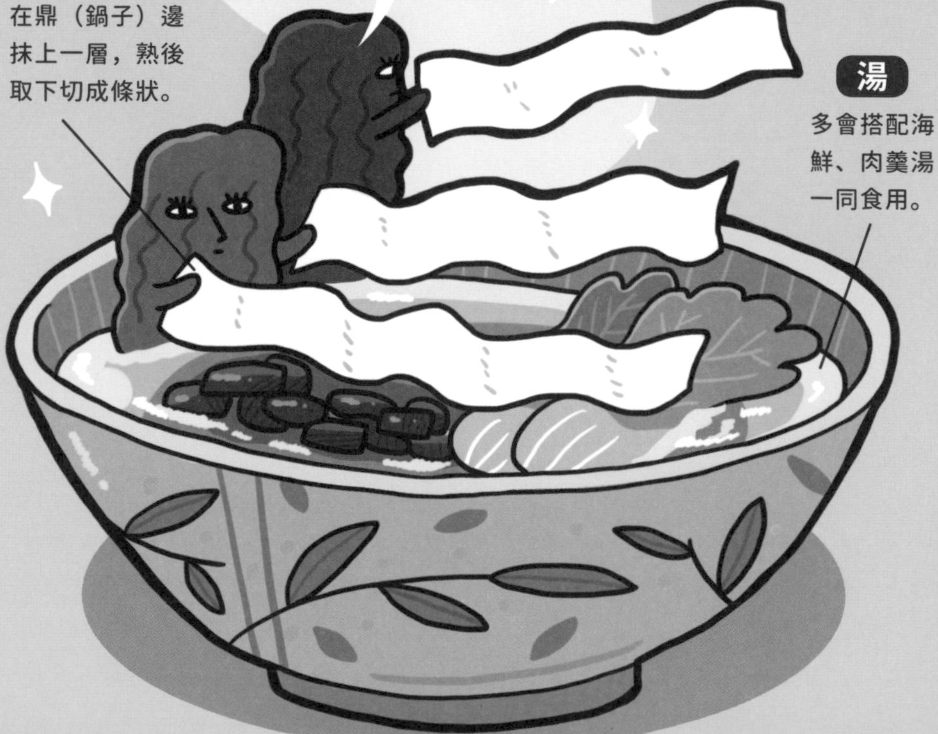

湯

多會搭配海鮮、肉羹湯一同食用。

又稱鼎邊銼，
是一種源於福州的米食小吃。

「趖」為閩南語詞彙，原義為蠕動、游動，在此指米漿沿鼎邊翻滾的動作。

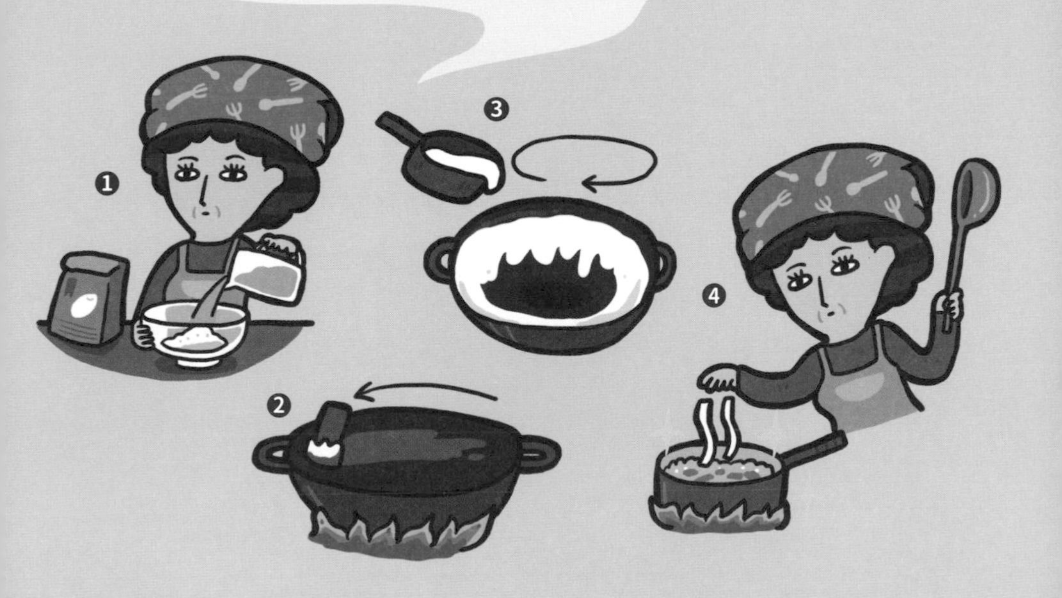

! 鼎邊趖是如何做出來的呢？

❶ 先將在來米粉、麵粉等原料加水混合攪拌。
❷ 將鼎（鍋子）加熱後，抹上一層薄薄的油。
❸ 粉漿沿著鍋邊以畫圈方式倒下，烘至凝固成薄片。
❹ 取下後切成條狀，放入羹湯裡稍微煮一下，完成！

挑戰禁忌

棺材板

GUĀN CÁI BǍN

吐司

厚片吐司炸到金黃色後撈起，並將中間挖空。

餡料

雞肉、豌豆、海鮮等加牛奶煮成濃稠狀，填入吐司中。

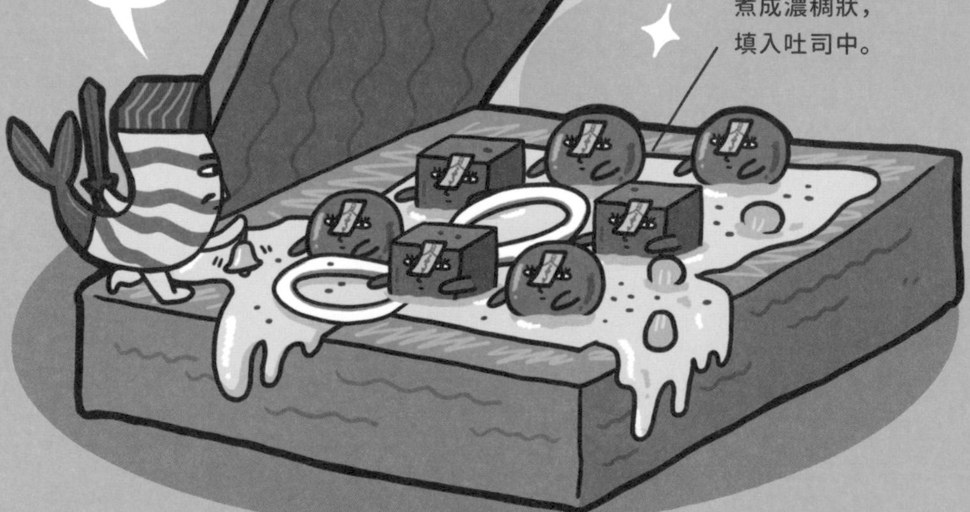

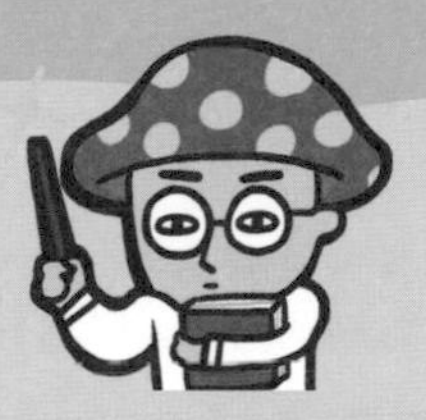

棺材板為台南特色美食，
因外表形似棺材而得名。

早期餡料以雞肝等內臟為主，現為符合大眾市場，多改用雞肉或菇類。

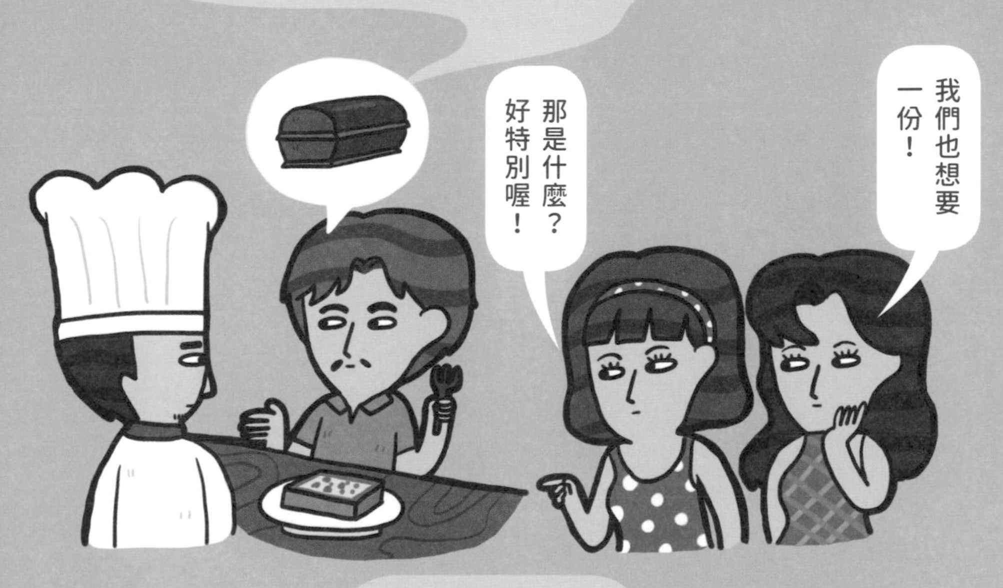

! 獨特的恐怖命名

創始人許六一位於台南的沙卡里巴，他改良西式酥盒的作法，加入了雞肝等高級食材，故早期又稱「雞肝板」。而他的一位教授朋友吃過後嘖嘖稱奇，因雞肝板模樣有如棺材，便戲稱它為「棺材板」。後來特殊的名字反而引起大家的注意，也紛紛點了一份來吃，這道菜餚就這樣被傳開來。

台灣人的漢堡

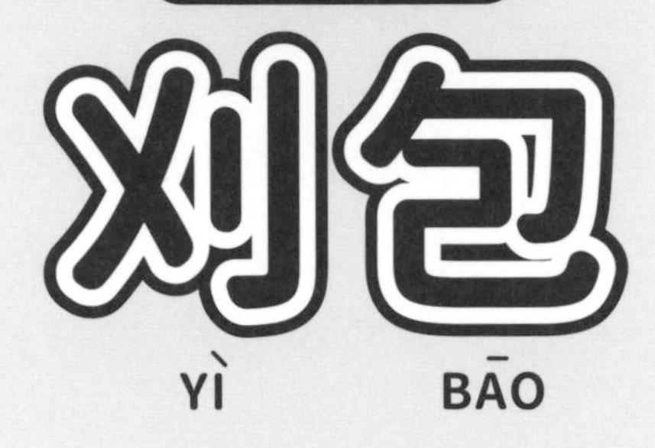

內餡

傳統刈包以滷肉、酸菜、花生粉、香菜為主要配料。

白麵皮

口感與作法都與白饅頭類似，只是造型不同。

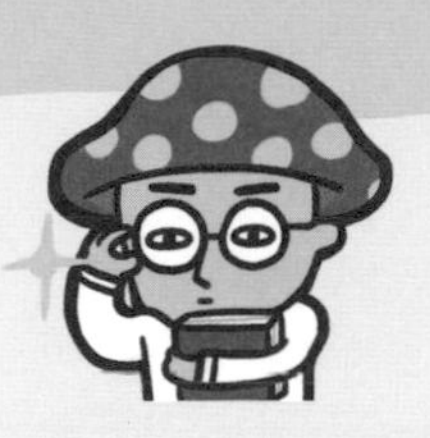

刈包類似饅頭，不同之處在於饅頭是整顆立體圓形，刈包則為圓扁狀，中間可打開包餡料。

因吃法類似美式的漢堡，因此也有「台灣漢堡」之稱。

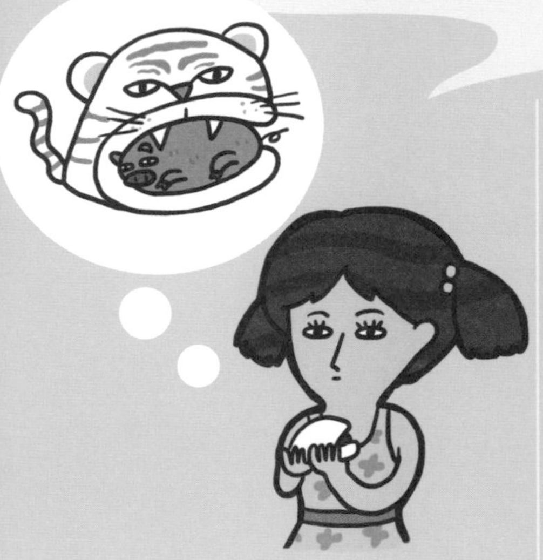

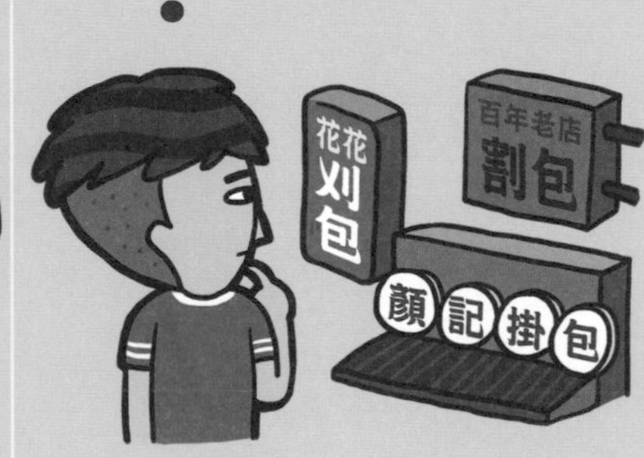

又稱虎咬豬

刈包外型就像老虎的嘴，咬著大塊豬肉而有虎咬豬之稱，也象徵著吃掉不好的事。而夾滿餡料的刈包也像裝得滿滿的錢包，因此也有著富貴的含義。

掛包？割包？

「刈」的讀音同「意」，但日常中，我們常常會念「掛」，這是因為刈有割的意思，而割的台語就念「掛」，因此才會有割包、掛包等不同的寫法。

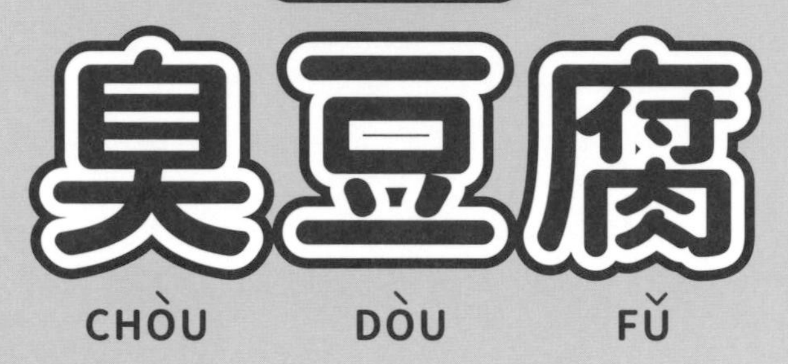
越臭越好吃
臭豆腐

CHÒU DÒU FǓ

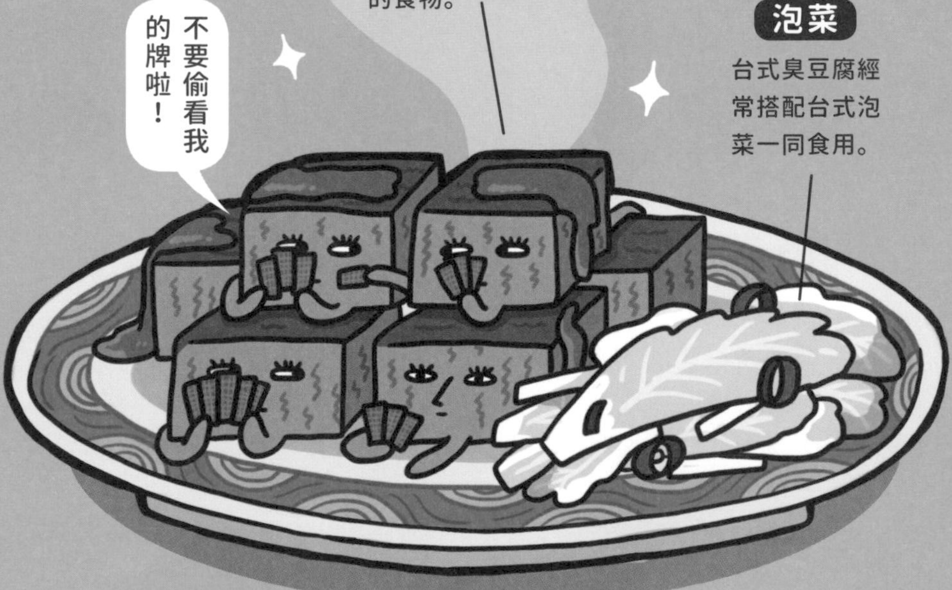
豆腐
經過發酵的豆腐，味道十分強烈，也是許多外國人懼怕的食物。
泡菜
台式臭豆腐經常搭配台式泡菜一同食用。
不要偷看我的牌啦！

臭豆腐是源於中國的特色小吃，
由豆腐發酵製作而成，流傳於世界各地。
每個地方的製作方式、食用方法
均有相當大的差異。

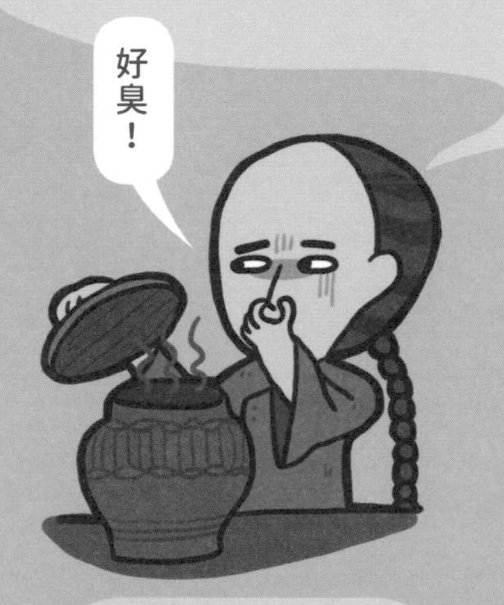

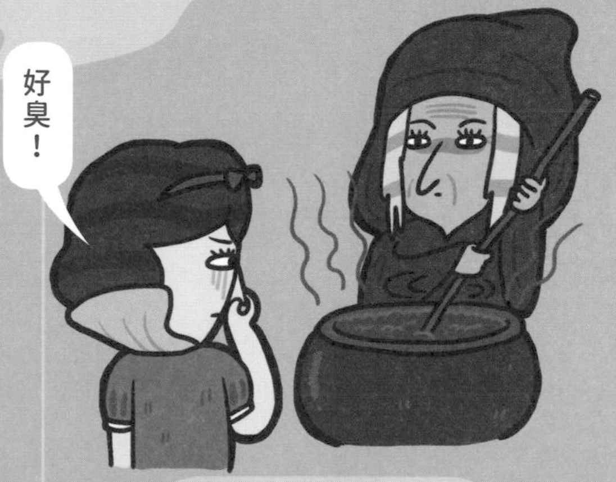

! 臭豆腐的由來

相傳臭豆腐是來自清朝康熙八年，王致和經營的豆腐舖。一日他將豆腐切成小塊，放入罈中打算製作豆腐乳。過幾天後打開罈子，卻發現豆腐變成青色，而且奇臭無比！不過一吃之下竟非常好吃，便開始販售這樣的臭豆腐。

! 為什麼那麼臭呢？

一般製作臭豆腐，是以新鮮豆腐短暫浸泡「臭滷水」，讓臭滷水中的真菌分解豆腐中的蛋白質，進而使豆腐的組織鬆弛，並且散發出臭味。而臭滷水的製作方法則有許多種，常見的有莧菜、菜心等植物，但也有業者會使用化學藥劑製作。

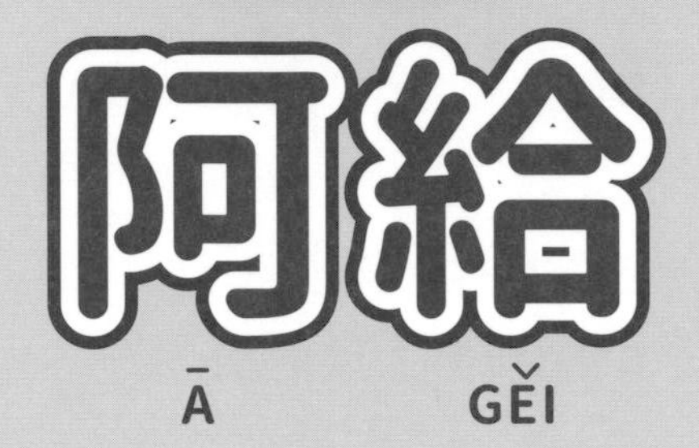
觀光客必吃
阿給
Ā GĚI

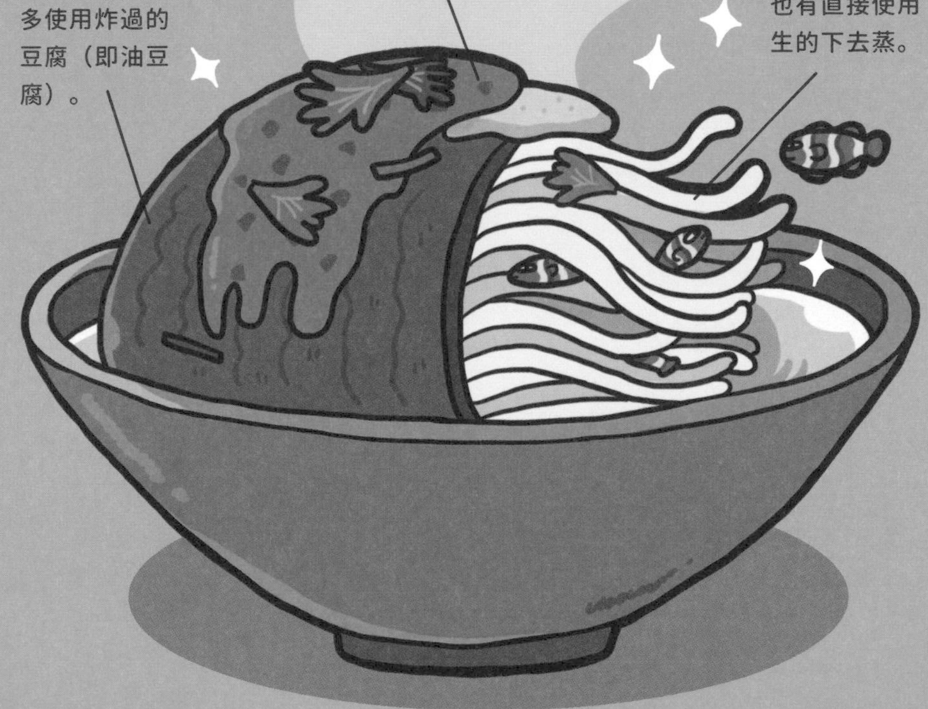
豆腐
多使用炸過的豆腐（即油豆腐）。
淋醬
甜辣醬或店家的特調醬汁。
內餡
冬粉，有的店家會先炒過，也有直接使用生的下去蒸。

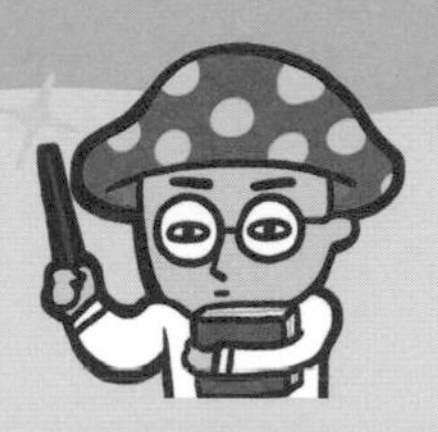

阿給是台灣新北市淡水區
有名的小吃之一。

是將油豆腐挖空後填入冬粉與肉餡，
再用魚漿封口，蒸熟後食用的一道小吃。

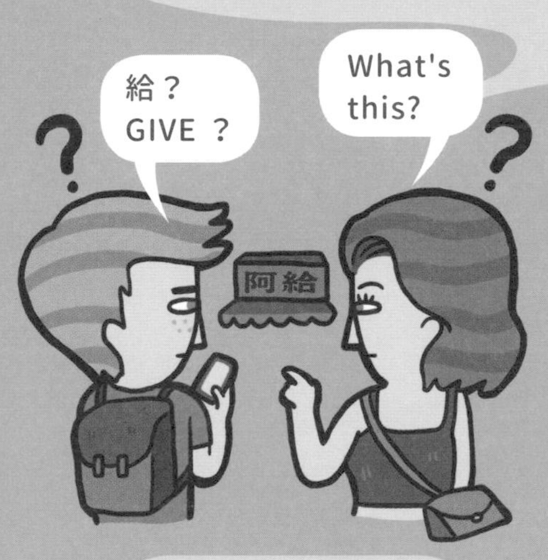

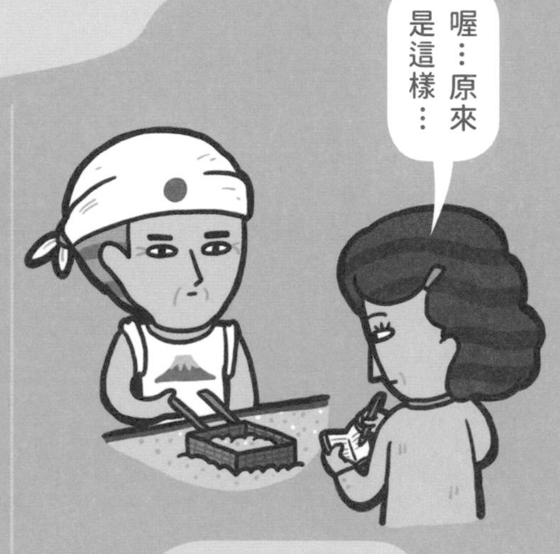

! 阿給是什麼意思？

阿給的名稱是由日語音譯而來，日語「油揚げ（abura age）」簡稱 あげ（a ge），意思是油炸豆腐。

! 阿給的家鄉

阿給源自 1965 年，楊鄭錦文女士所發明。受日本教育的她在淡水賣小吃，從日本的油炸豆腐得到靈感，進而研發了這道「阿給」。推出後在當地造成轟動，商家紛紛效仿，進而演變為淡水名物。

物美價廉

碗粿

WǍN GUǑ

醬料
一般會在食用時，淋上蒜蓉、醬油或肉臊。
粿
將米磨成粉，加水與調味料製成米漿後蒸熟。

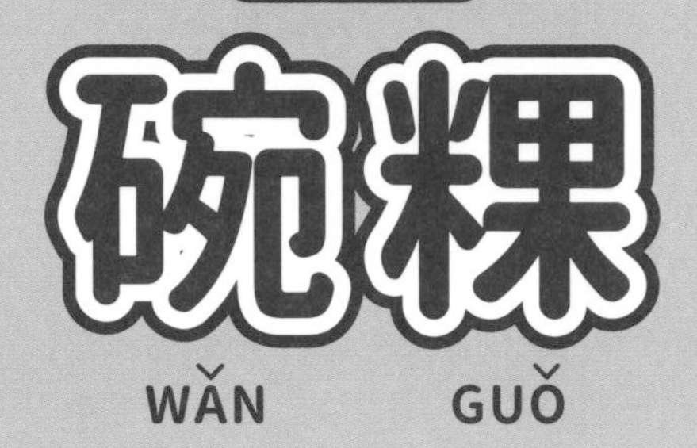

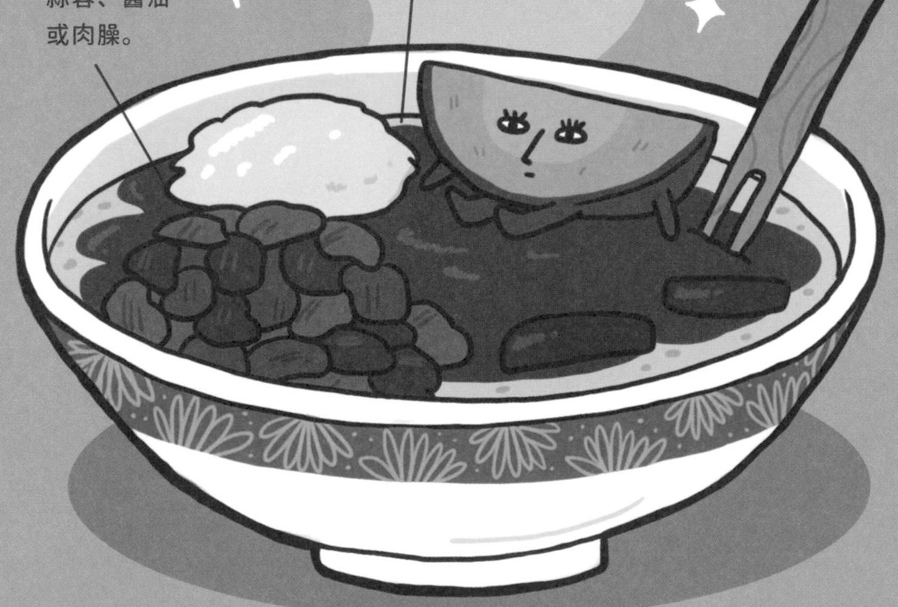

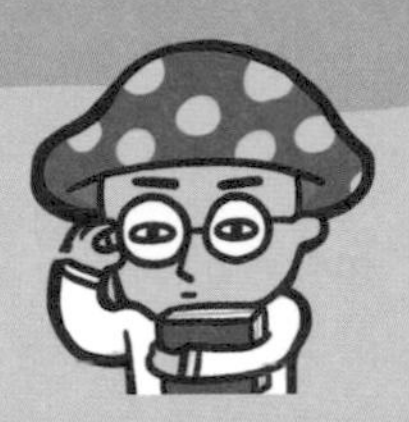

碗粿是台灣十分常見的米製食品，
因為成品置於碗內而得名。

因為口感清爽又物美價廉，不論是早餐、中餐、晚餐、宵夜都十分合適。

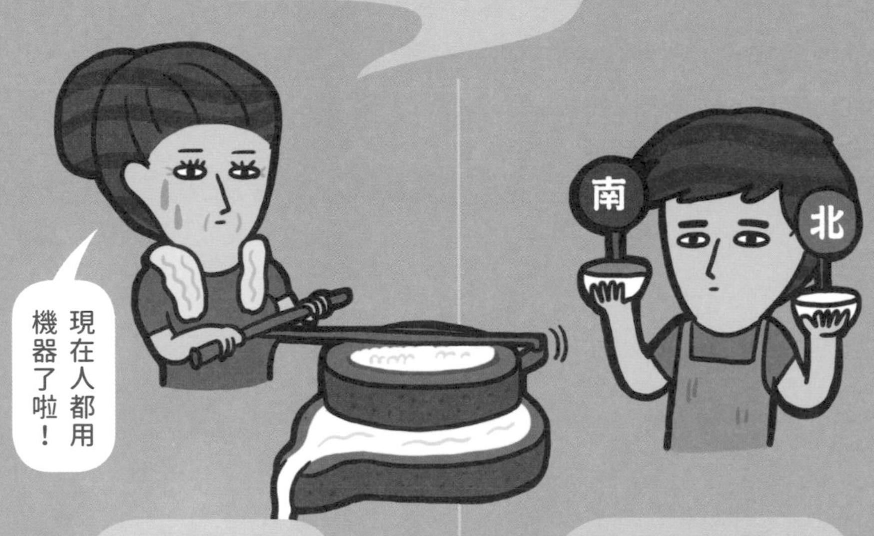

！碗粿的由來

先民耕種、收割之後的稻米，除了日常食用外，會把多餘、儲存較久的稻米磨成漿，放在碗裡蒸煮，慢慢地演變成現在的碗粿，口味也越來越多元。

！南北風味大不同

北部碗粿多採用客家作法，粿體本身為白色無調味，在食用時才淋上醬料；而南部碗粿則在蒸之前，會將肉、蛋黃、菜脯等配料一同蒸熟，口感與層次更為豐富。

營養豐富

豬血湯

ZHŪ XIĚ TĀNG

豬血
將豬血取出後，經過調製，放置至凝固後切塊。
湯
湯頭以大骨、沙茶等不同材料煮成，也會加入韭菜提味。

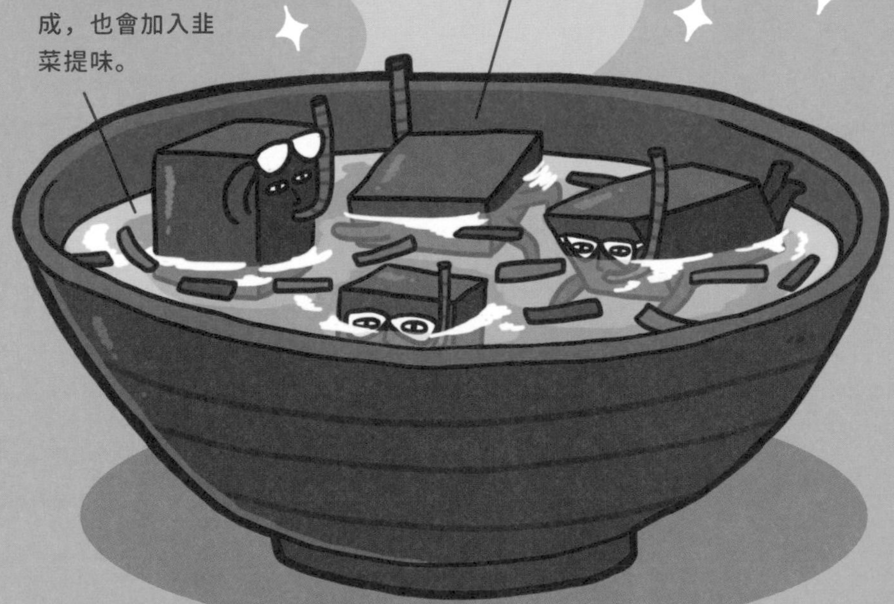

據說早期，先民屠宰豬鴨後，不捨血液浪費，
便會加入米飯一同蒸熟食用（即豬血糕）。

而後再演變出豬血、
鴨血等不同吃法。

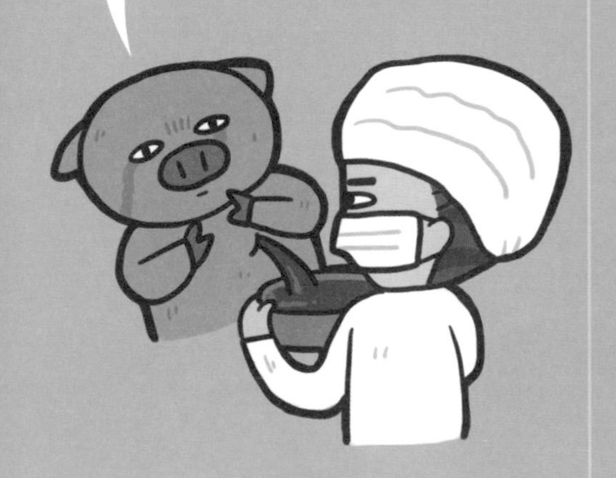

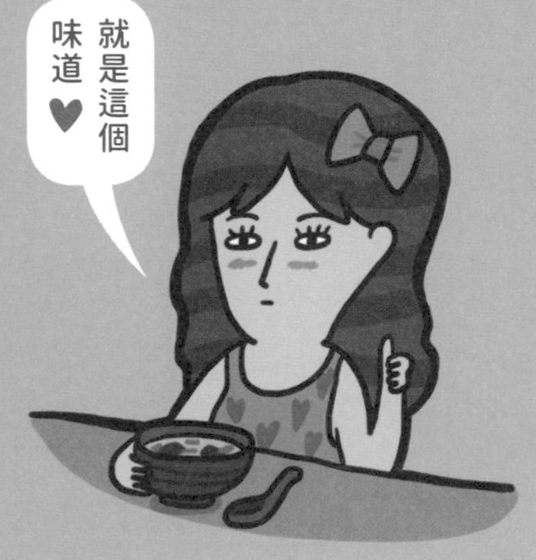

！ 又稱作血豆腐

豬血、鴨血等，是利用血液會自然凝固的特性做成的食物，因為形似豆腐而得此名。

！ 營養非常豐富

每 100 克豬血含蛋白質 19 克，高於牛肉、瘦豬肉和雞蛋的含量。不僅含蛋白質多，鐵質含量也相當高，既美味又營養。

百搭風味

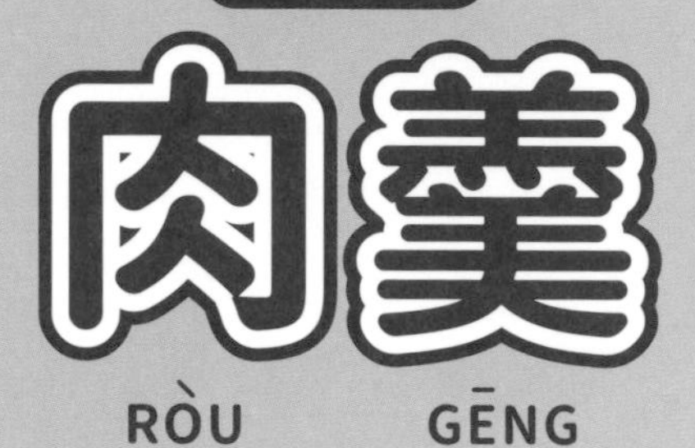
肉羹
RÒU GĒNG

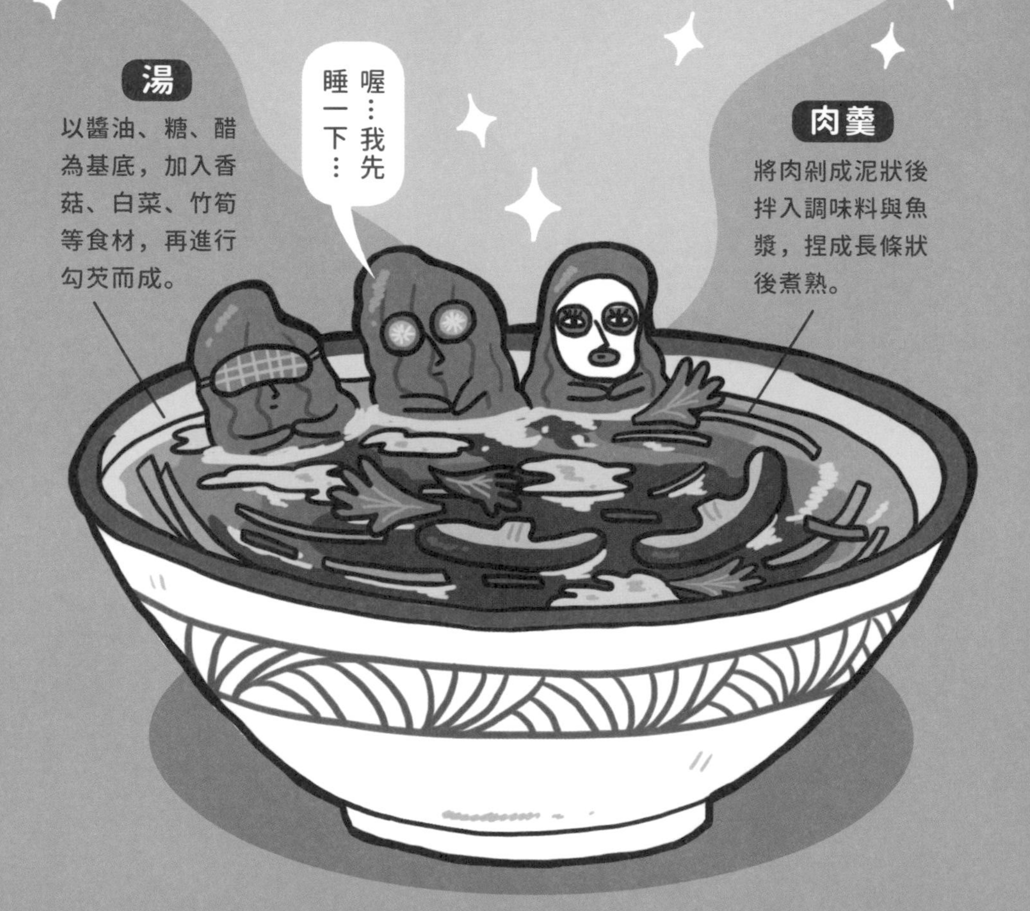
湯
以醬油、糖、醋為基底，加入香菇、白菜、竹筍等食材，再進行勾芡而成。
喔…我先睡一下…
肉羹
將肉剁成泥狀後拌入調味料與魚漿，捏成長條狀後煮熟。

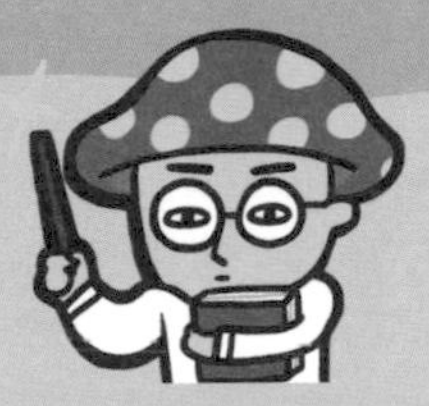

又作「肉焿」，
是歷史十分悠久的菜餚。

肉羹主要是以豬肉製成，再加入羹湯中，
也可搭配白飯、麵、冬粉食用。

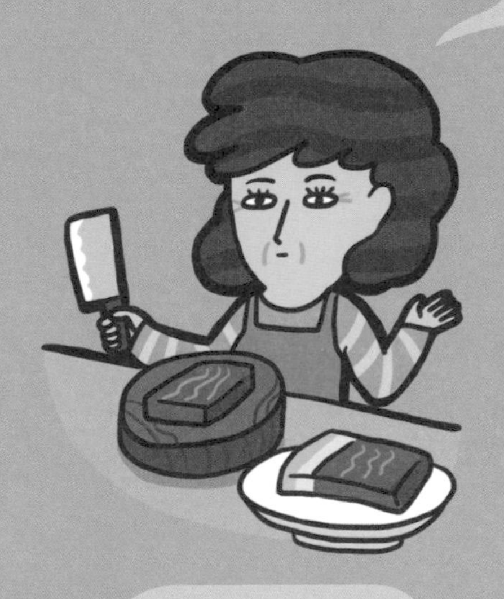

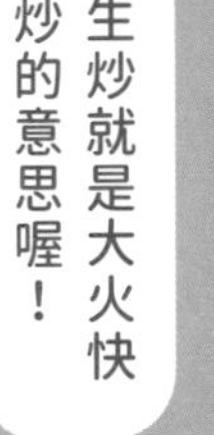

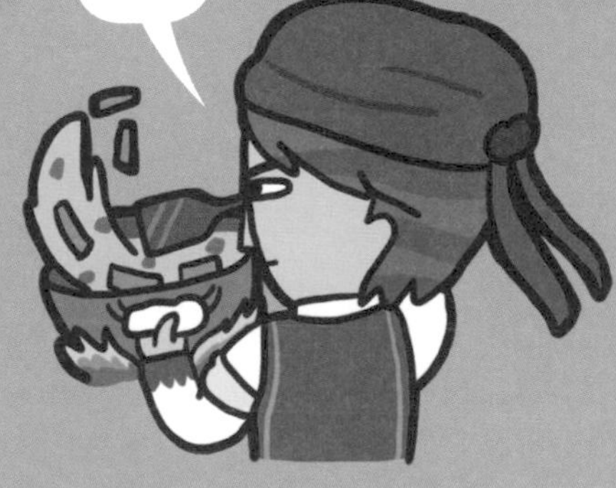

! 赤肉羹是什麼？

一般的肉羹是以瘦肉與肥肉一同製作而成，而「赤肉」指的就是瘦肉，故赤肉羹就是整塊以瘦肉製成的肉羹。

! 不同作法的鴨肉羹

除了一般用豬肉做成的肉羹外，鴨肉羹也是人氣十分高的小吃。而鴨肉羹不同於肉羹作法，是直接將鴨肉生炒後倒入羹湯裡。

台式熱狗堡

大腸包小腸

DÀ CHÁNG BĀO XIǍO CHÁNG

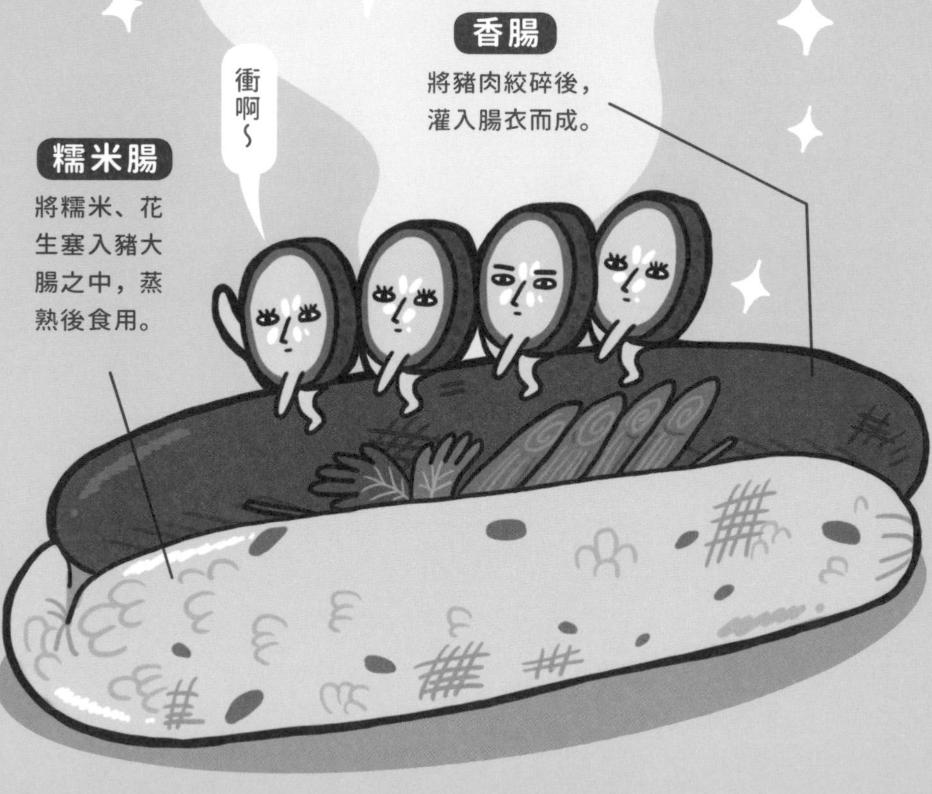

衝啊～

香腸

將豬肉絞碎後，灌入腸衣而成。

糯米腸

將糯米、花生塞入豬大腸之中，蒸熟後食用。

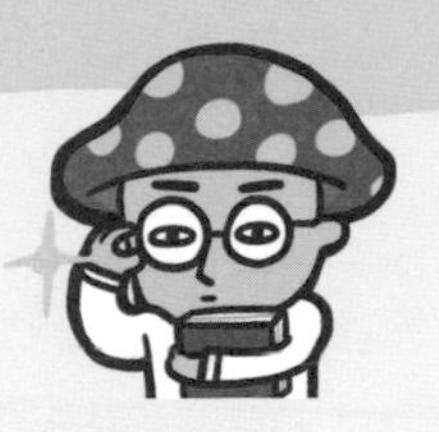

大腸包小腸是將糯米腸剖開後，
夾入香腸而成的一道小吃，
因外型有點像熱狗，
故又有台式熱狗堡之稱。

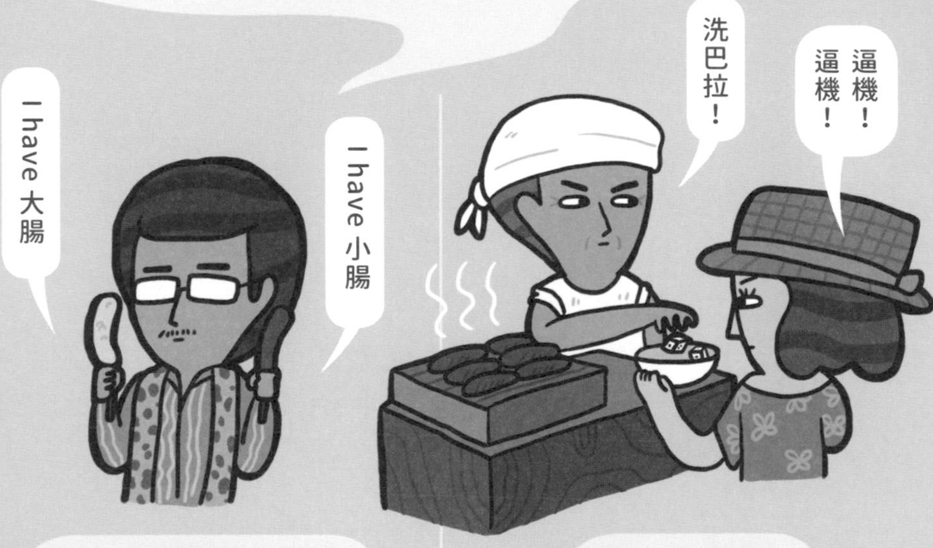

大腸包小腸的由來

目前坊間流傳的由來有二，一是發明人陳丁貴因為喜歡吃香腸及糯米腸，就乾脆將兩種夾在一起販賣，沒想到卻造成廣大迴響；而另一種說法則是發源於客家人的點心。

賭香腸文化

台灣人喜歡小賭怡情，從早期的柑仔店戳戳樂到夜市的摸麻將、打彈珠等。而賭香腸則是以擲骰子（洗巴拉）最為常見，不過有的攤販會出老千，遊玩時要特別注意。

常常唸錯的

東山鴨頭

DŌNG SHĀN YĀ TÓU

鴨
以鴨頭、鴨脖子為主，也會使用鴨翅、鴨內臟、鴨舌頭、鴨屁股、鴨掌等。
配菜
一般東山鴨頭會搭配豆干、甜不辣、海帶等小菜一同販售，讓口味不會過於單調。

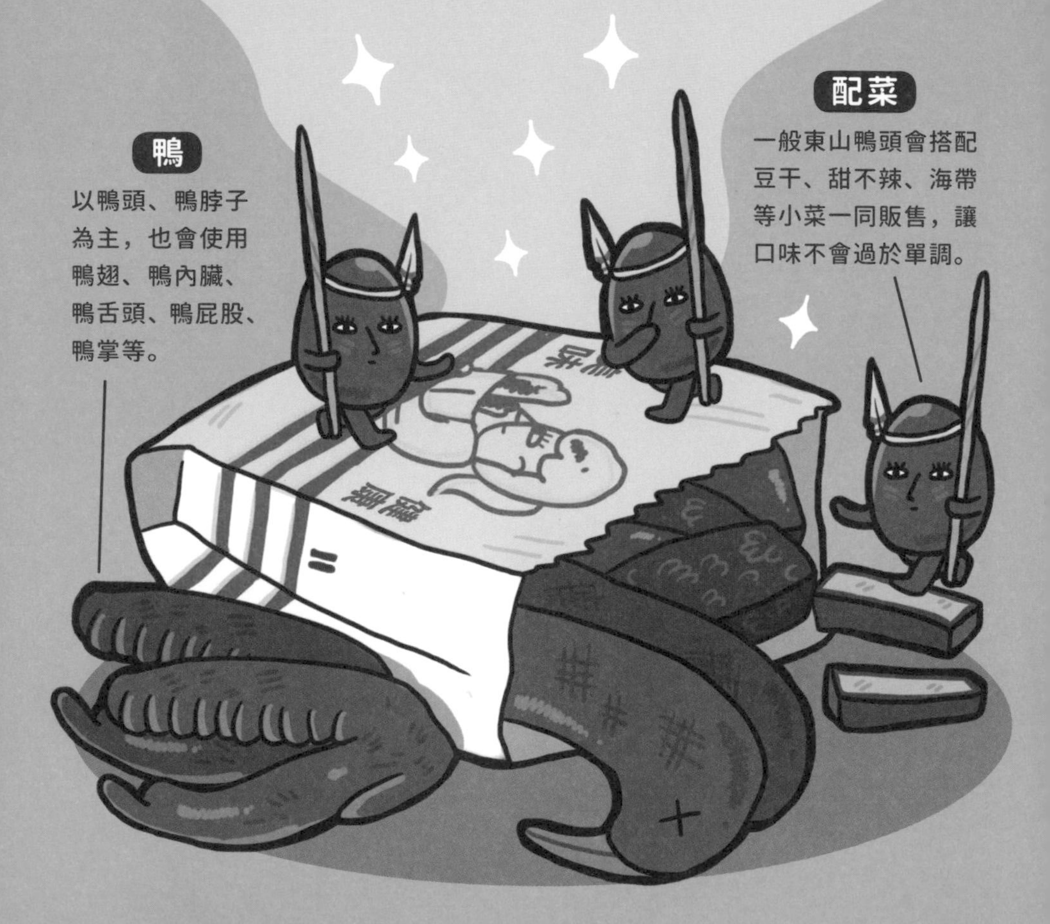

源自台南市東山區的著名鴨肉小吃，
因曾文溪一帶以養殖水鴨為主。

現遍佈各大夜市攤販，
也是常見的宵夜點心。

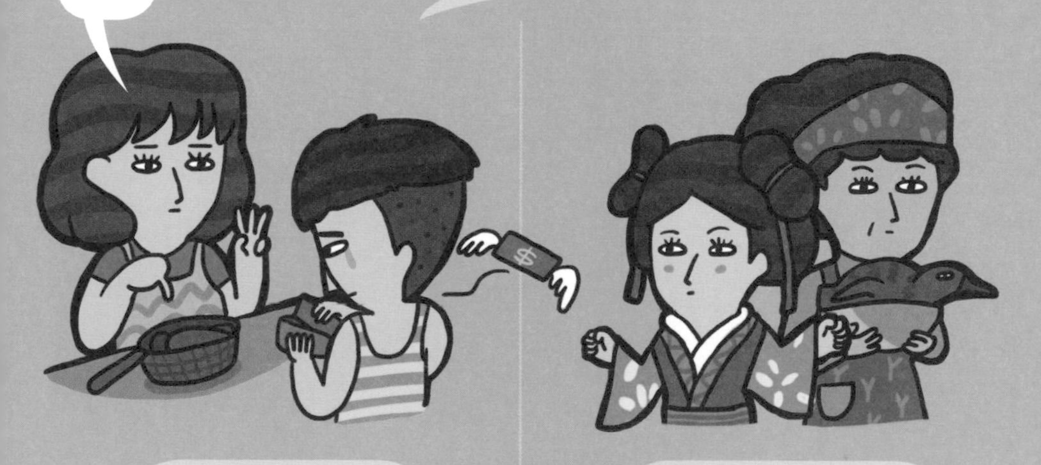

高價位的點心

東山鴨頭先以醬汁滷煮，讓醬料味道進入食材，再以高溫油炸至金黃酥脆後，用竹籤成串販賣。由於作工繁複，所以在點心之中屬於較高價位。

東山鴨頭 / 山東ㄚ頭

因為東山鴨頭與山東ㄚ頭發音相似，民眾常常會念錯。古代的婢女常常梳著ㄚ形髮髻，故被稱為「ㄚ頭」。

冬季暖心飲品

麵茶

MIÀN CHÁ

麵茶
將麵茶粉加入
熱水攪拌，可
以照個人喜好
調整濃稠度。

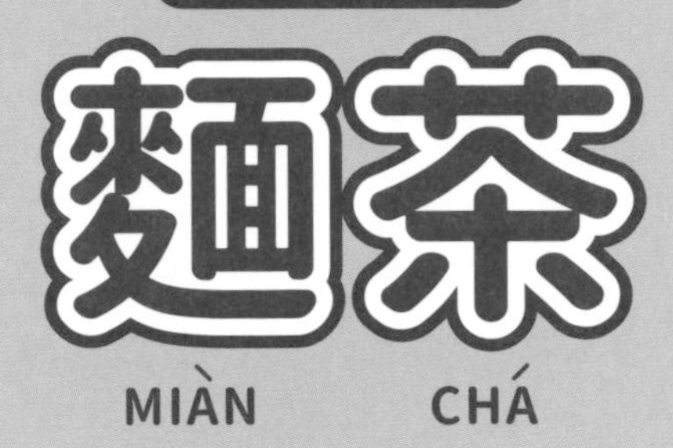

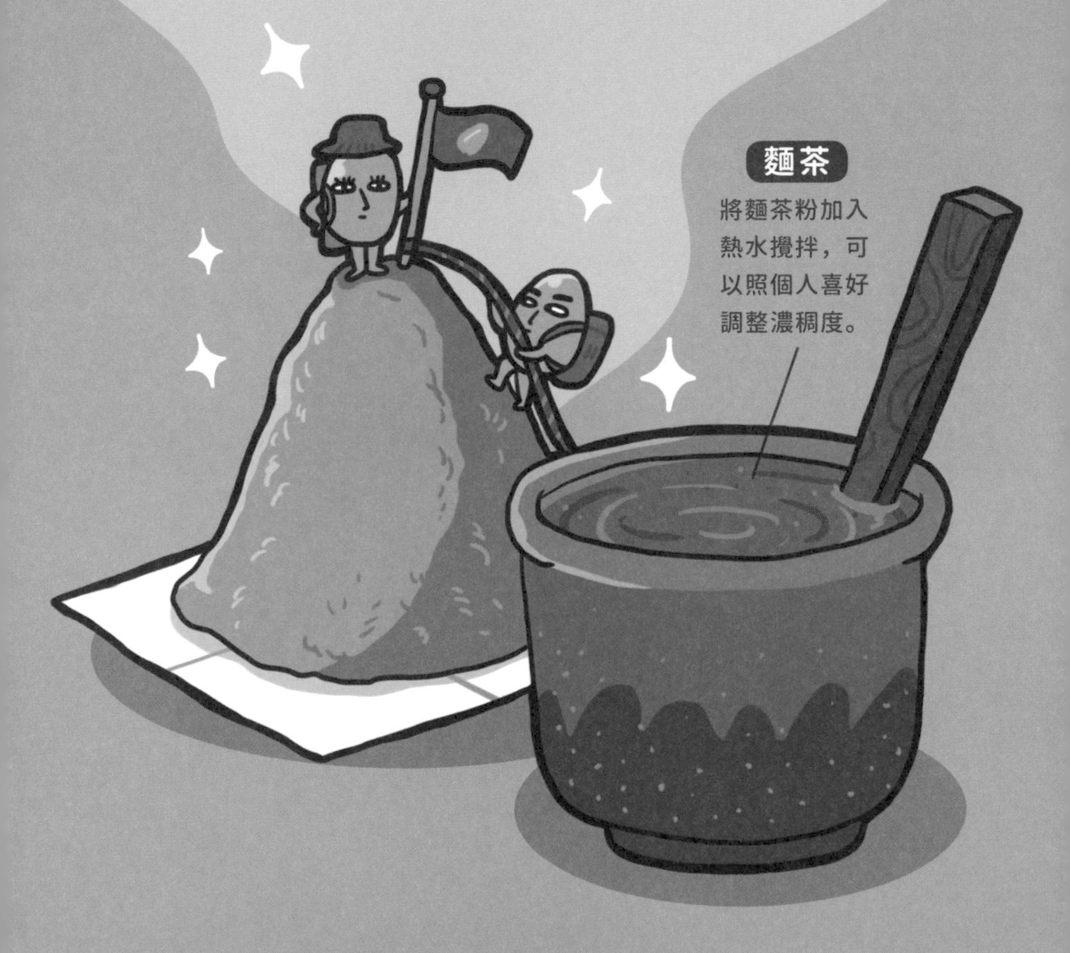

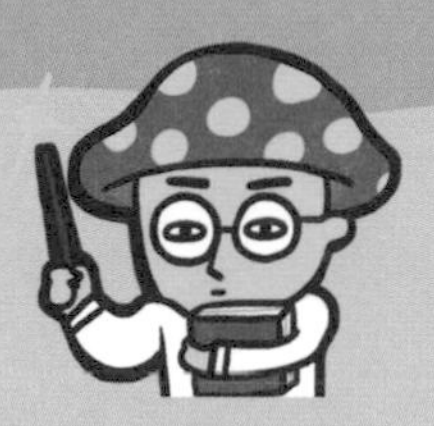

麵茶是中國北方的小吃，
隨著政府遷台後傳入台灣。

早期常會有流動攤車沿街叫賣，熱呼呼的麵茶在冬季的夜晚是非常暖心的宵夜。

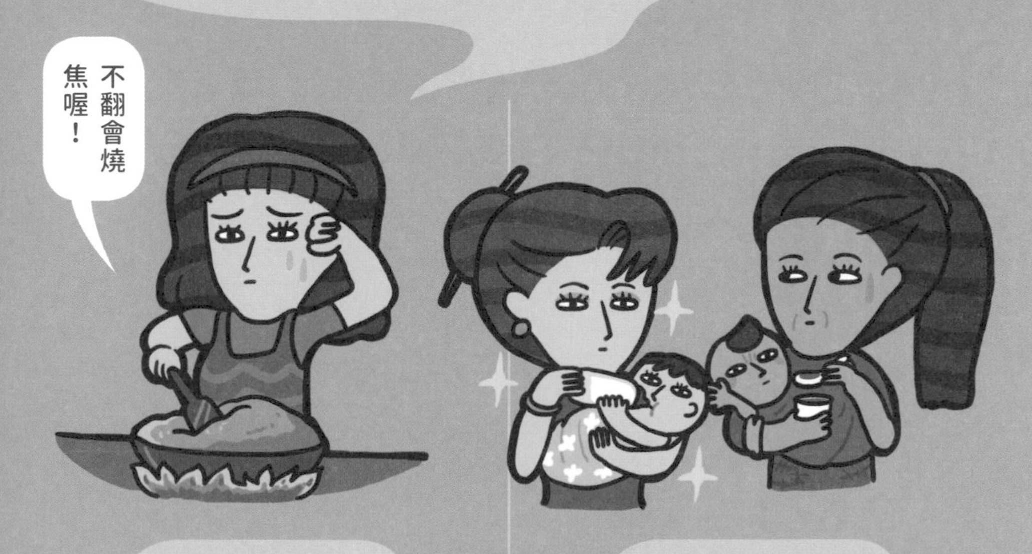

! 簡單卻費工費時

麵茶粉的製作方式很簡單，就是將麵粉、糖、芝麻等材料放入鍋中炒至焦黃即可。但過程中需要不停的翻攪避免燒焦，且需炒 1 ～ 2 小時左右，也算是勞心勞力。

! 窮人家的食物

從前曾流傳著一句話：「好人家的小孩喝牛奶，窮人家的小孩喝麵茶」。從前許多人家喝不起奶粉，會以麵茶取代。這也是到現在許多長輩會如此懷念麵茶滋味的原因。

素食者的牛奶

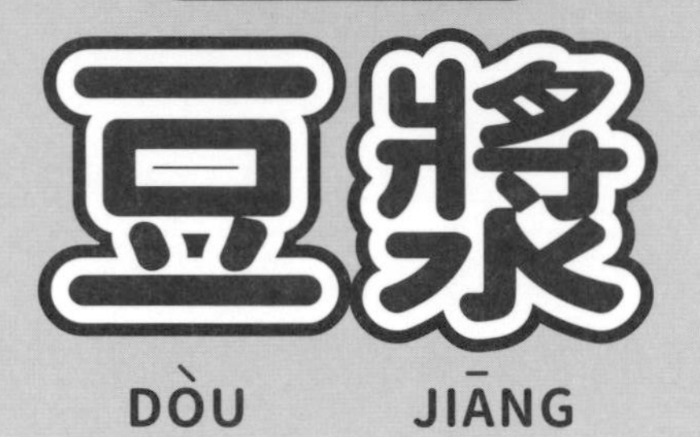

DÒU JIĀNG

豆漿

可直接飲用或加糖成甜味。常用來代替牛奶。

鹹豆漿

加入醋、醬油等調味料，豆漿會稍微凝固，再以湯勺食用。

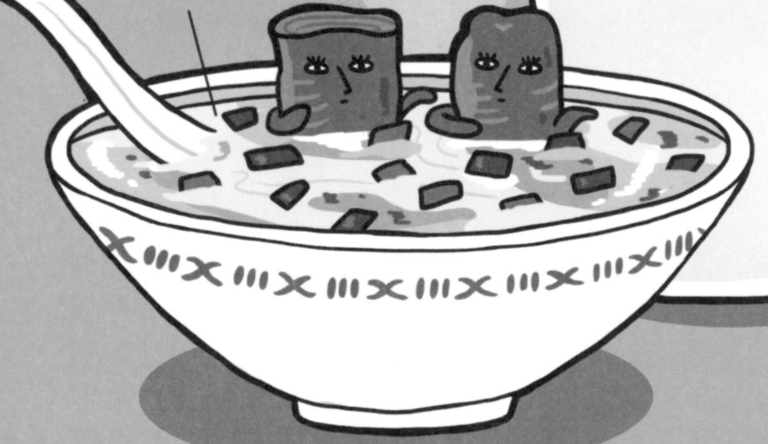

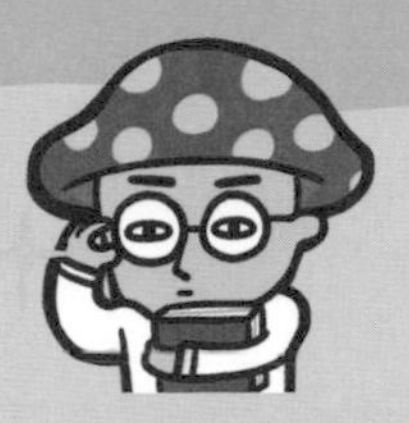

豆漿是黃豆、黑豆研磨而成的漿汁，
富含植物性蛋白質與微量鈣質。

台灣豆漿店則以 1955 年創立的
世界豆漿大王永和創始店最有名氣。

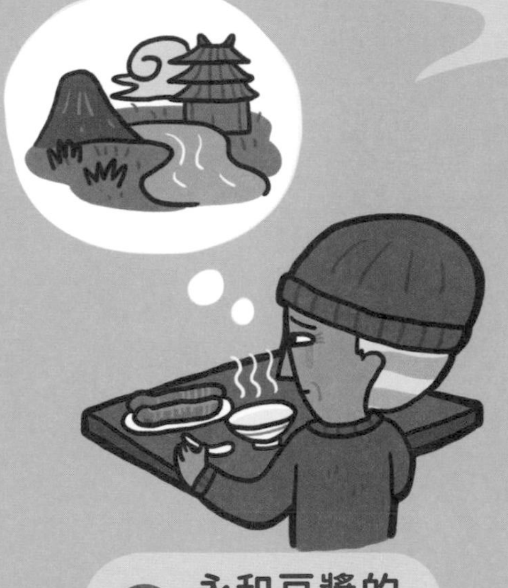

永和豆漿的起源

1955 年期間，來自山東的李雲增為了糊口，憑著對於家鄉美食的眷戀，在永和販賣起油條、燒餅與豆漿。因為口味獨特，吸引大批的購買人潮，進而創立了「世界豆漿大王」。

名聞遐邇的結果

90 年代時，永和豆漿跨海至中國展店，現已遍佈大江南北，成為當地台灣飲食的重要品牌。而因為永和豆漿名氣響亮，許多業者紛紛跟進，也導致坊間有許多仿冒的店家出現。

豆漿店紅牌

DÒU JIĀNG DIÀN HÓNG PÁI

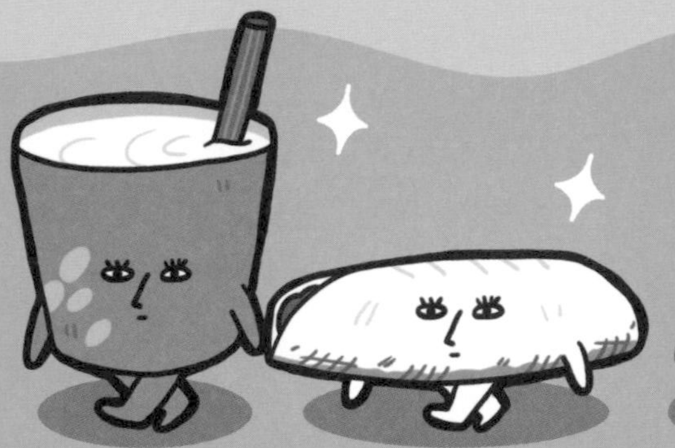

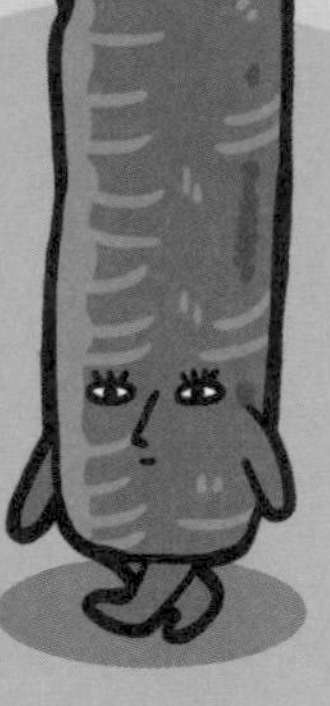

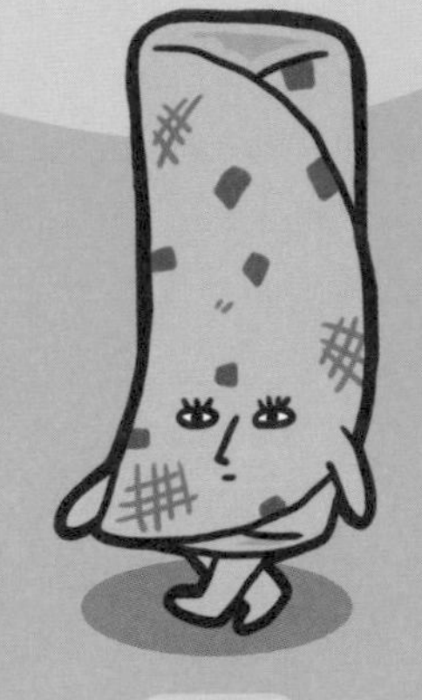

豆漿

黃豆、黑豆研磨而成，可做成甜或鹹味。

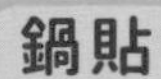

燙麵麵皮製作而成的長型餃類，煎熟後食用。

油條

常周旋於豆漿與燒餅的三角習題之中。

蛋餅

將餅皮與蛋結合的料理，可搭多種配料。

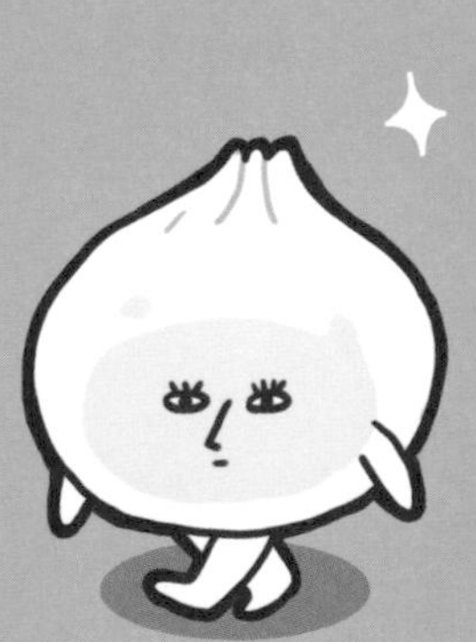

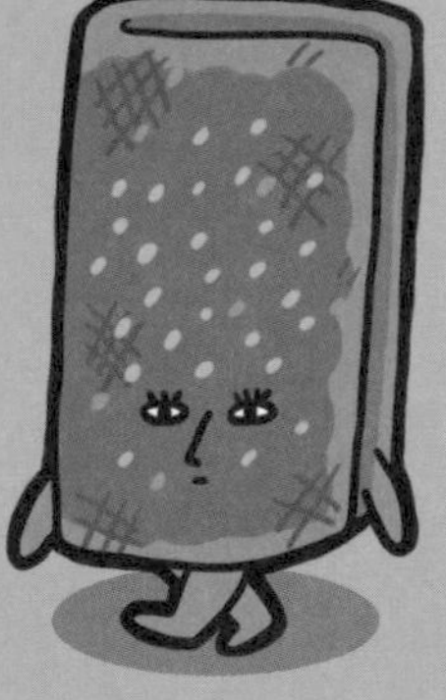

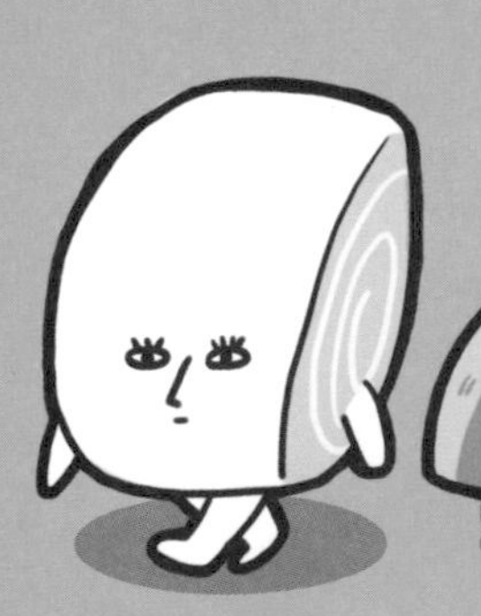

包子

口味多元，可包肉包菜，蒸熟後食用。

燒餅

傳統是以汽油桶烤製，現較多用烤箱取代。

饅頭

除白饅頭以外，以黑糖、芋頭口味最常見。

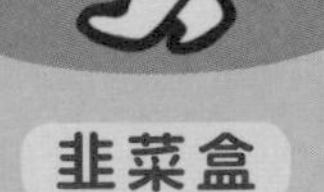

包入韭菜、冬粉等配料的麵食點心，很受歡迎。

除了販售豆漿之外，也會販賣中式餐點。
因為營業時間常為晚上至隔天早晨，也成為夜貓族與大學生的最愛。

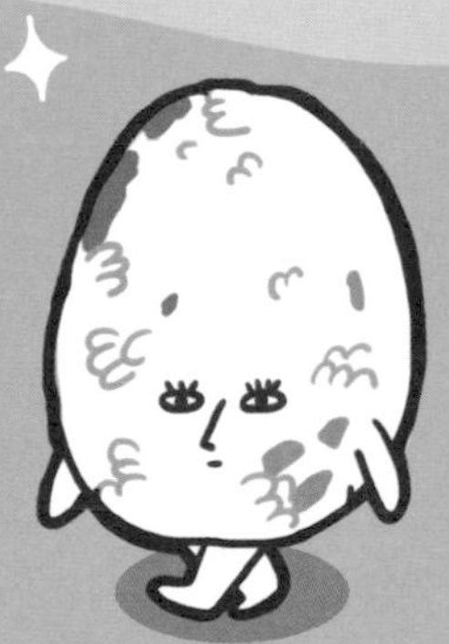

飯糰

將飯與配料揉成一團，方便攜帶的美食。

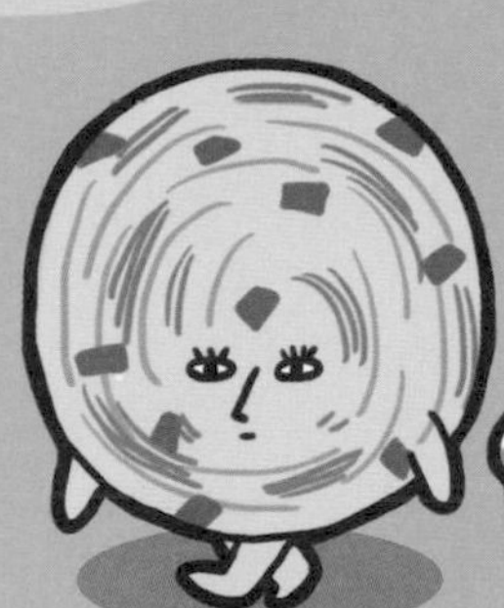

抓餅

桿製過程經過反覆壓製而成，吃來口感蓬鬆。

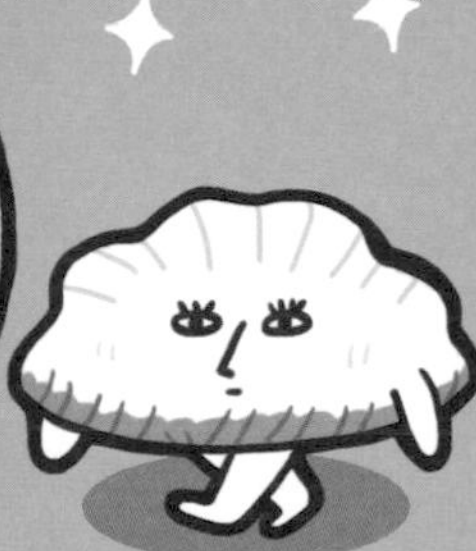

煎餃

以冷水麵皮製作而成的餃類，煎熟後食用。

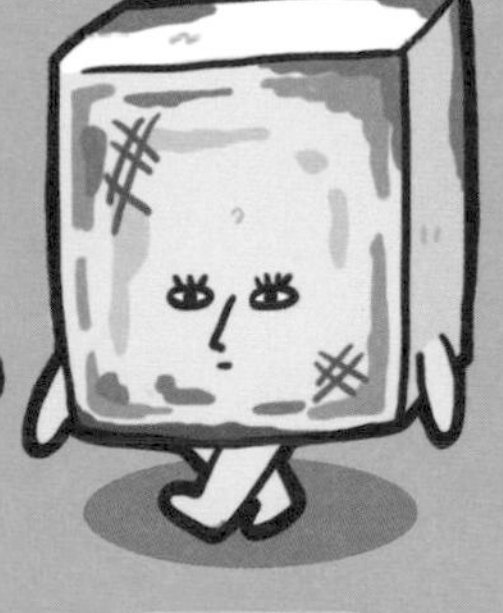

蘿蔔糕

以白蘿蔔絲、米製作而成，是常見的茶館點心。

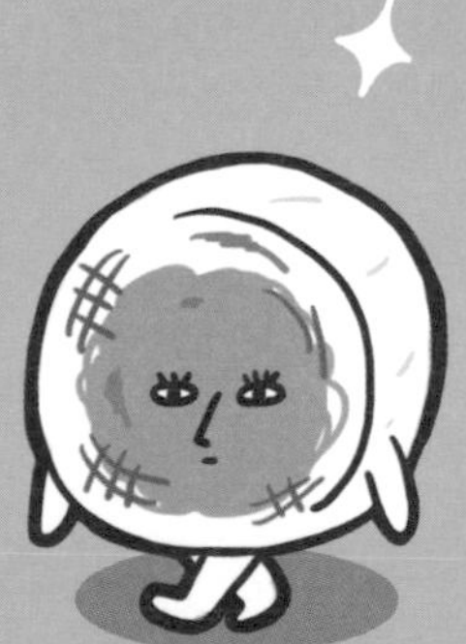

水煎包

口感接近包子，常常會與生煎包搞混。

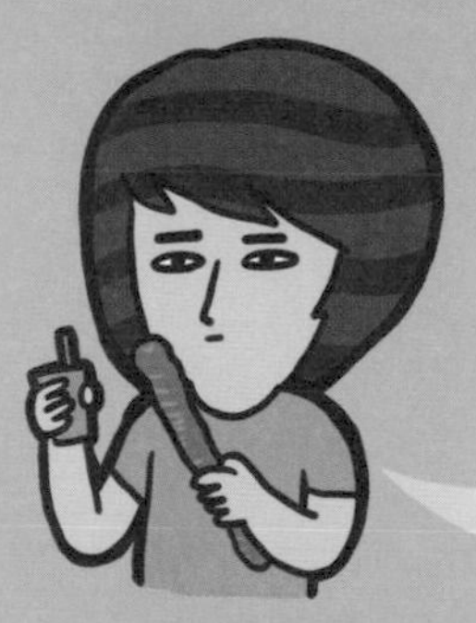

林俊傑

歌曲豆漿油條紅遍亞洲，聽到就很想吃。

饅頭夾蛋
美味加分

目前多數的中式早餐店，都提供饅頭夾蛋的選項，在常見的原味、黑糖、芋頭三種口味的饅頭中夾入煎好的熱騰騰荷包蛋，可以讓整體美味大加分，飽足度也大幅提升，滿足許多台灣人的味蕾。有的店家更會夾入生菜，使營養也同步升級。

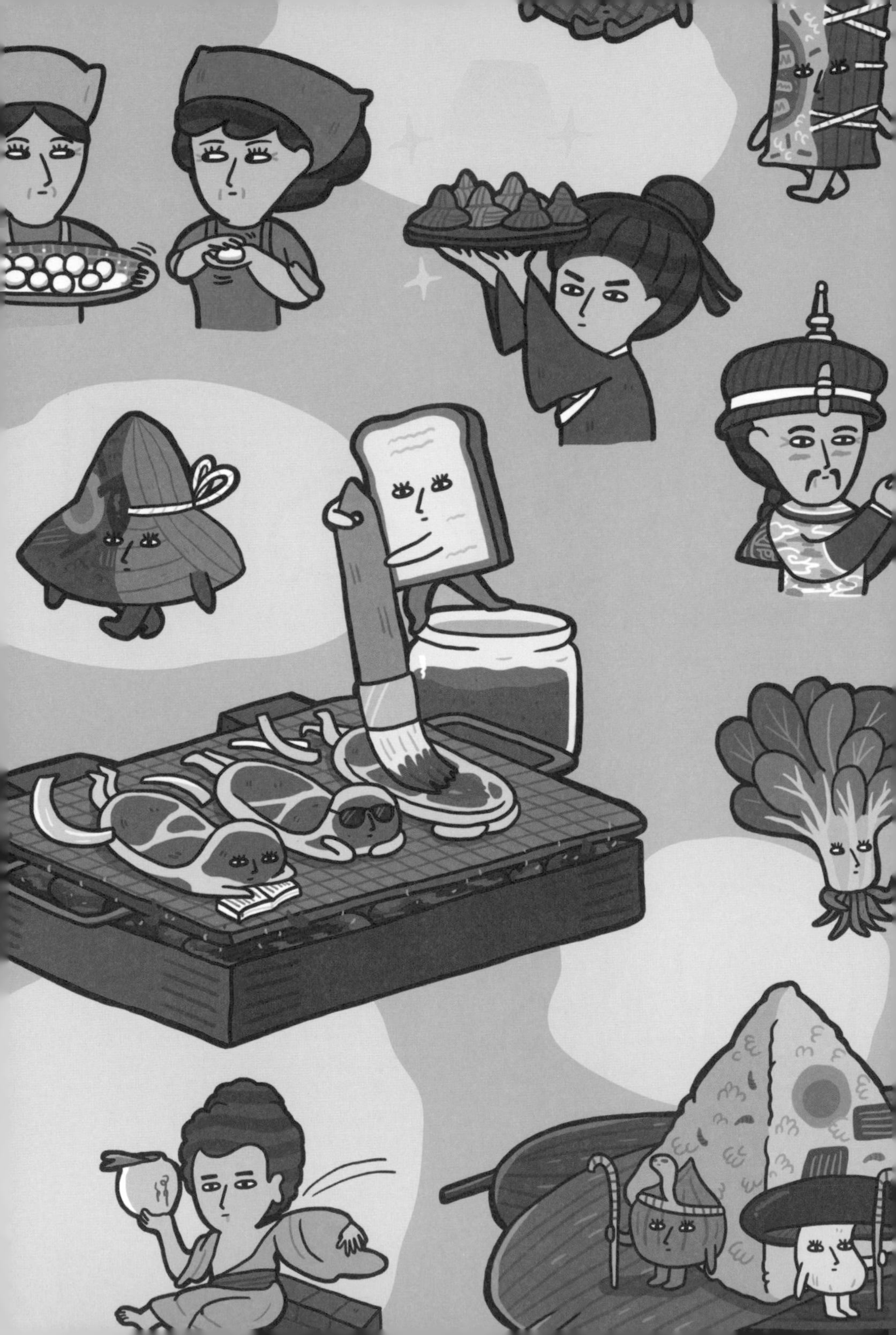

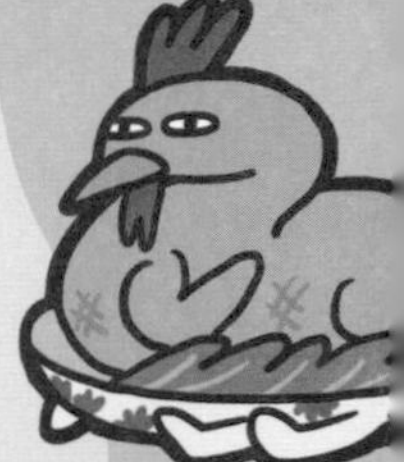

CHAPTER

繽紛熱鬧的節慶美食

身為美食寶島的台灣
每逢佳節當然要以吃慶祝一番，
年菜、尾牙、中秋，
總是有不同的代表食物，
一起來探索這些食物中的秘密吧！

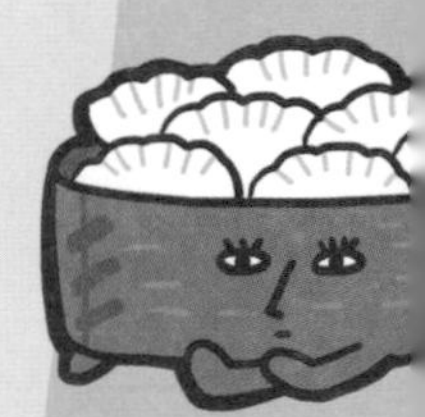

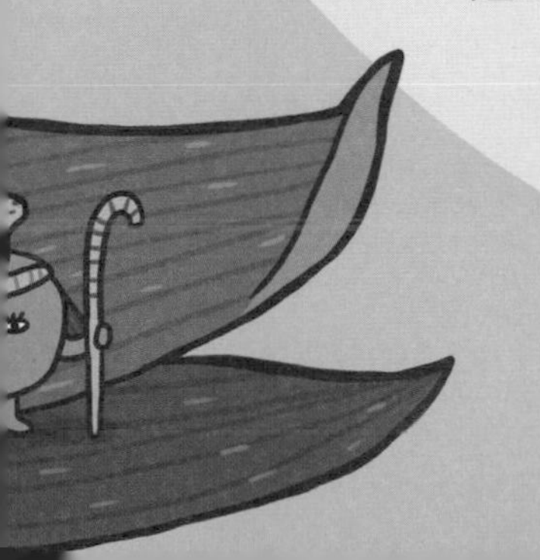

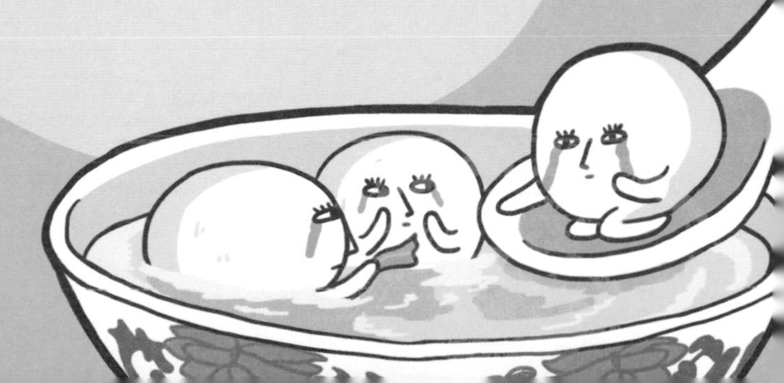

南北戰不停

粽子

ZÒNG ZǏ

米
一般粽子使用糯米，
除了較有黏性增添
口感之外，也有補
虛、補氣之功效。
粽葉
常見的有麻竹、
月桃、桂竹葉等
等。可曬乾也可
以新鮮的使用。

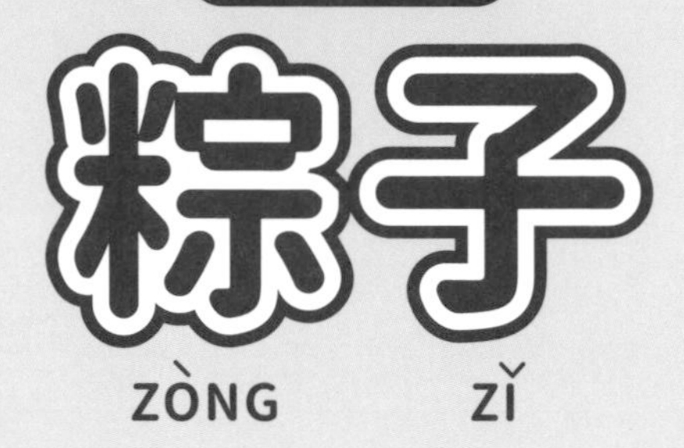

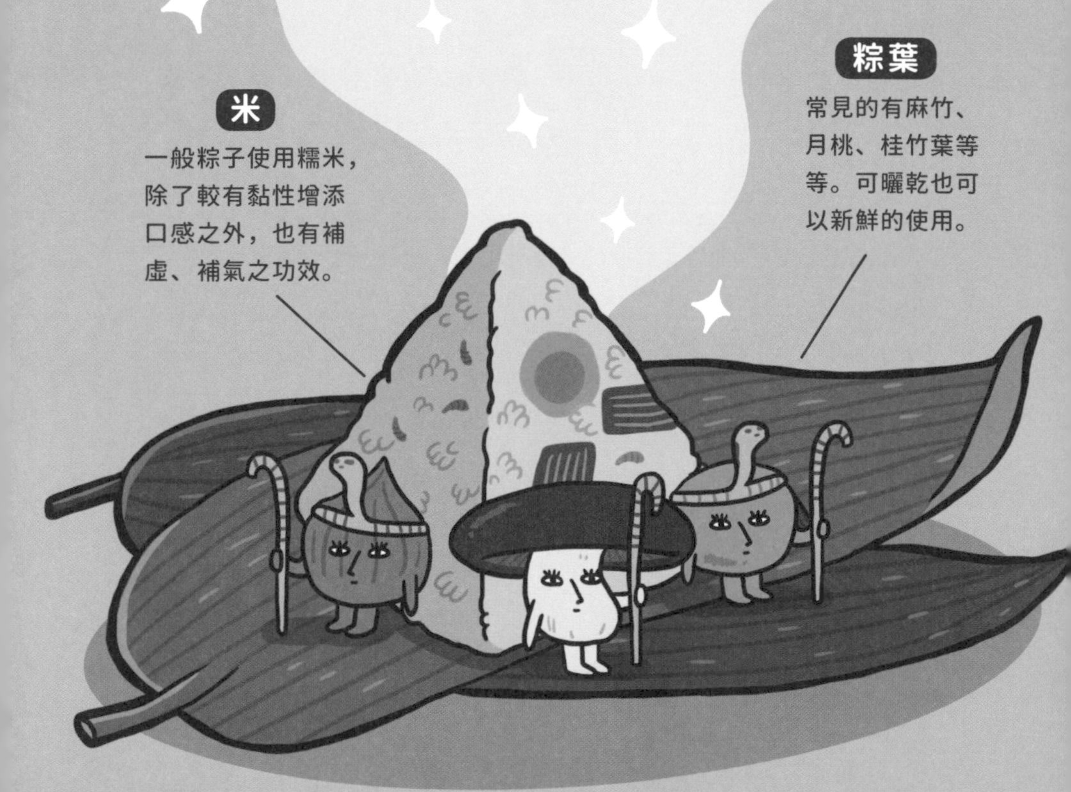

又稱糉，即為「蘆葉裹米也」。
是以米為主，並用葉子包裹於其外的食品。

台灣粽的作法主要源於江浙，再經過各地文化飲食差異，衍伸出多種作法。

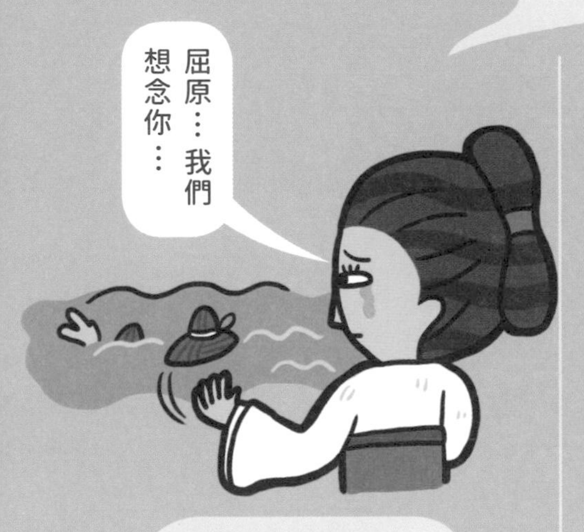

端午節應景食品

最常見的故事，是詩人屈原投江後，百姓哀悼，紛紛至汨羅江邊去憑弔屈原。而他們認為丟食物進江裡，魚蝦就不會咬屈原的身體。之後演變為投入粽子，流傳至今。

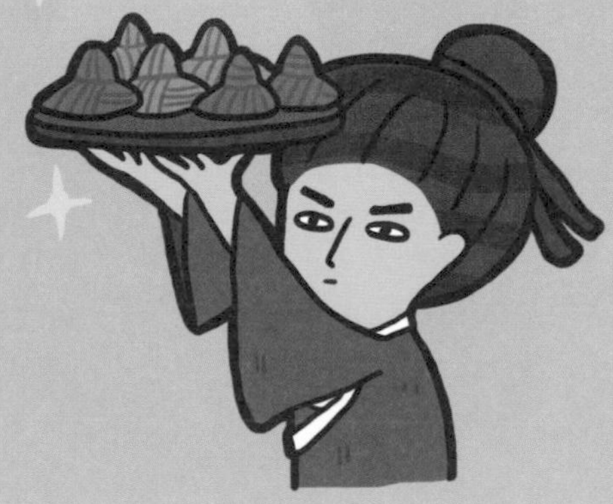

由來眾說紛紜

經過不少學者的考究，發現在屈原投江之前，中國南方的吳越人就有過端午節的習慣。當地人自稱為龍的子孫，每年的五月五便會將祭品投入江中，祭祀神明以祈求年年豐收。

常見的粽

CHÁNG JIÀN DE ZÒNG

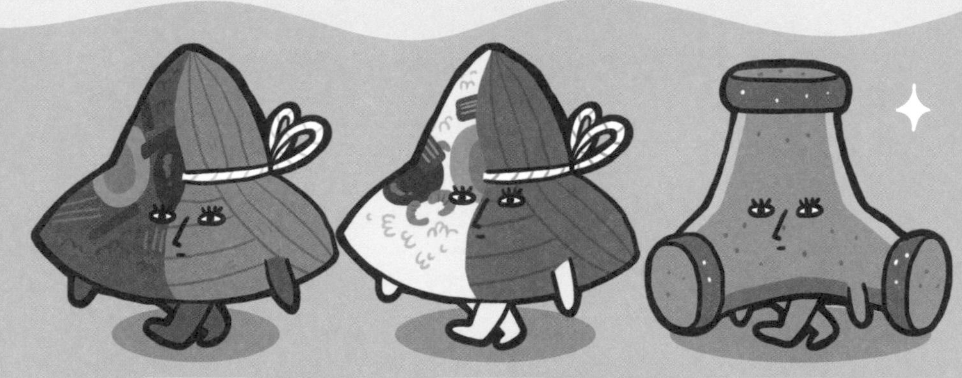

北部粽

特色是將米飯與料一同炒過後，再放入蒸籠蒸熟。

南部粽

將生或半熟的米與餡料放入粽葉後，以滾水煮熟。

中部粽

出自 PTT，不能說太多，不知道的自己上網查。

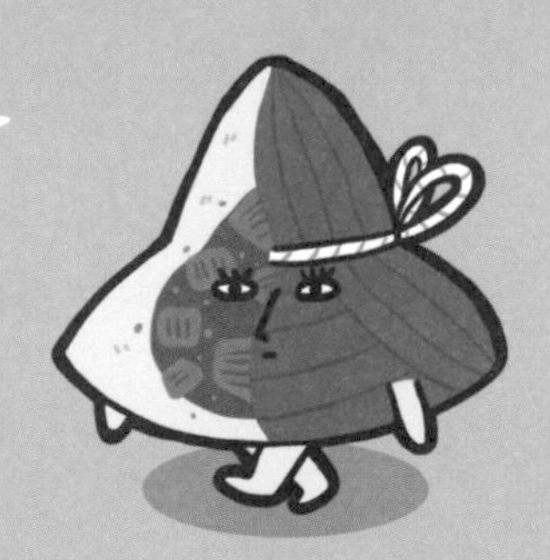

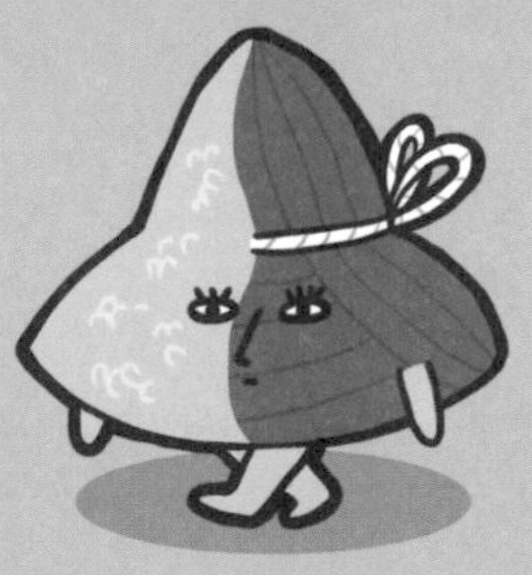

粿粽

又稱粄粽，為客家食品，將糯米粉製成團後包裹餡料。

鹼粽

在糯米中加入鹼液製成，通常會沾糖或蜂蜜食用。

亞洲許多國家都有吃粽子的習慣。在台灣，最常見的為北部粽與南部粽。由於各有擁護者，每年端午節都會掀起南北大戰。

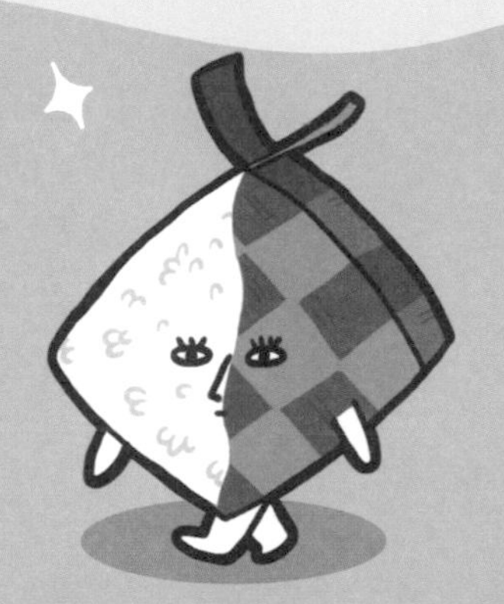

越南粽

越南春節時的重要菜色，特色為形狀方正。

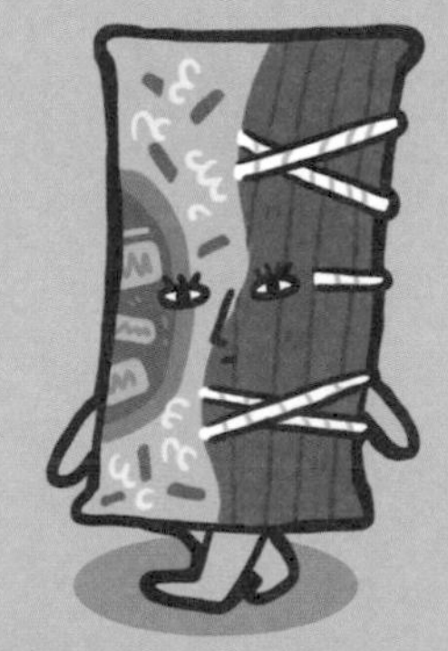

阿拜

原住民特有食品，貌似粽子，由來與端午節無關。

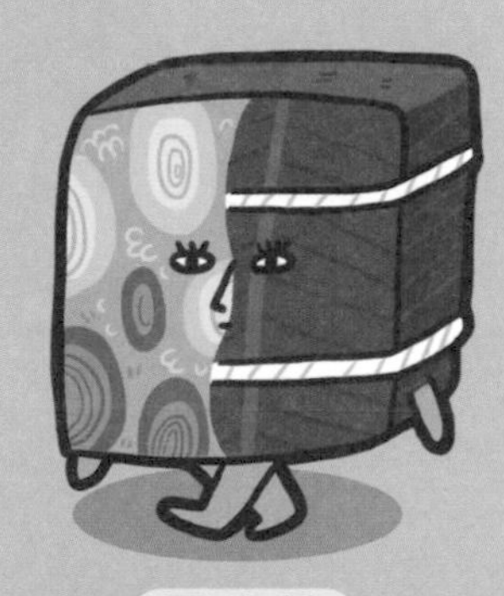

馬來粽

新馬與印尼等地歡慶伊斯蘭開齋節所使用的粽。

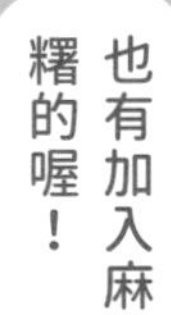

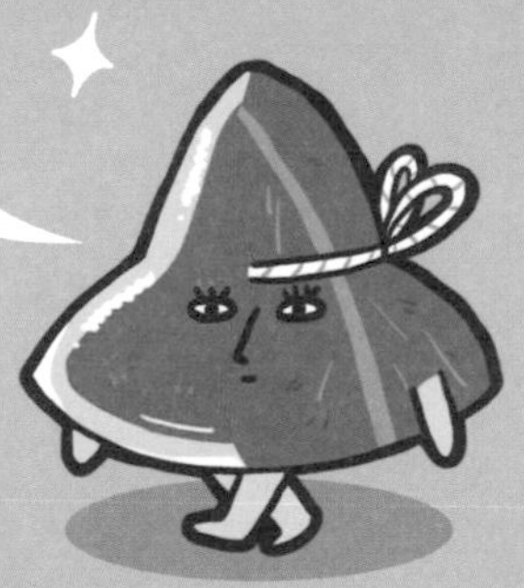

冰粽

外皮以樹薯粉、太白粉等製作，也有加入冰淇淋的。

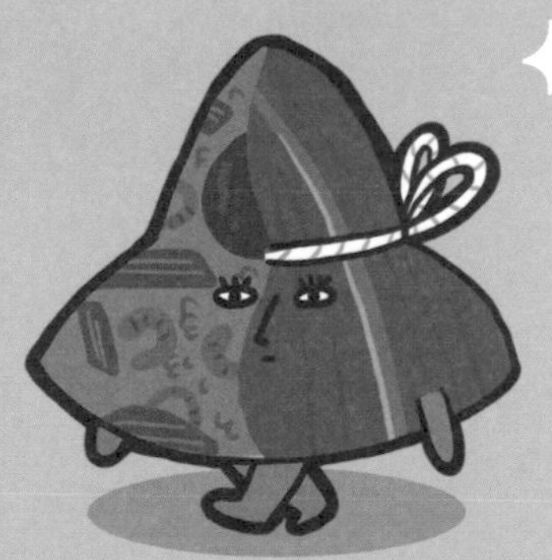

野薑花粽

以野薑花葉包裹，香氣特殊，為新竹名產。

＊中國地方性粽子種類過多（嘉興、湖州、廣東、廈門等），故不列入介紹。

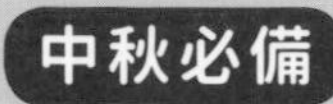

中秋必備

烤肉

KǍO RÒU

食材

烤肉除了烤肉類之外，各種蔬菜、海鮮、加工食品都是熱門選擇。

食材

市面上的烤肉醬每刷一次大約會增加 15kcal 的熱量，要減肥的朋友請注意。

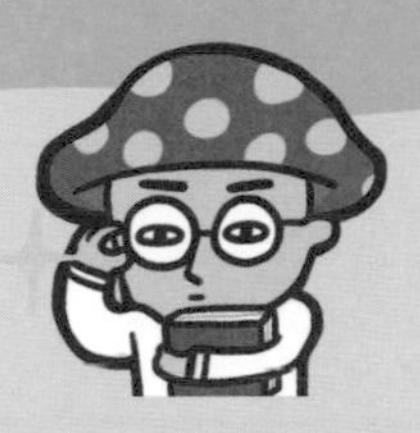

烤肉是人類最原始的烹調方式之一。
發展至今，除了專門的店家有提供燒烤餐點，

在戶外與好友一同 BBQ
也是許多人偏愛的休閒娛樂。

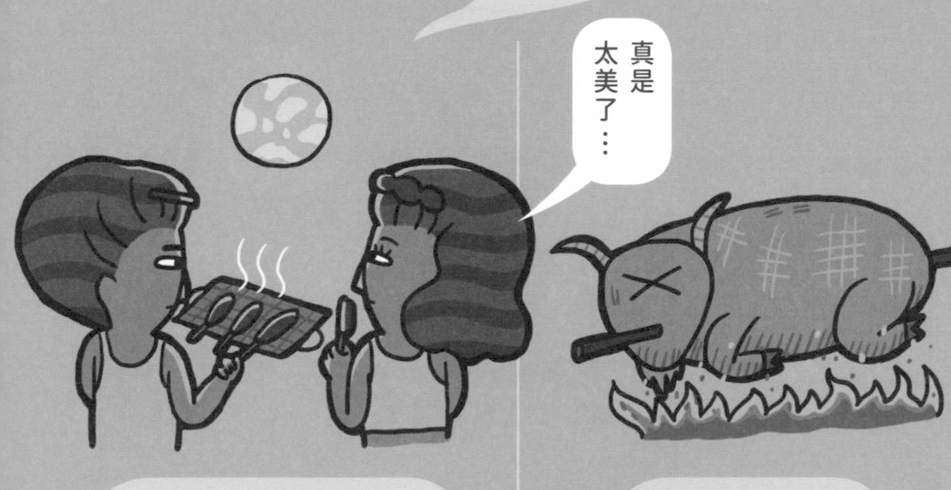

中秋節為什麼要烤肉？

早年中秋節流行露營賞月，因為在郊外，所以必須烤肉果腹。70 年代後逐漸變為全台風氣，中秋節甚至又稱為烤肉節。

BBQ 的由來

英文名稱 barbecue 又簡稱為 BBQ，這個詞據說是來自法國海盜間流傳的一種烤全羊食物 de la barbe au cul（意指從鬍子到屁股），後來才簡寫為現在的名稱。

（食物熱量變因多，僅供參考）

烤肉熱量排行榜

KǍO RÒU RÈ LIÀNG PÁI HÁNG BǍNG

為什麼有我們⋯

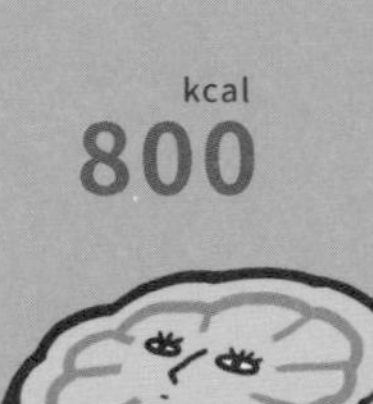

800 kcal

200g

廣式月餅

樸實的外表下隱藏著一顆肥胖的心。

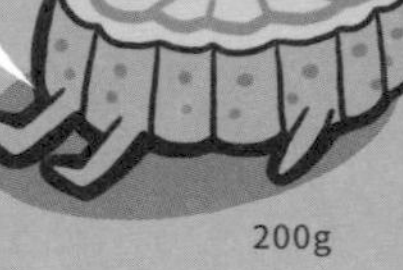

480 kcal

200g

百頁豆腐

雖然美其名是豆腐，但有七成都是脂肪。

250 kcal

60g

蛋黃酥

台式油皮月餅中的一種，中間包有蛋黃。

220 kcal

70g

秋刀魚

因體型修長如刀，又多產於秋天而得名。

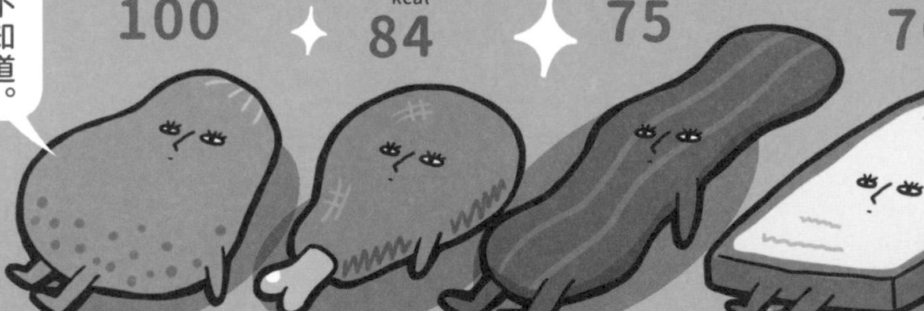

100 kcal

300g

柚子

中秋節代表水果，多在 9~11 月採收。

84 kcal

125g

棒棒腿

雖然叫腿，但一般是指雞翅前端的部位。

75 kcal

25g

培根

燻製五花豬肉製成的食品，常見於早餐。

70 kcal

25g

吐司

常見的西式麵包，多用來當基底。

食用烤肉時，容易不知不覺攝取大量卡洛里，
要減肥的朋友請自重。

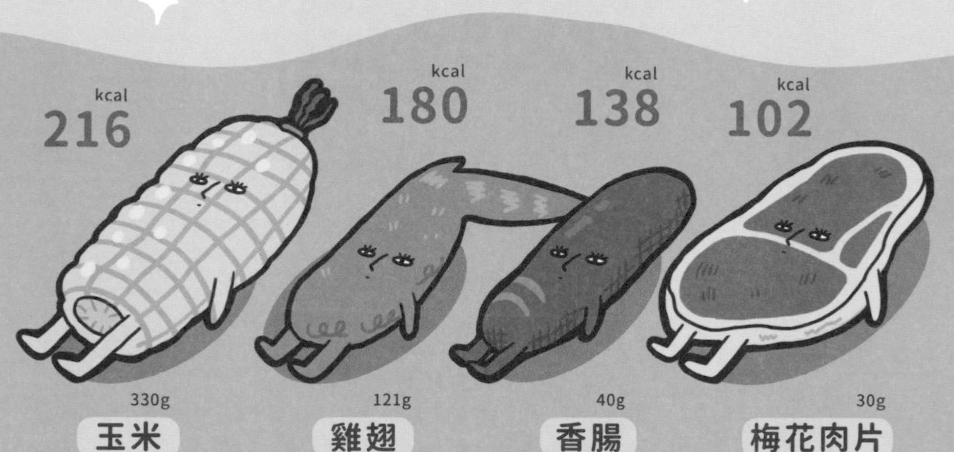

330g
玉米
玉米為世界總產量最高的農作物之一。

121g
雞翅
雞的翅膀，肉質鮮嫩，是許多人的最愛。

40g
香腸
將肉絞碎後，灌於腸衣的一種食物。

30g
梅花肉片
普及的肉品，常見於火鍋、燒烤店。

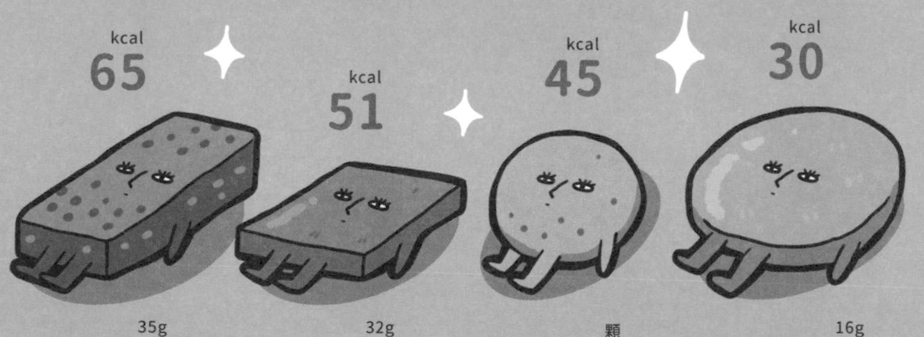

35g
米血糕
又稱豬血糕。外國人懼怕的食物之一。

32g
豆乾
豆腐經過壓製而成，到處可見的食物。

顆
貢丸
豬肉做成的丸類食品，以新竹最有名。

16g
甜不辣
魚漿食品，也是鹽酥雞必點單品之一。

冬季進補

火鍋

HUǑO GUŌ

湯底
火鍋湯底口味十分多元，麻辣、藥膳、昆布等都十分常見。
冬天就是要吃火鍋啊！

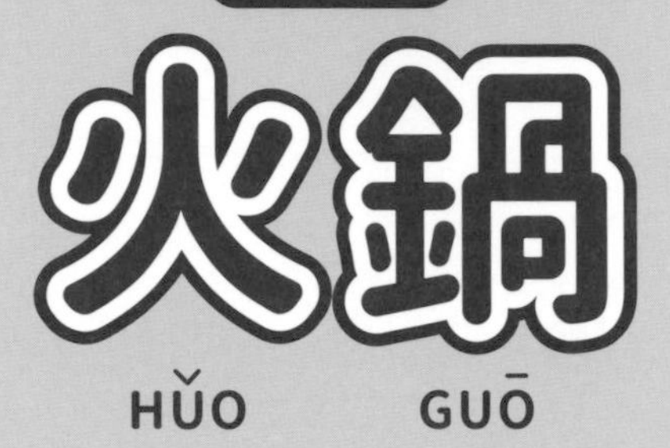

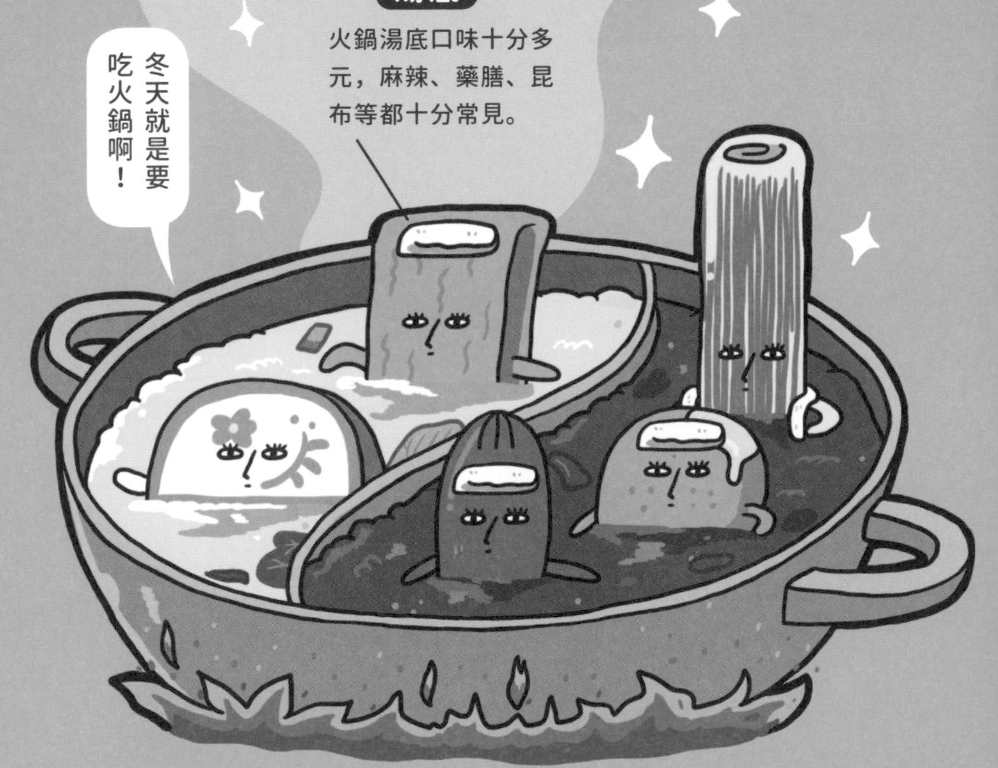

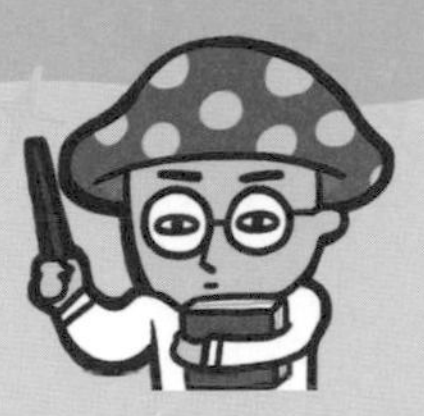

火鍋是以水或湯導熱鍋
來涮煮食物的烹調方式。

其特色為邊煮邊吃，
主要於東亞盛行。

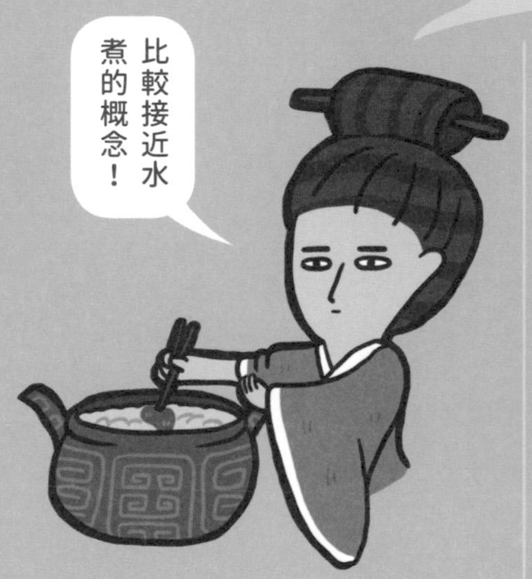

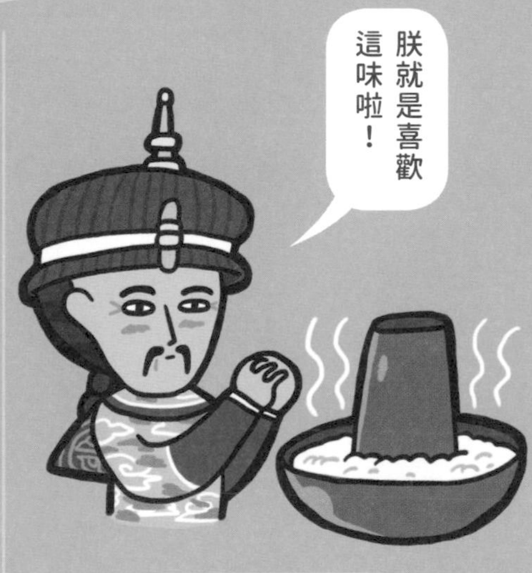

! 最早可追溯到商周

火鍋的起源至今尚無定論。相傳商周時期人們便將牛、羊肉等食材都放入鼎中，煮熟分食。

! 熱門宮廷菜餚

清朝乾隆年間，火鍋不僅在民間盛行，連皇帝也喜愛火鍋。乾隆曾在乾清宮辦了 530 桌火鍋席宴請宗室。

（食物熱量變因多，僅供參考）

火鍋料熱量排行

HUǑ GUŌ LIÀO RÈ LIÀNG PÁI HÁNG

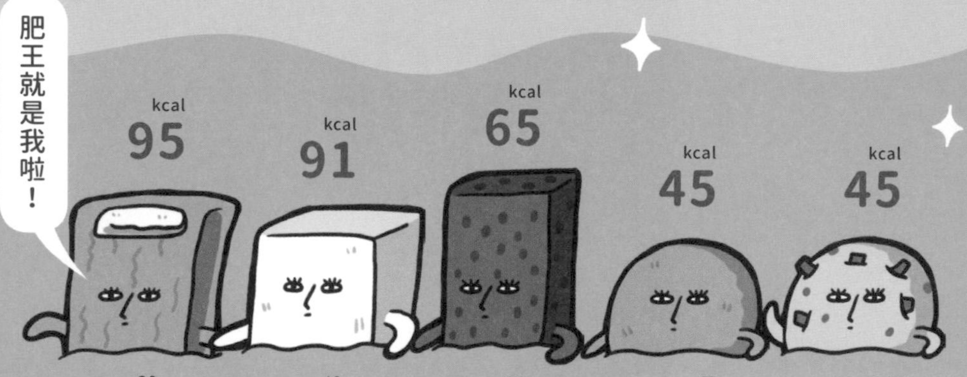

炸豆皮 20g

油炸過的豆皮，熱量也更驚人。

百頁豆腐 40g

白淨外表看似無害，其實很肥胖。

米血糕 35g

以糯米與動物血製作而成的食品。

貢丸 顆

豬肉製成的肉丸，常與香菇搭配。

花枝丸 顆

以花枝漿、樹薯粉等混合而成。

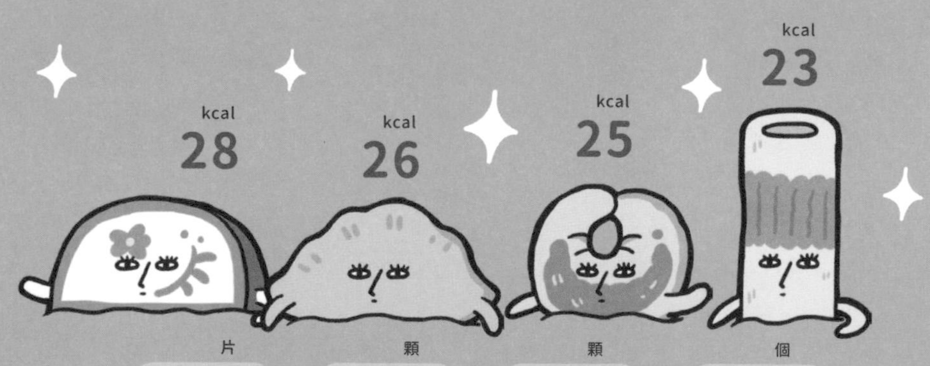

魚板 片

魚漿製品，造型可愛味道普通。

蛋餃 顆

以煎蛋皮取代餃子皮的食品。

蝦餃 顆

火鍋料常客之一，汁多味美。

竹輪 個

主要成份為魚漿的日本傳統食品。

火鍋是許多人冬季喜愛的食物，搭配熱呼呼的湯頭，
常常讓人不知不覺攝取大量的熱量。

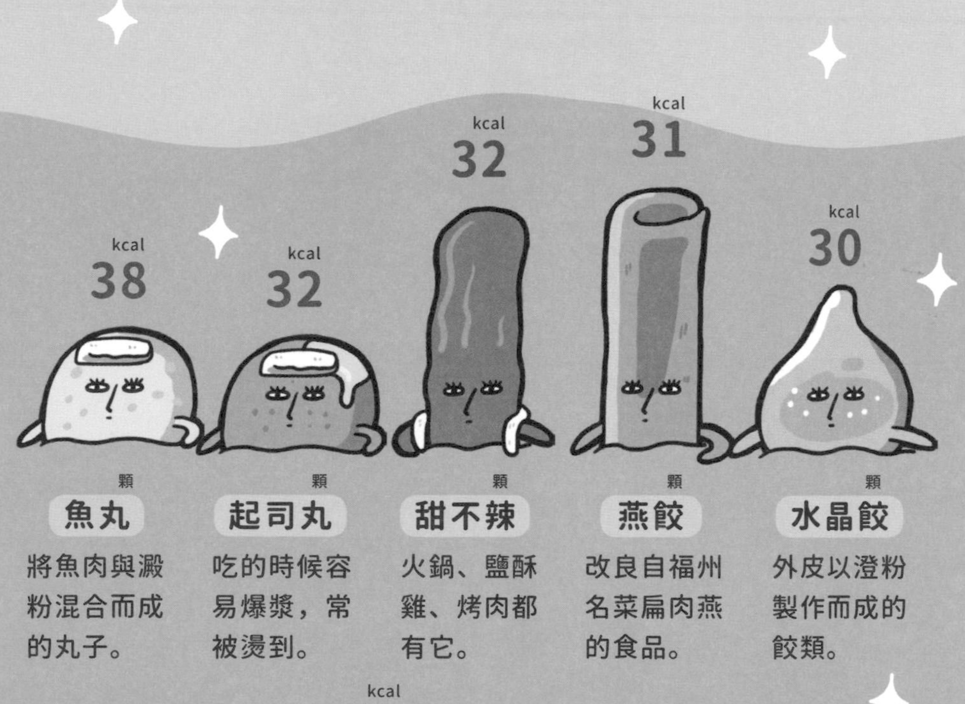

顆
魚丸
將魚肉與澱粉混合而成的丸子。

顆
起司丸
吃的時候容易爆漿，常被燙到。

顆
甜不辣
火鍋、鹽酥雞、烤肉都有它。

顆
燕餃
改良自福州名菜扁肉燕的食品。

顆
水晶餃
外皮以澄粉製作而成的餃類。

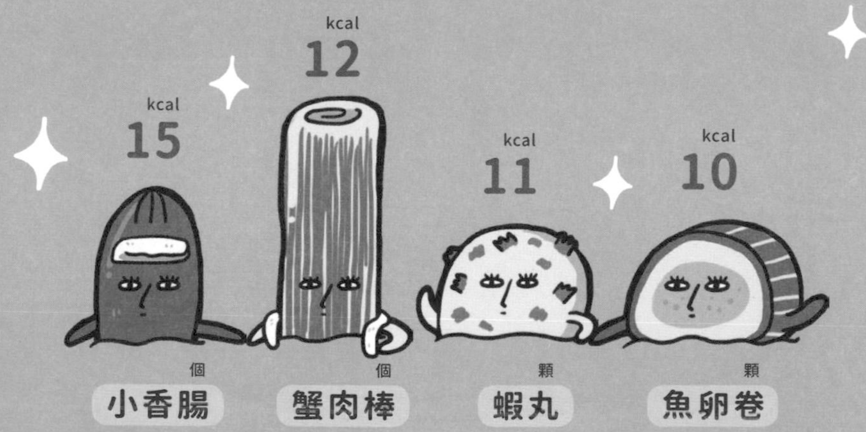

個
小香腸
就是小的香腸，又稱鑫鑫腸。

個
蟹肉棒
常因為外面塑膠膜拆不拆而惹議。

顆
蝦丸
內餡加入蝦子製成的丸類食品。

顆
魚卵卷
魚漿製品，口感 Q 彈中帶點脆。

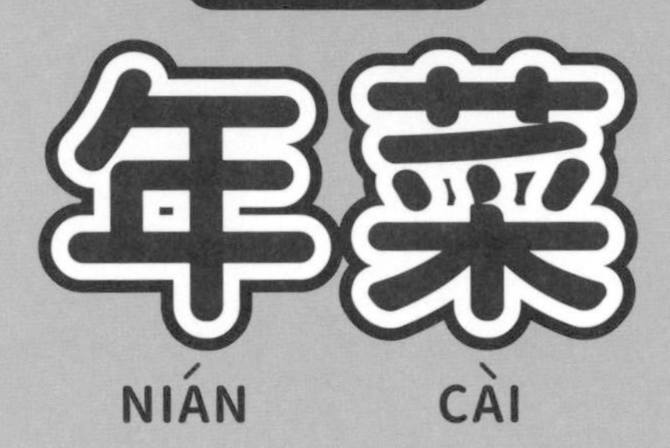
圍爐慶團圓
年菜
NIÁN CÀI

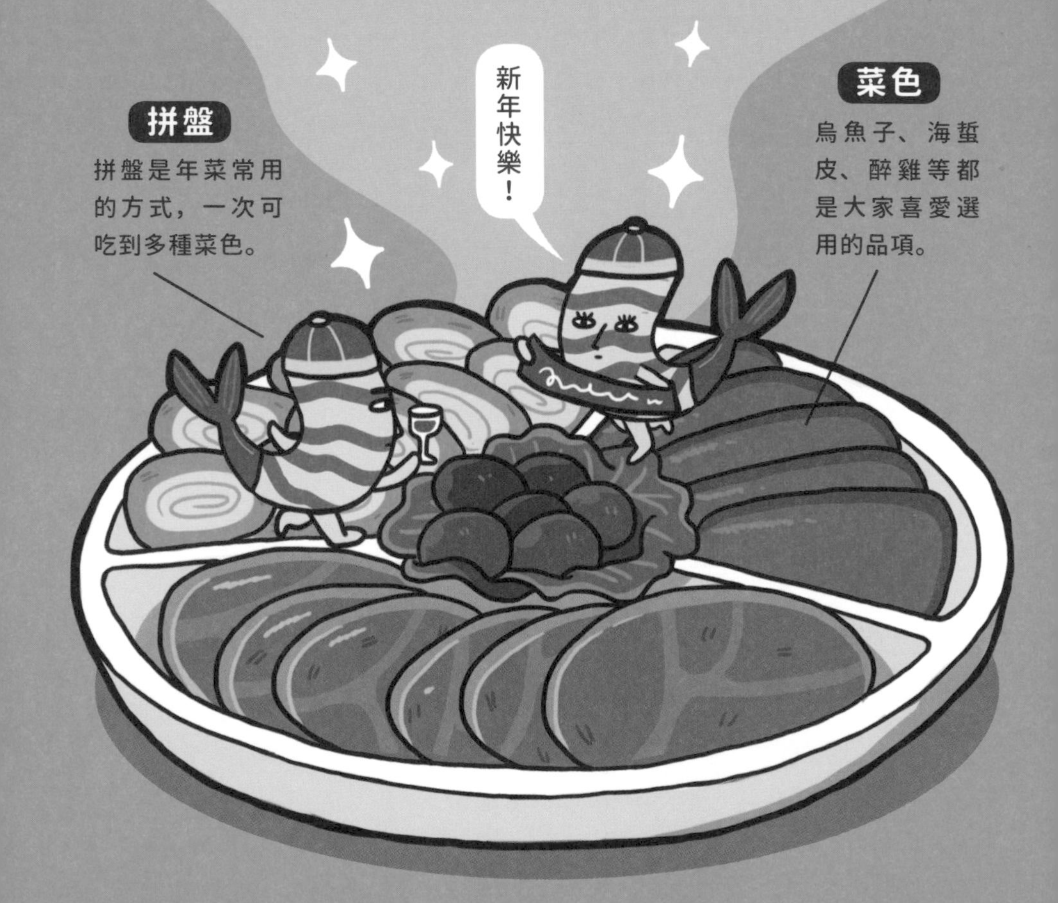
新年快樂！
拼盤
拼盤是年菜常用的方式，一次可吃到多種菜色。
菜色
烏魚子、海蜇皮、醉雞等都是大家喜愛選用的品項。

傳統上年菜多在除夕祭祖後食用，
又稱年夜飯、團圓飯或圍爐。

目的是在過年前一家團聚
並共度農曆新年。

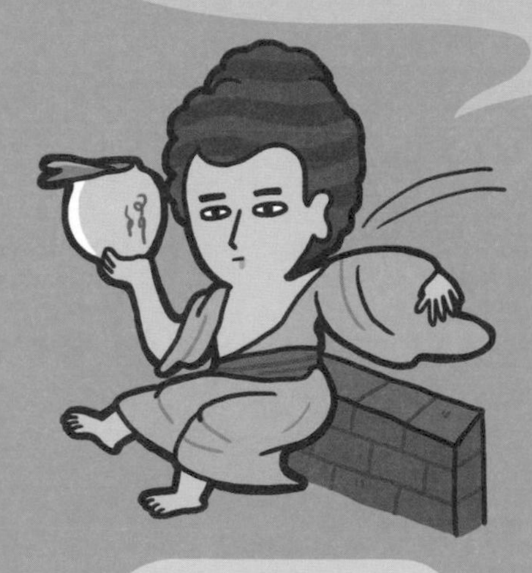

佛跳牆的由來

集各種食材為一體的佛跳牆，是年菜首選。這道料理在清朝問世，當時名「福壽全」。某文人吃過後，詩興大發，吟道：「壇啟葷香飄四鄰，佛聞棄禪跳牆來」。佛跳牆一詞自此廣為流傳。

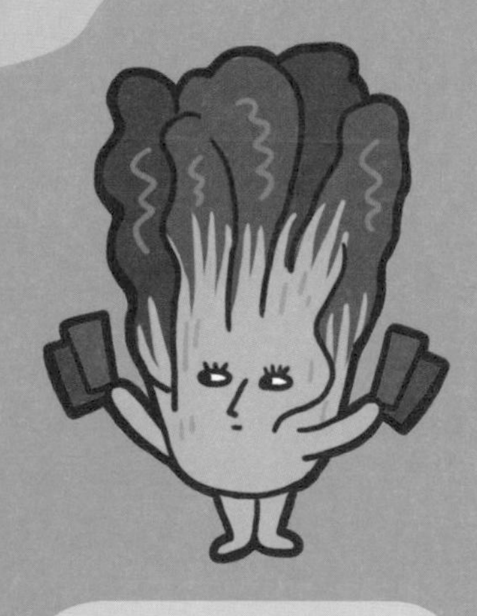

什麼是長年菜呢？

過年除了大魚大肉之外，一定會有一道長年菜。一般長年菜指的是「芥菜」，在每年年終歲末時，剛好是芥菜收成的時間，而芥菜吃起來最初有點苦味，但越煮越甘，也象徵苦盡甘來。

除夕應景物

CHÚ XÌ YÌNG JǏNG WÙ

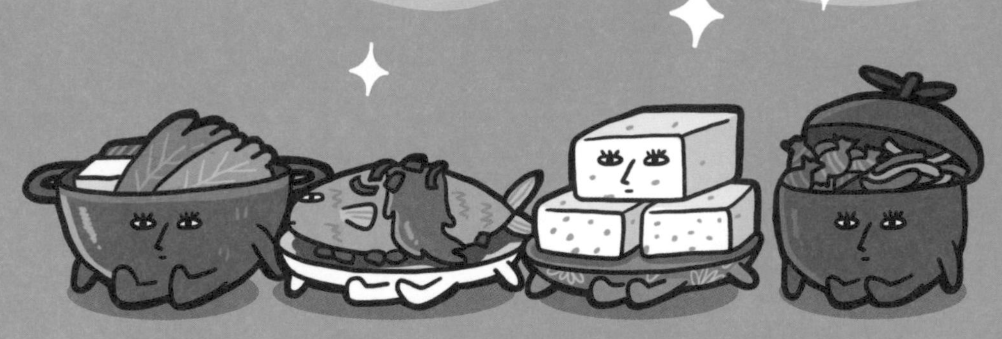

火鍋

大家圍在一起吃火鍋，取其團圓之意。

魚

年年有餘，這道菜當天一定不能吃完。

蘿蔔糕

又稱菜頭糕，有好彩頭與步步高升之意。

糖果

俗話說：「吃甜甜，好過年」。是新年必備品。

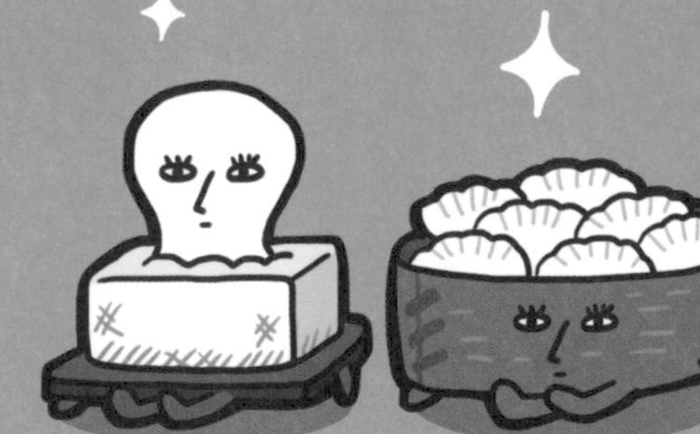

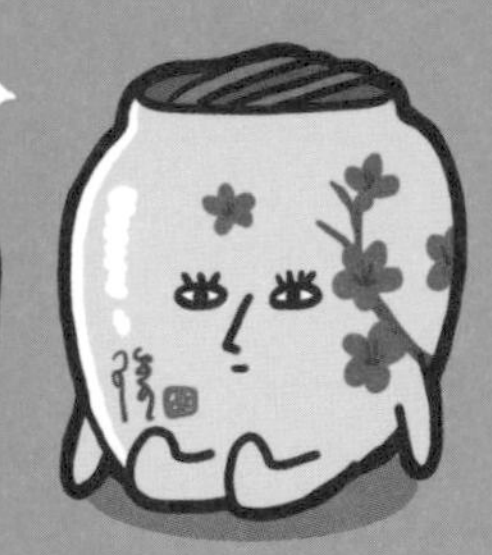

年糕

過年必吃的應景食品，年年高升之意。

餃子

又稱元寶，財源滾滾、招財進寶之意。

佛跳牆

由於用料豐富且昂貴，用以代表高貴、富貴。

過年多會吃與吉祥話相關諧音的食物，
藉此祈求來年平安順遂。

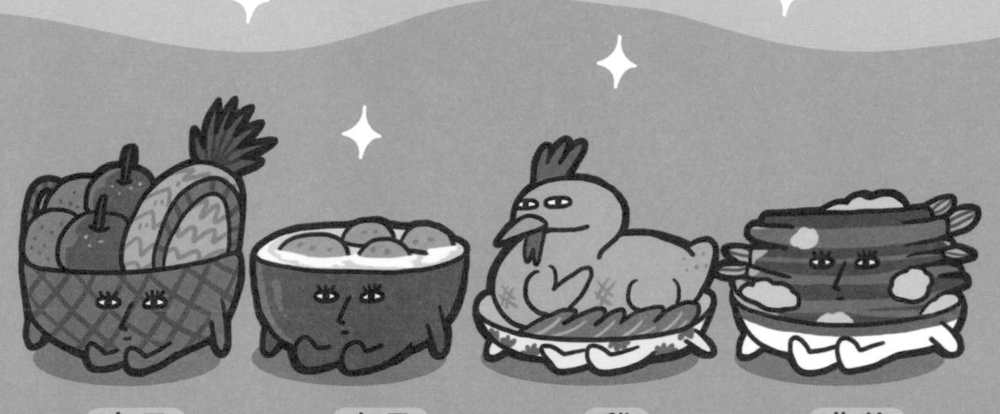

水果

橘代表吉利、蘋果代表平安、鳳梨代表旺來。

丸子

取丸和圓字的諧音，有事事圓滿的意思。

雞

雞台語同「家」，可以的話吃全雞最好。

韭菜

長長久久，吃得時候越慢才能越長久。

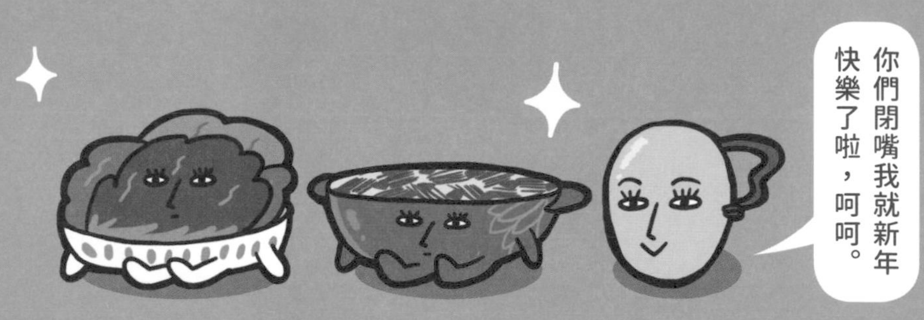

長年菜

即芥菜，本來很苦但越煮越甘，象徵苦盡甘來。

髮菜

發音同發財，目前是保育食材，已禁採。

假笑面具

過年面對親戚煩人的圍攻，戴上即可解圍。

一年的尾聲

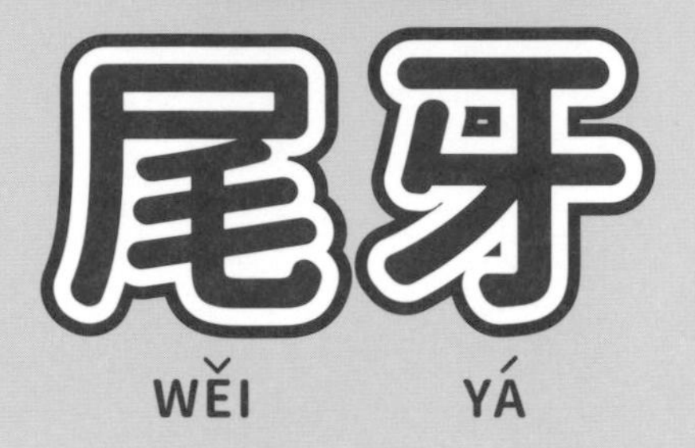

WĚI YÁ

刈包

刈包的樣子像是一個裝滿錢的錢包，象徵「財富飽滿」。

潤餅

潤餅的形狀就像用紙張把銅錢包成圓筒一般，表示「富潤家庭」。

呀～～～

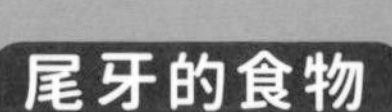

說到尾牙要吃的食物，你可能會想到刈包與潤餅。但其實它們的由來與尾牙無關，是後人因為外型取其富貴之意，才使得部分民眾選在尾牙食用。

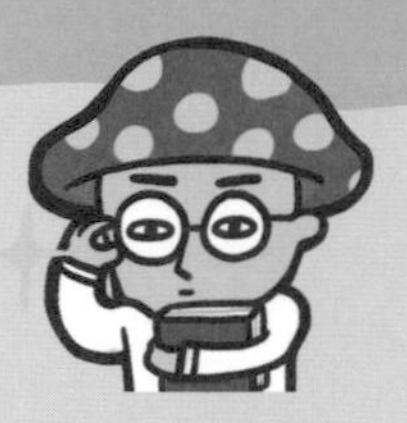

尾牙是農曆的 12 月 16 日，
是一年中最後一次祭拜土地公的日子。

公司也會藉此宴請員工，
當作一整年的酬謝。

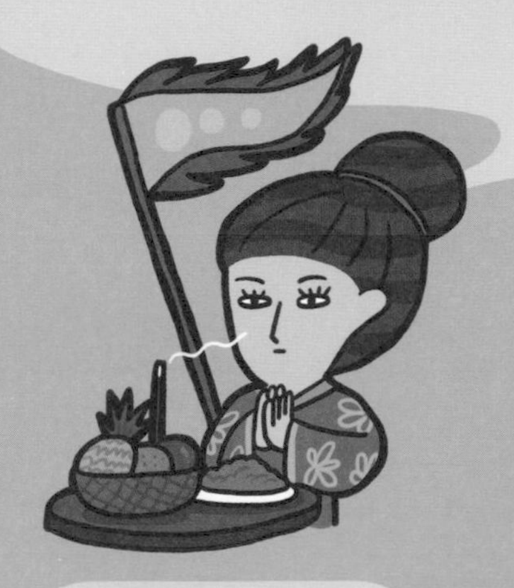

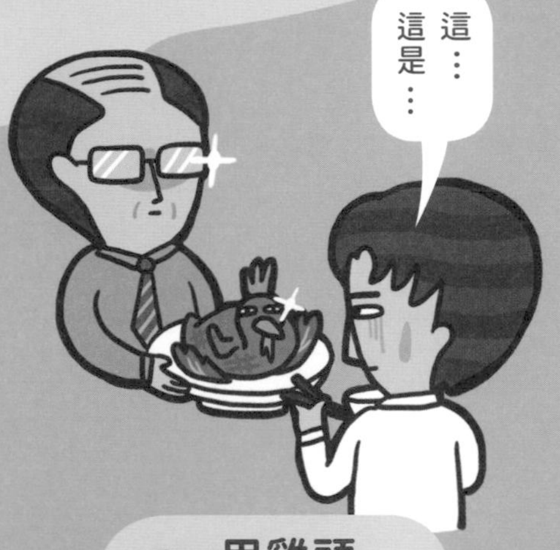

! 牙是什麼意思？

「牙」是民間祭拜土地公的儀式。台灣傳統習俗中，作生意的人在農曆每月初二及十六日，都必須準備一些供品祭拜地基主或土地公，而祭拜後的菜肴可以給家人或員工打打牙祭，因此也稱為「作牙」。農曆的 2 月 2 日是頭牙，12 月 16 日則是尾牙。

! 用雞頭解雇員工

從前，如果老闆想要解雇員工，就可以趁著請吃尾牙的時候，在筵席上把雞頭對準那個人，暗示他過完年後不用再來上班了。不過這個方法現在已經很少見了。

歡喜吃辦桌

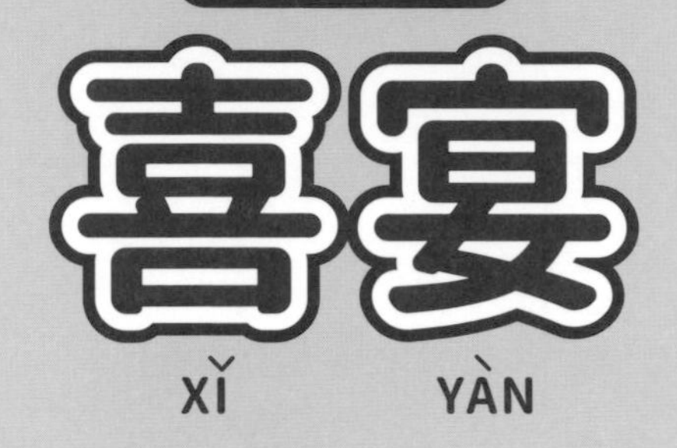

花好月圓

即炸湯圓，喜宴常出現的菜色，也是許多人的愛。擁護者戲稱：「整場婚宴都在等這一道！」、「喜宴菜沒有它，這個婚禮就不完整！」

石斛蘭

辦桌菜色常見的擺盤花，須注意花可能有農藥殘留，如果碰到食物還是不吃較好。

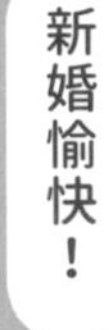

恭喜！

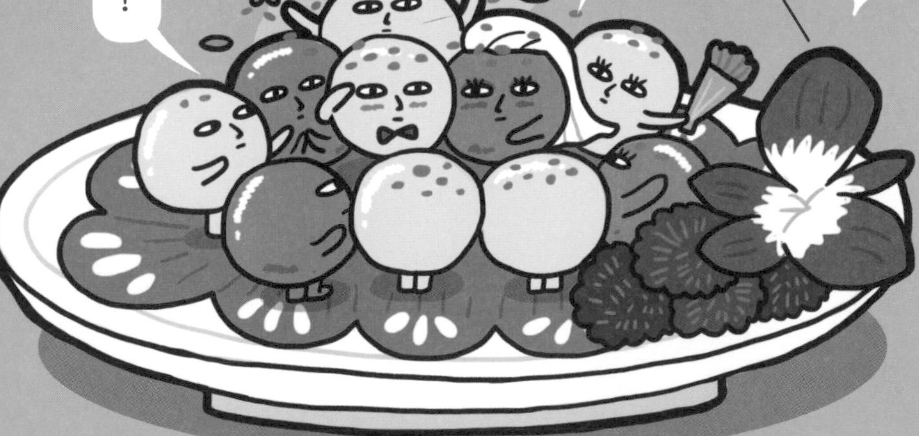

喜宴除了看場地挑日子之外，
菜色也是非常重要的一環。
一般喜宴通常為十道菜，
有十全十美之意。

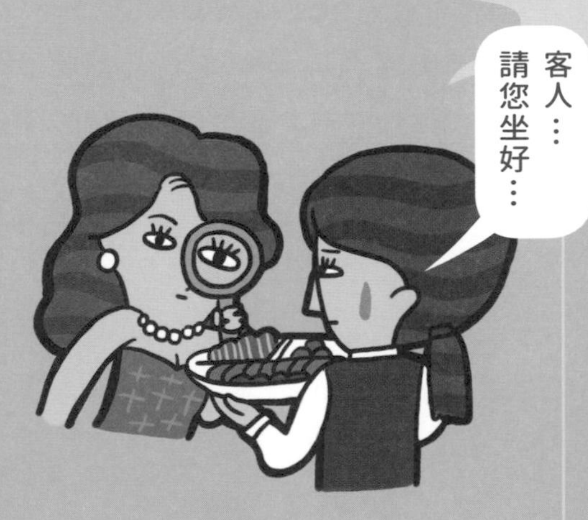

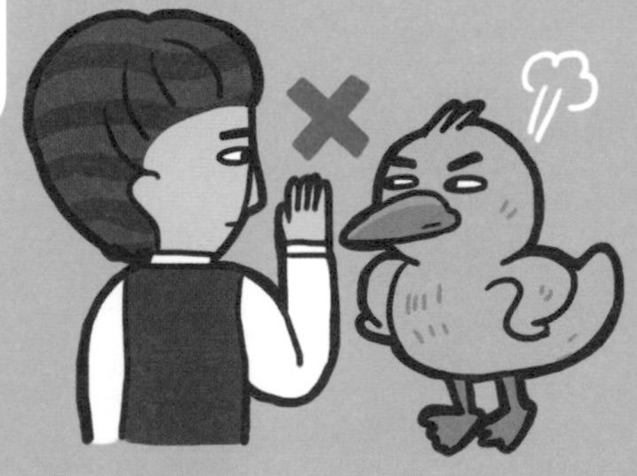

第一道菜看端倪

吃喜宴時，第一道菜多為涼拌拼盤。專家表示，從拼盤的內容物大約可看出本次整體的價位，如果吃到海蜇皮、罐頭類食品，可能較平價；若出現龍蝦、生魚片等，則較為高檔。

喜宴菜色有禁忌

除了中式以外，現在也流行西式婚禮，而菜色也越來越多元。不過要注意，「粥」通常是喪禮用的，「鴨」則有鴨霸的意思，兩者都不宜在喜宴菜出現。

（僅供參考）

結婚禮金行情表

JIÉ HŪN LǏ JĪN HÁNG QÍNG BIǍO

交情 \ 地點	高級飯店	婚宴會館	一般餐廳	辦桌流水席
1 **閨蜜級好友** 錢花得很值得	6,000↑	3,600↑	3,600↑	3,600↑
2 **關係還不錯** 錢給得心甘情願	2,800↑	2,200↑	2,000↑	1,600↑
3 **實在不太熟** 就當做公益	2,000↑	1,800↑	1,600↑	1,200↑

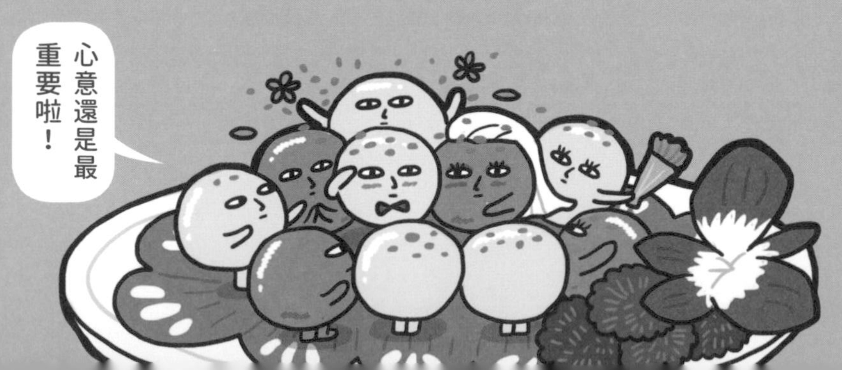

華人社會裡，參加婚宴需要贈送紅包，除了替新人分攤費用外，
也作為祝賀之意。而禮金多寡往往考驗著友誼，
太多傷荷包、太少傷感情，總是讓人傷透腦筋。

其他考量因素

依據上方行情價，可依照自身情況進行加減。（最後須避開不吉利的數字）

+800↑

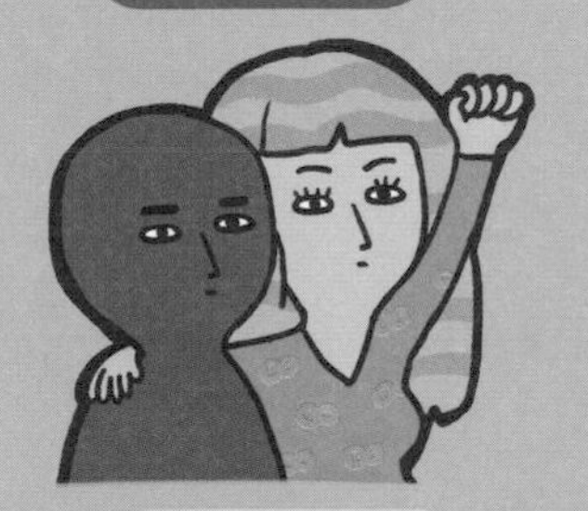

攜伴參加

看地點及人數決定，
嬰兒外的小孩也算。

+500↑

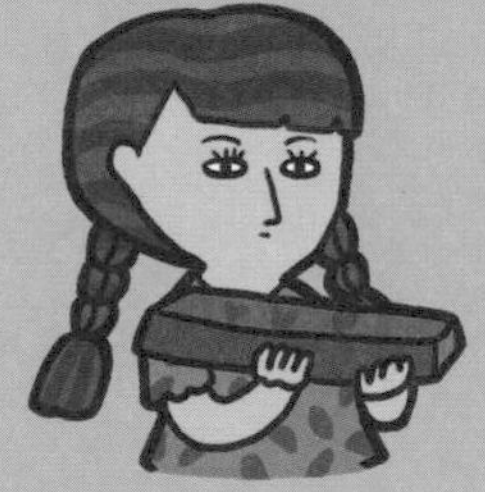

有拿喜餅

多發生於女方親友，
禮貌上要多加錢。

-600↑

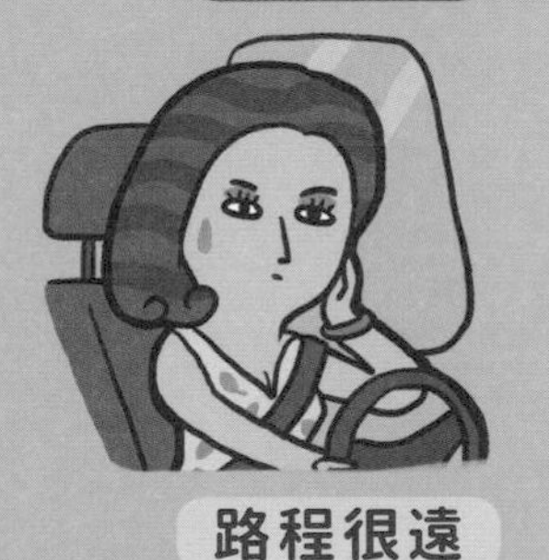

路程很遠

若大老遠專程前往，
可事先告知新人。

-800↑

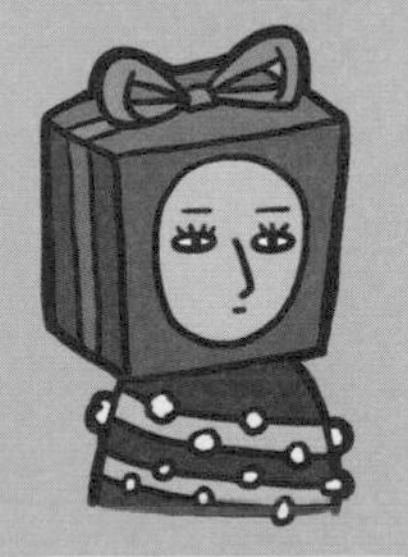

禮到人不到

看交情決定扣多少，
最少仍須包 600。

-1,000↑

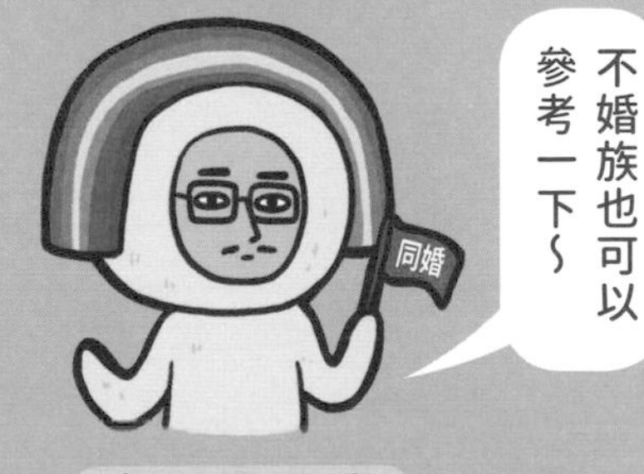

自己是同志

可能也無法回炸你，
相信你也能體諒吧。

元宵節應景食品

元宵

YUÁN XIĀO

外皮
以糯米粉一層一層用滾動的方式包裹在餡料的外側。
我先走一步了⋯⋯
內餡
元宵一般只用甜餡料，如豆沙、花生、芝麻等。

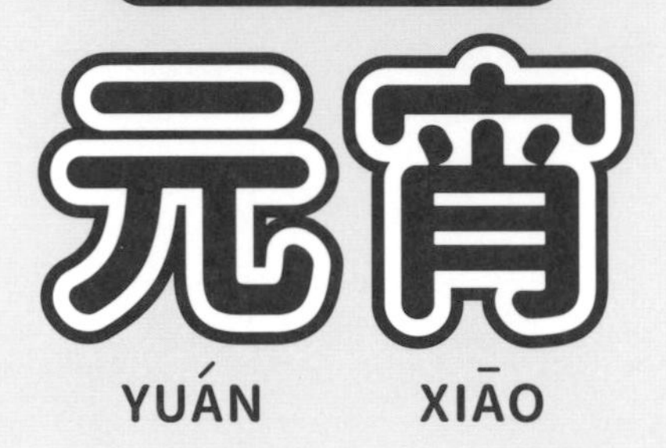

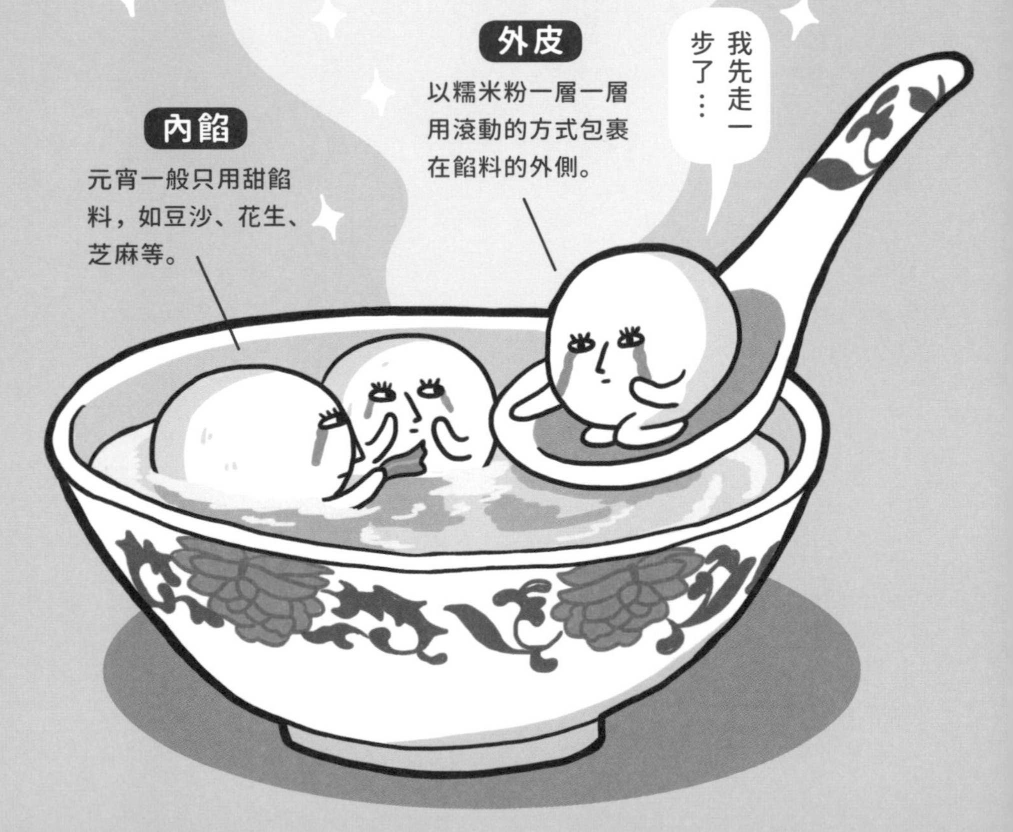

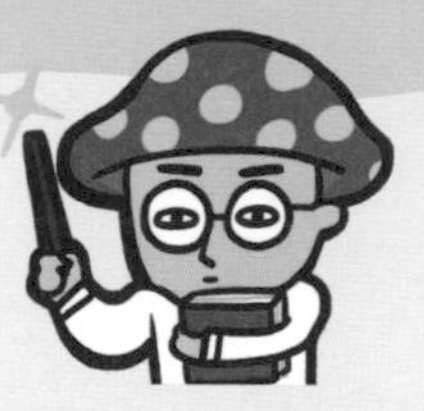

元宵又稱麵繭、圓不落角，
是一種傳統節令食品，

通常由糯米製成且有包餡，
在農曆正月十五元宵節烹製食用。

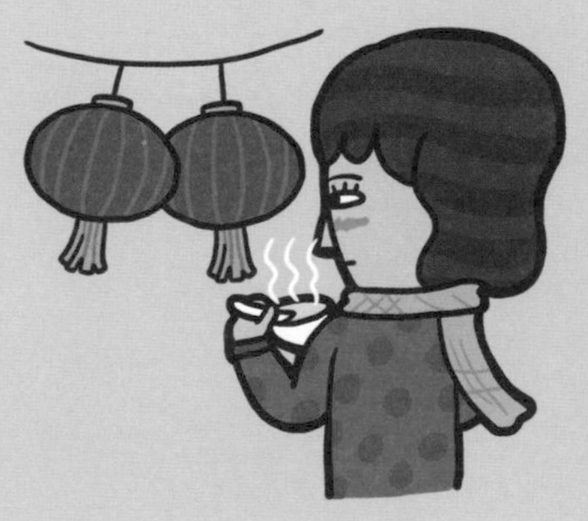

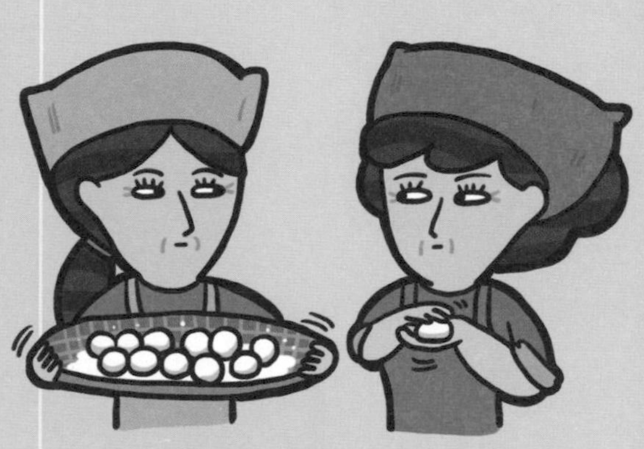

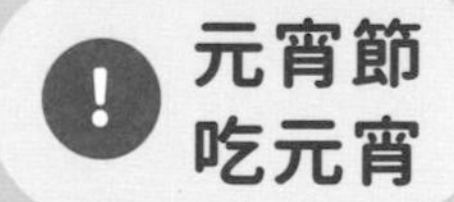

元宵節吃元宵

元宵節是過年後第一個月圓，又稱為上元節。這天人們除了會一同賞月之外，也會賞花燈、猜燈謎。而元宵象徵團圓，也是這一天的應景食品。

元宵湯圓大不同

元宵與湯圓雖然都是糯米製品，但製作方式不太相同。元宵是將內餡切成小塊狀後，放在竹篩上，不停地加入糯米粉滾成；而湯圓則是先將外皮的麵團做好後，像包餃子一般將餡料包入搓成圓形。

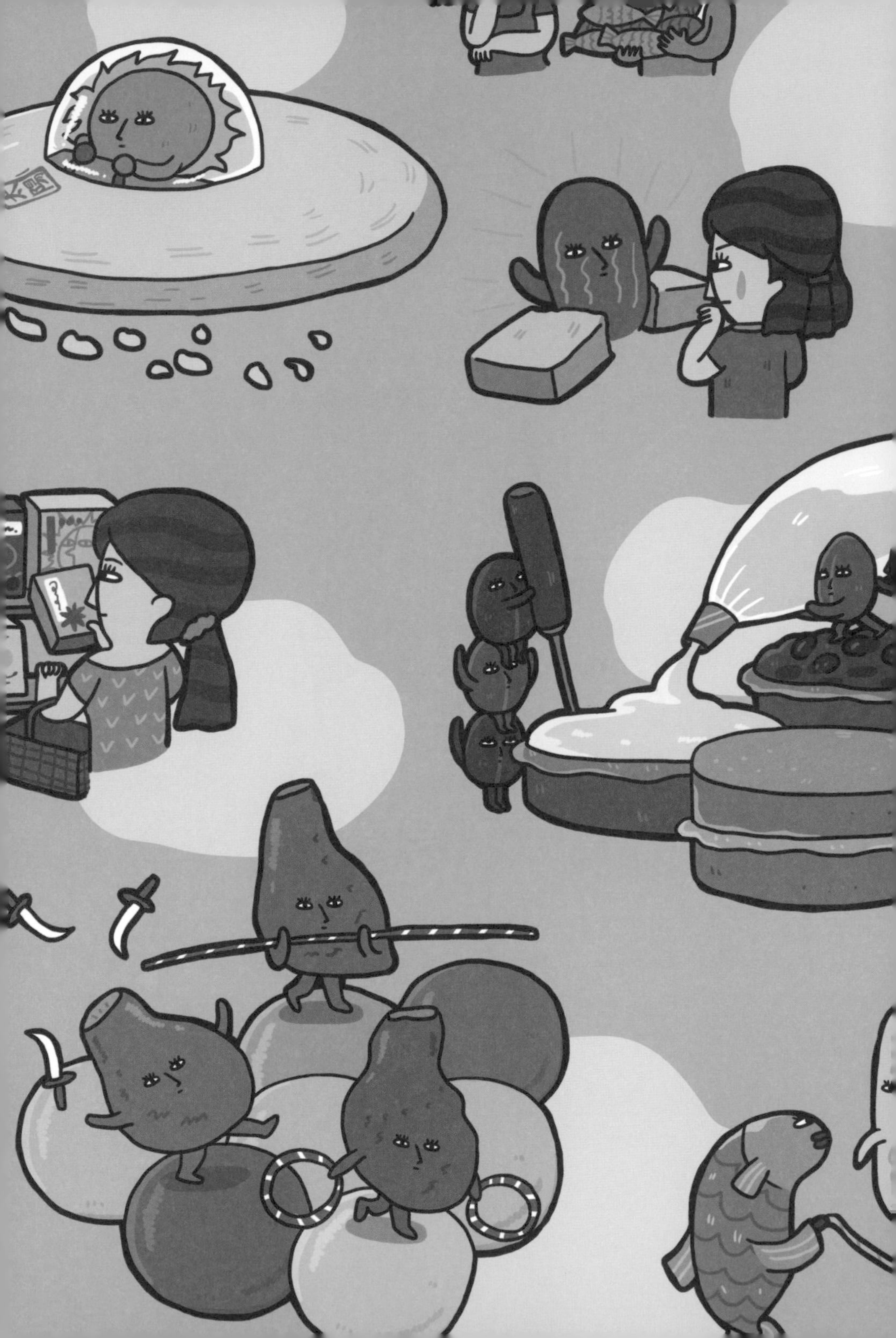

CHAPTER 3

不可不吃的台灣經典

台灣經典美食有哪些？
想必不是三言兩語可以說完的。
讓我們試著分成三個種類，
探究一番吧！

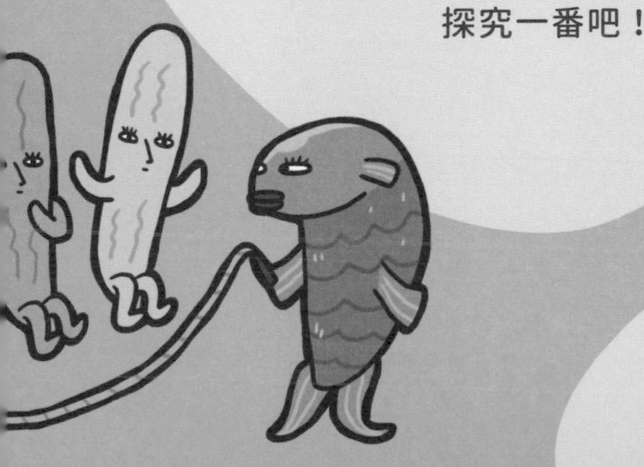

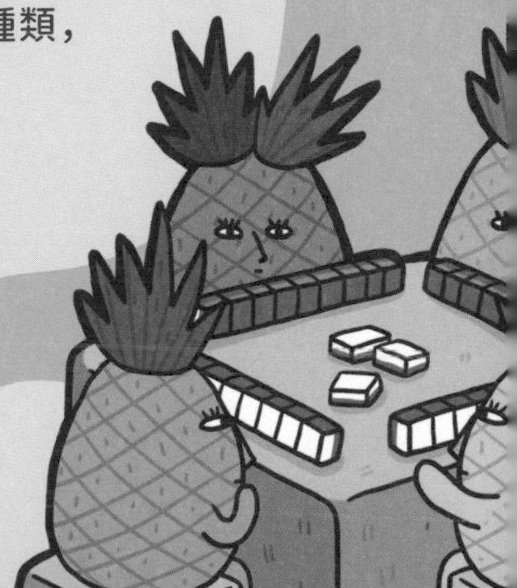

夜市人氣王

地瓜球

DÌ GUĀ QIÙ

地瓜球
除了一般的黃地瓜之外，也有攤販會使用紫地瓜、山藥等不同食材，增添色彩。
為什麼我們要做這種事⋯
我們只是個地瓜而已⋯

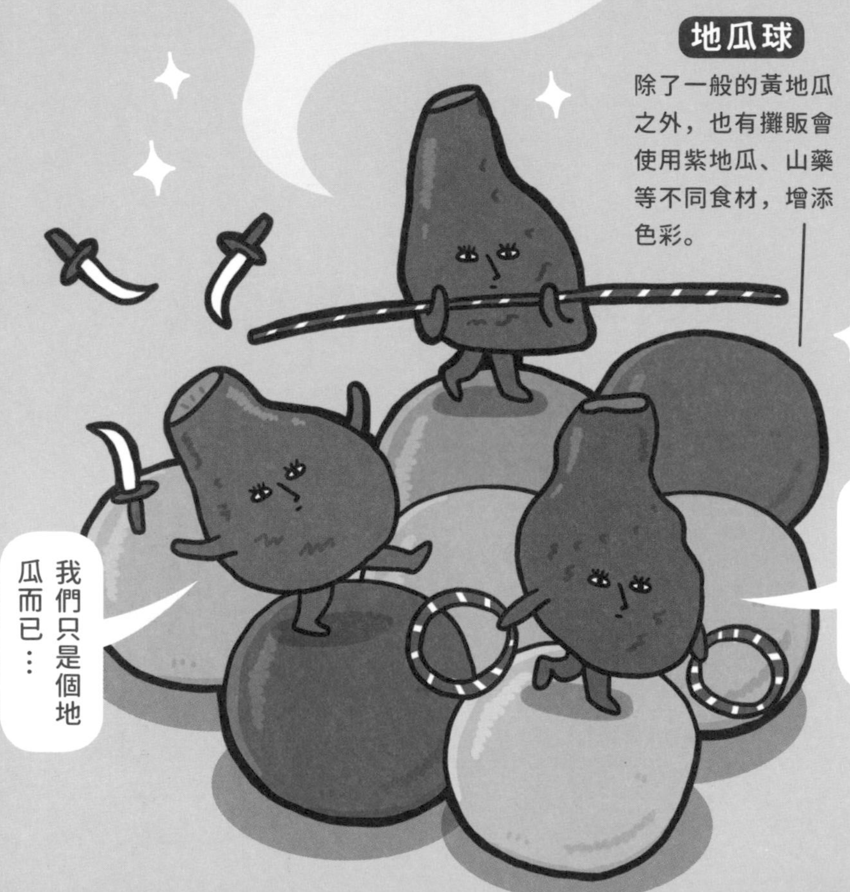

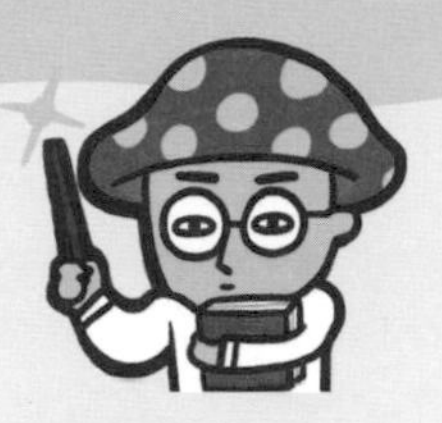

地瓜球是台灣常見的
夜市小吃，

又有 QQ 蛋、
啾啾蛋等別稱。

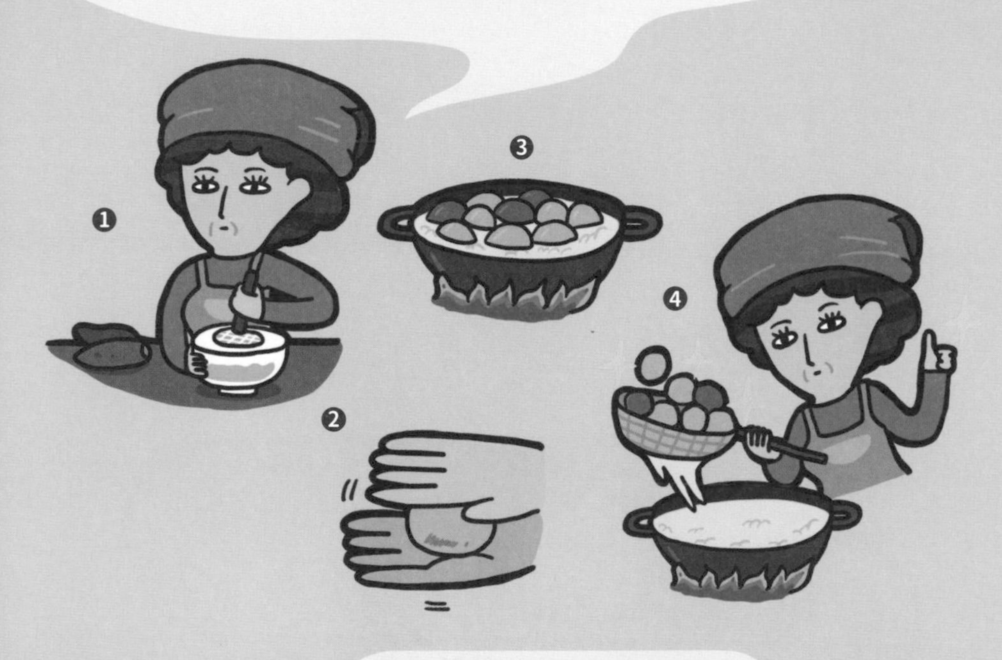

! 好吃的地瓜球 自己做也很簡單！

準備材料

熟地瓜 200g
樹薯粉 120g
細砂糖 40g
炸油適量

❶ 先將地瓜蒸熟後搗成泥狀
❷ 放入樹薯粉與糖混合後揉成彈珠大小
❸ 準備油鍋炸，浮出油面後輕輕翻動
❹ 表皮變色後，以濾網按壓逼出空氣至整顆 Q 彈，完成！

珍珠奶茶的絕配

雞排

JĪ PÁI

搭擋
販售雞排的店家通常也會販賣豆干、豆腐、米血等食材。
你的魔毯好香啊！阿拉叮⋯
雞排
一般選用帶胸骨的雞胸肉。

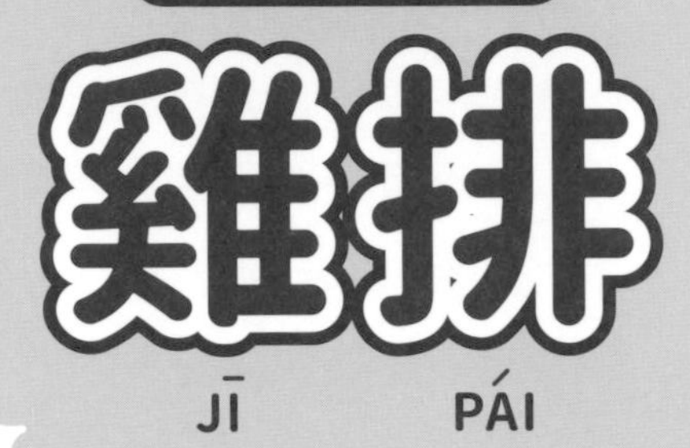

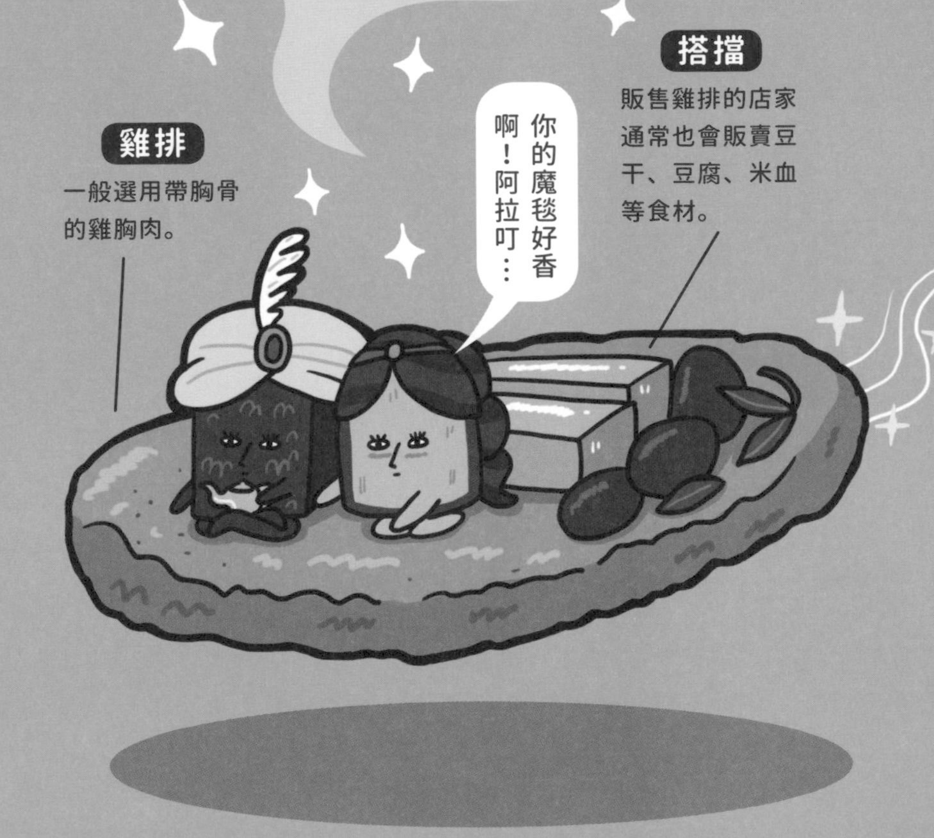

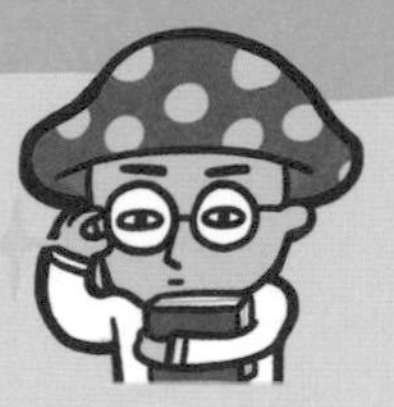

又稱香雞排、炸雞排，
是先以醬料醃漬雞胸肉入味，
再以麵包粉或地瓜粉
裹覆油炸的食品。

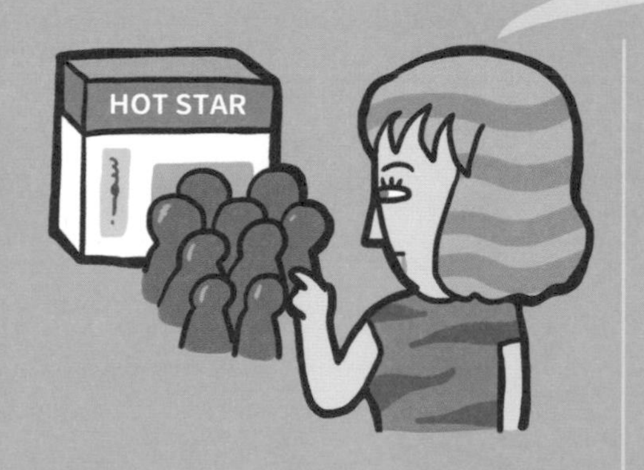

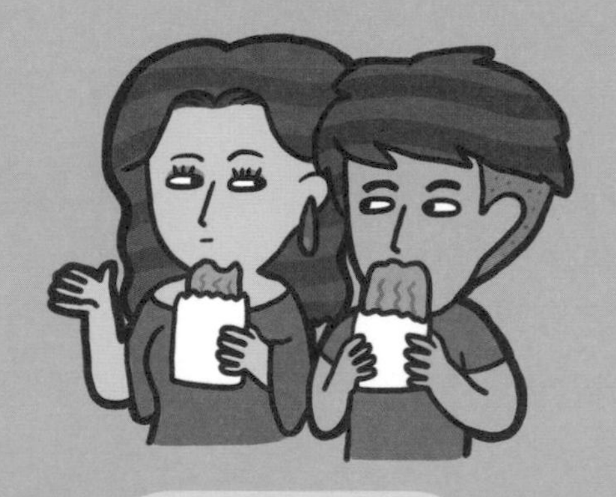

! 美味 席捲多國

台灣赫赫有名的「豪大大雞排」是許多外國遊客訪台必吃的美食之一，而他們也積極拓展海外市場，目前在美國、澳洲、加拿大等地，都可以看見他們的分店，也成為留學生想念家鄉解饞的地方。

! 爆紅 年輕美食

與其他前輩相比，雞排在台灣還算比較年輕的小吃，大約是1990年代才出現。當時特殊的食用型態（裝在紙袋裡拿著吃），突破了以往肉食小吃的侷限，其機動性與美味，迅速在台灣竄紅，成為人氣美食。

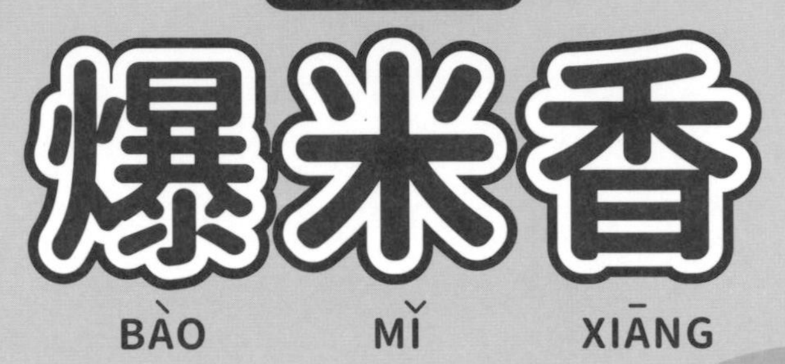

米香

一般使用稻米，混合花生、芝麻等配料後，與糖漿一同放入模具裡成形。

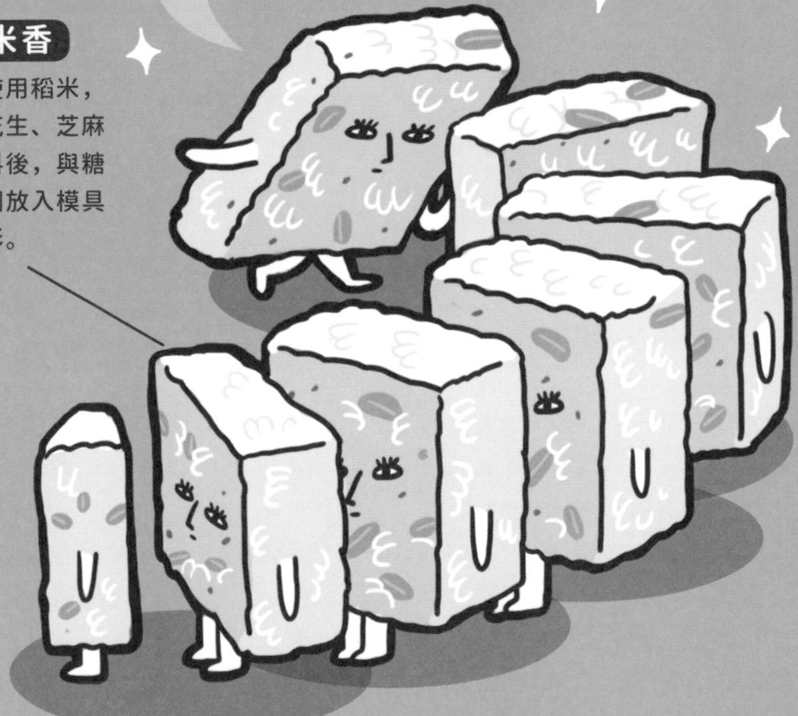

又稱米香，是台灣、中國、
日本等許多國家都有的零嘴小吃。

口感類似爆米花，
常混合糖漿成塊狀後食用。

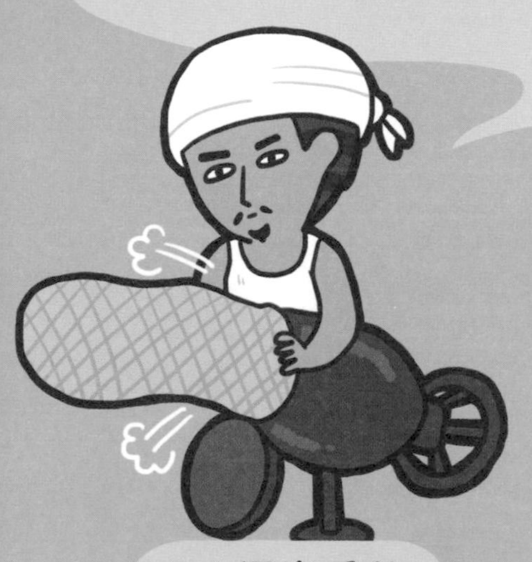

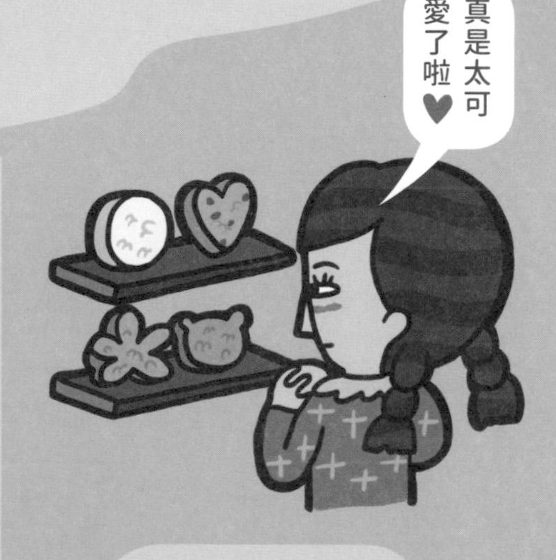

! 爆米香的原理

米放入壓力爐內，滾動壓力爐進行加熱，在加熱過程中，米粒內的水份在爐內受熱，但體積無法增大。當壓力爐打開時，爐內壓力突然得到釋放，米粒水份瞬間轉為氣體，內部高壓氣來不及釋放，因此產生爆炸聲響，米香就這樣製作完成了。

! 不斷推陳出新

早期，爆米香都是四四方方，口味也是花生、芝麻等。隨著食物越來越精緻化的趨勢，許多老店也紛紛迎合市場，推出可愛造型，也有像是莓果、抹茶、黑糖等多種口味，讓傳統食物有了新的火花。

香氣無法擋

胡椒餅

HÚ JIĀO BǏNG

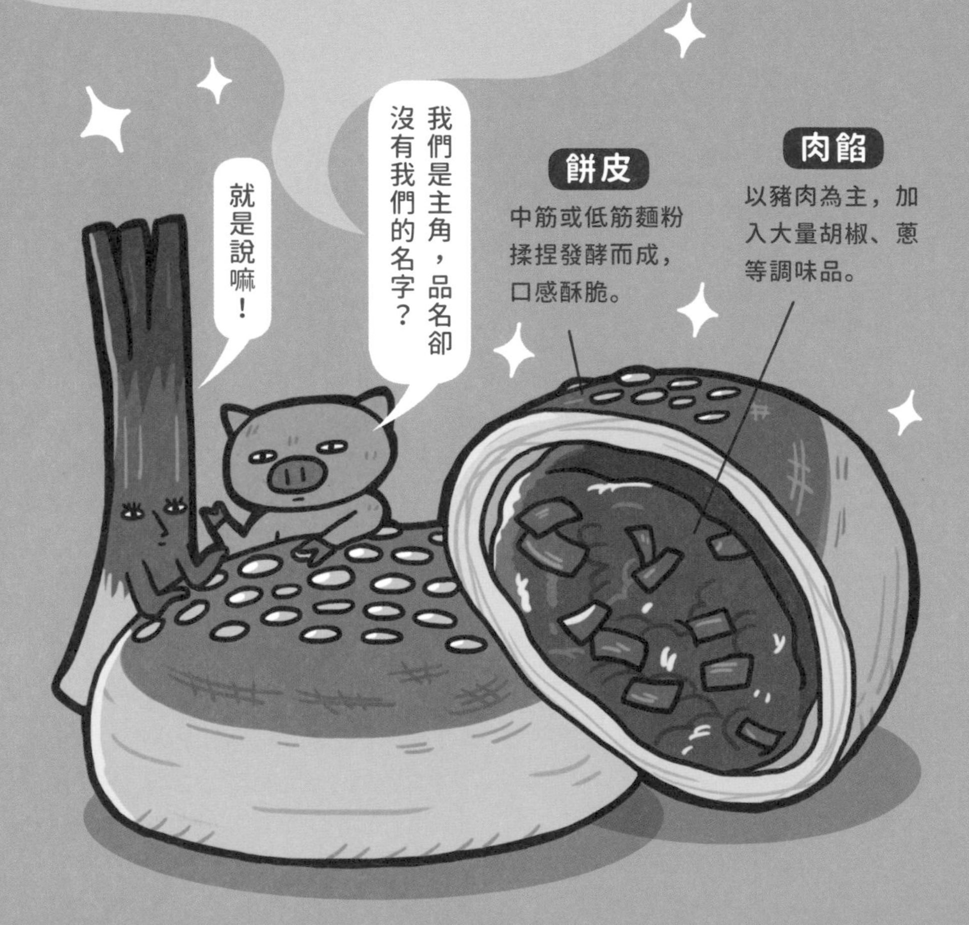

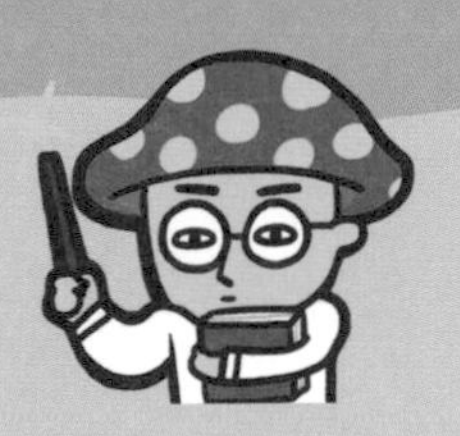

胡椒餅是一種流行於台灣，
源自於福建福州的豬肉餡烤餅小吃，
又叫福州餅、蔥肉餅等。
因為香味四溢，總是吸引人駐足。

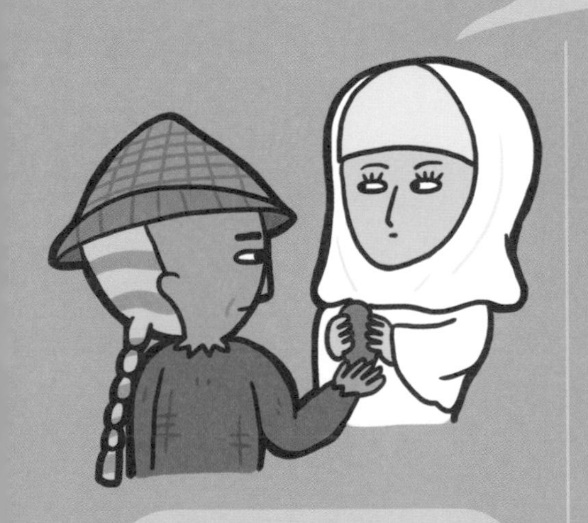

另一種 貼鍋烤餅：饢

饢發源於波斯（現今中東一帶），是當地主食之一，裏頭沒有包任何餡料，為長途旅行者的必備糧食，目前仍是新疆地區的常見食物。

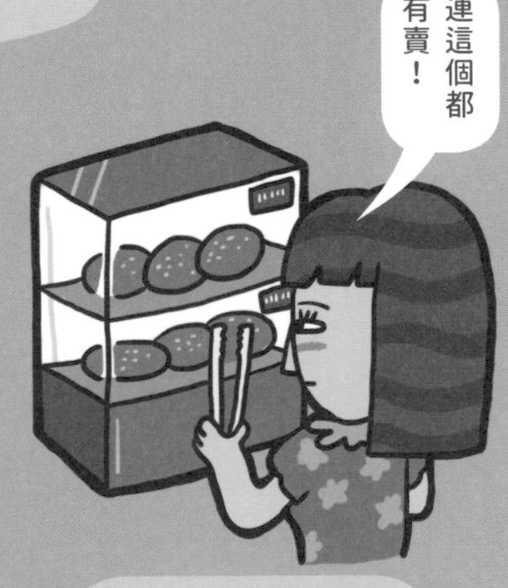

超商賣 胡椒餅搶客

台灣超商什麼都賣，自從年初 7-11 開始販售肉圓之後，OK 超商也在年中推出胡椒餅加入戰爭，也讓人越來越期待之後超商還會帶來什麼樣的創舉。

點心好選擇

車輪餅

CHĒ LÚN BǏNG

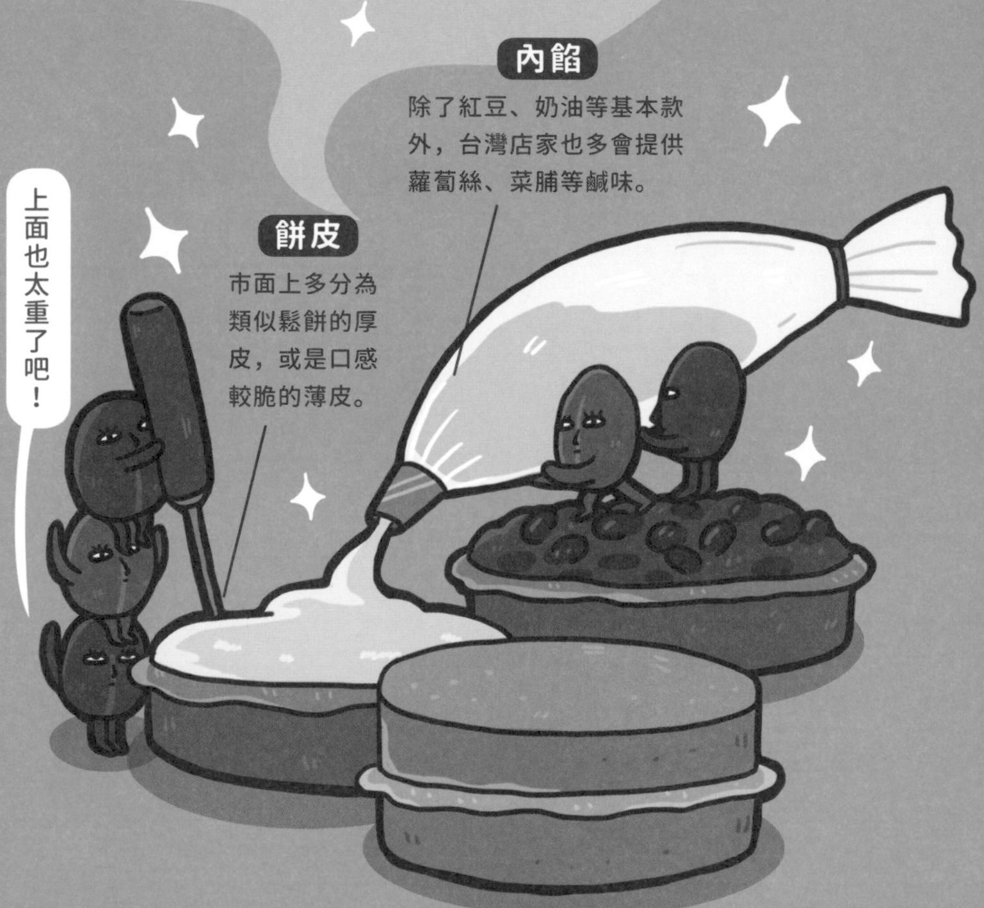

內餡

除了紅豆、奶油等基本款外，台灣店家也多會提供蘿蔔絲、菜脯等鹹味。

餅皮

市面上多分為類似鬆餅的厚皮，或是口感較脆的薄皮。

上面也太重了吧！

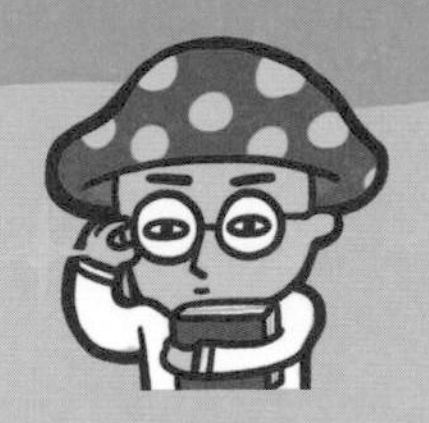

車輪餅是源於日本的點心，日文稱今川燒（今川焼き），因為像車輪而得名。

早期多使用紅豆為內餡，故又有紅豆餅之稱。

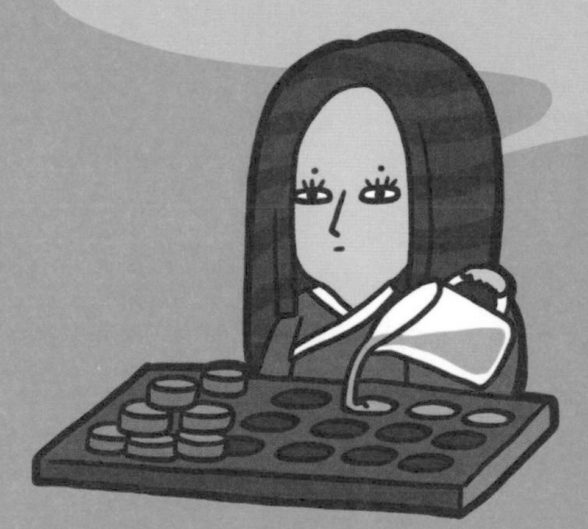

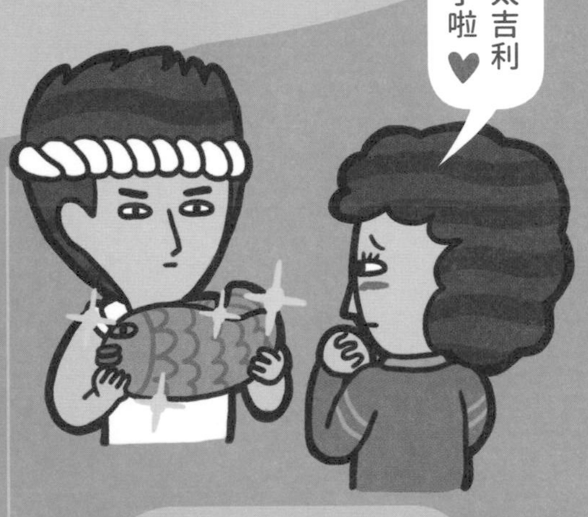

! 日據時期傳入台灣

傳統銅鑼燒製作時，要煎餅再包餡組合，製作上較費時。為了販售方便，就改良出了一個模具可製作到底的車輪餅。而這個平民小吃也經過日據時期從日本傳進台灣。

! 造型變化的鯛魚燒

據說，發明者神戶青次郎因為煩惱自己店內的今川燒銷量不佳，而研發出鯛魚外型。對日本人而言，鯛魚是在慶祝時所享用的魚類，可帶來吉利，因此鯛魚燒瞬間贏得了國民的芳心，成為日本代表小吃之一。但其實鯛魚燒跟車輪餅在作法與內容物上是大同小異的。

伴手禮首選

鳳梨酥

FÈNG LÍ SŪ

酥皮
以低筋麵粉、奶油、糖為主要原料揉製而成。
內餡
傳統台式鳳梨酥以鳳梨餡和冬瓜醬混合而成，用意在中和鳳梨的酸味。
討厭！那張我也想要耶！
碰！

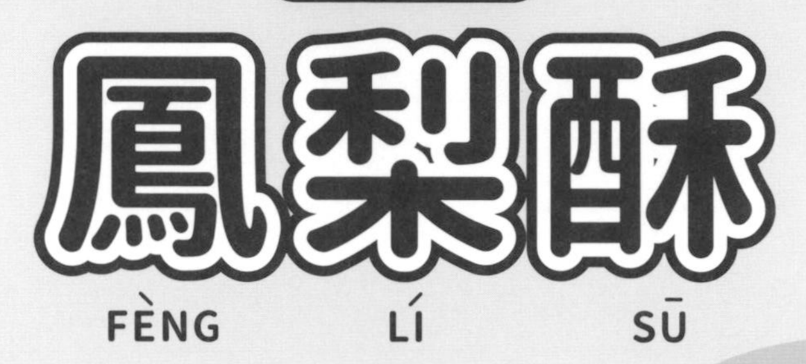

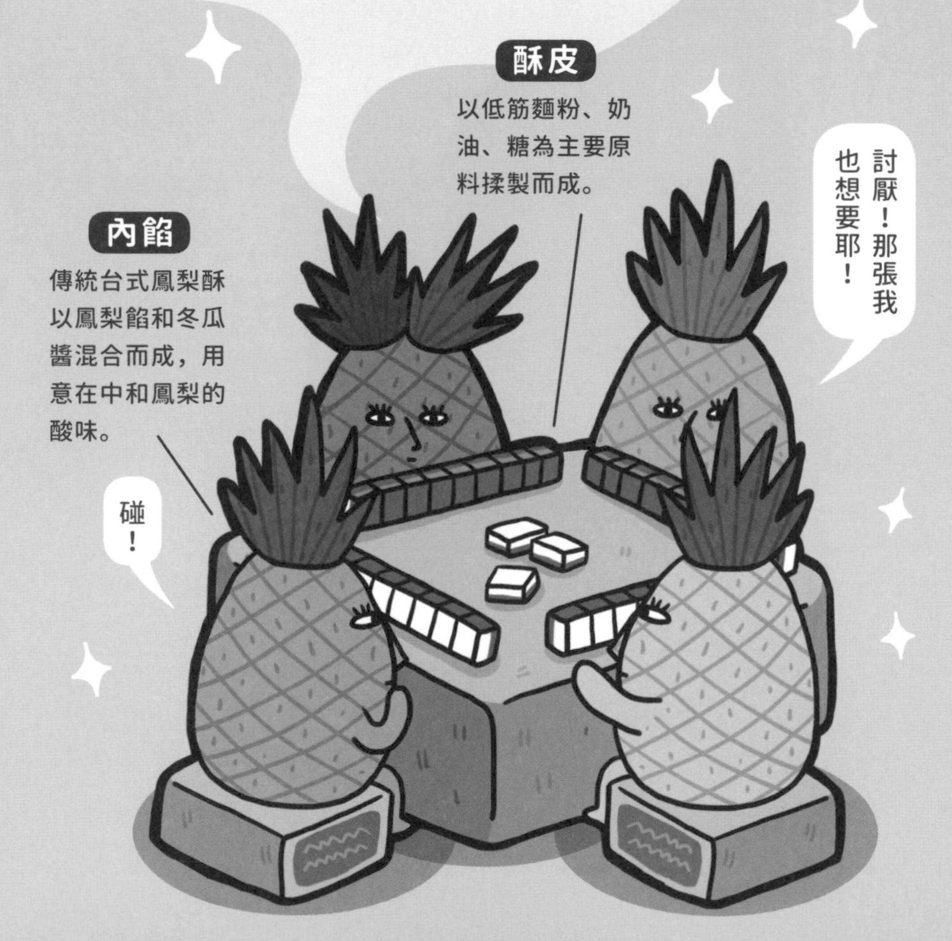

鳳梨酥因為有「旺來」的諧音，
是每年佳節送禮的好選擇，
同時也是外國遊客來到台灣
必買的伴手禮。

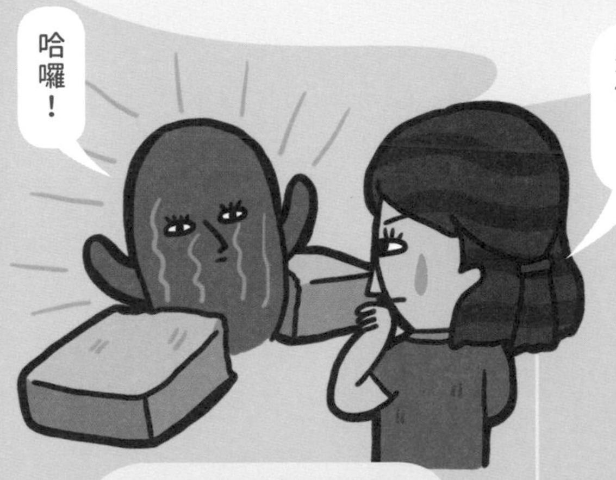

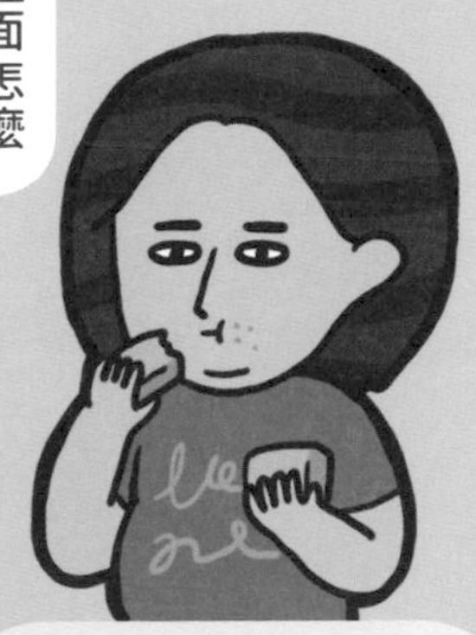

！傳統鳳梨酥加了冬瓜醬

早年鳳梨是高單價產品，且酸度高、纖維粗，所以業者會在餡料中加入冬瓜醬，各家比例不同（冬瓜醬約占 20 ～ 30%），用來中和土鳳梨酸味，後來也有業者推出餡料全部都是土鳳梨的鳳梨酥，掀起不小討論。也讓民眾驚覺以前吃的鳳梨酥中加入了冬瓜醬。

！小小一塊熱量驚人

鳳梨酥之所以會酥，外皮添加的奶油是關鍵。平均一顆小小的鳳梨酥熱量就達 200 ～ 300 Kcal，吃三顆就等於一個便當的熱量，怕胖的民眾要當心。

南北大不同

牛舌餅

NIÚ SHÉ BǏNG

宜蘭牛舌餅
輕薄如紙、口感酥脆，可以包餡也可以不包。
牛舌餅裡面沒有牛喔～
鹿港牛舌餅
鬆軟厚實，包甜味內餡。

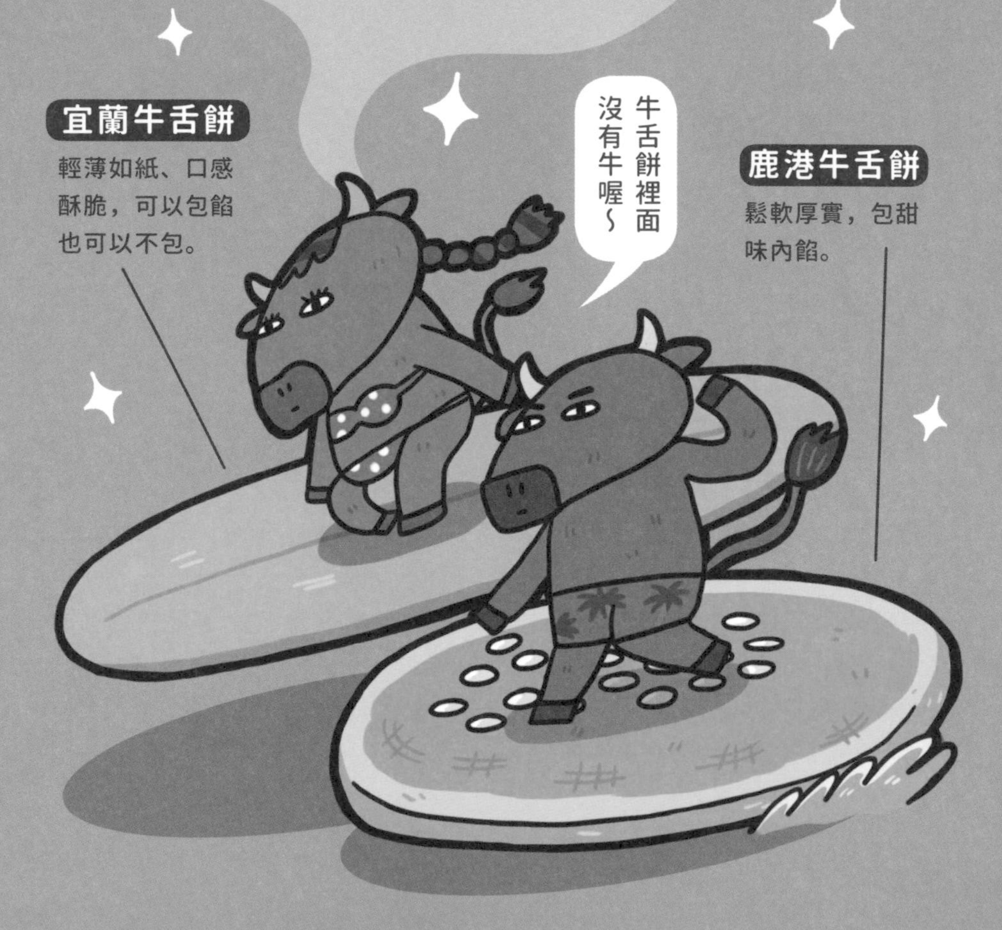

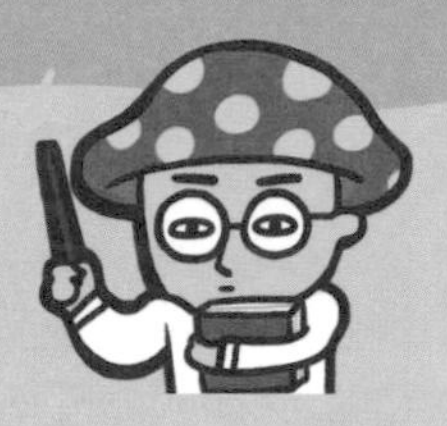

牛舌餅因為外形似牛的舌頭而得名，
是宜蘭、鹿港等地知名的伴手禮。
雖然兩種都叫牛舌餅，但差異甚大，
嚴格來說算是兩種不同的食物。

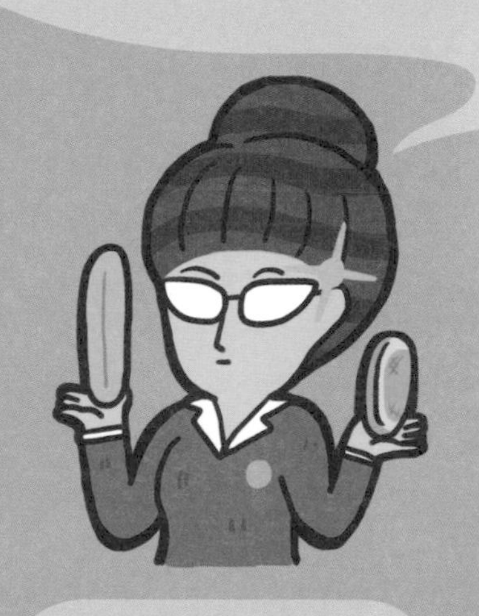

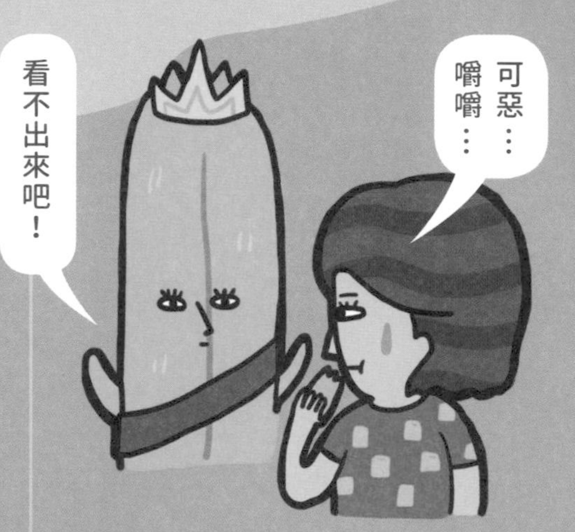

! 宜蘭鹿港作法大不同

宜蘭與鹿港的牛舌餅雖然同名，但其實算是兩種不同的食物。宜蘭牛舌餅（又稱宜蘭餅）是將材料混合後桿成長薄形狀，切一條線烤製而成；鹿港牛舌餅則是麵團包入內餡後，用乾煎的方式製成。不過，兩種都很好吃啦！

! 隱藏的熱量冠軍

2018 年一份常見特產（甜食）熱量表，宜蘭餅擠下綠豆椪、太陽餅，榮登熱量最高的寶座。一份 60g 的宜蘭餅，熱量就高達 325 Kcal，相當於 1.5 碗飯，實在讓人忍不住驚呼：「天呀！這麼薄還這麼胖！」

越呷越涮嘴

淡水魚酥

DÀN SHUǏ YÚ SŪ

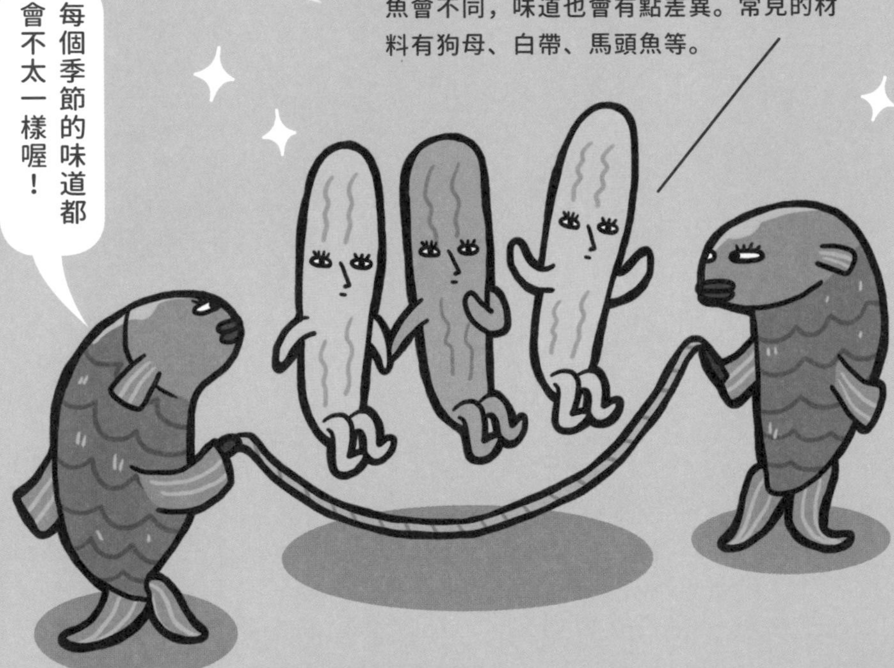

魚酥

魚酥的主要成分是魚漿，不同季節使用的魚會不同，味道也會有點差異。常見的材料有狗母、白帶、馬頭魚等。

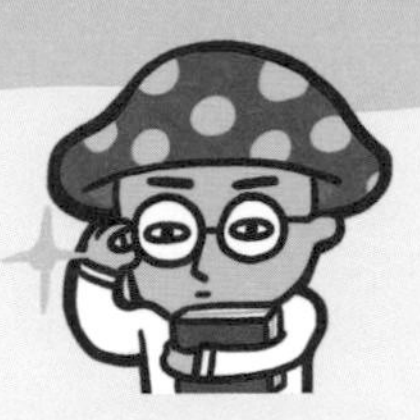

魚酥是一種類似餅乾的魚漿加工食品，
一般以油炸方式製成。

通常會在臨海的區域販售，
其中又以淡水區的最有名。

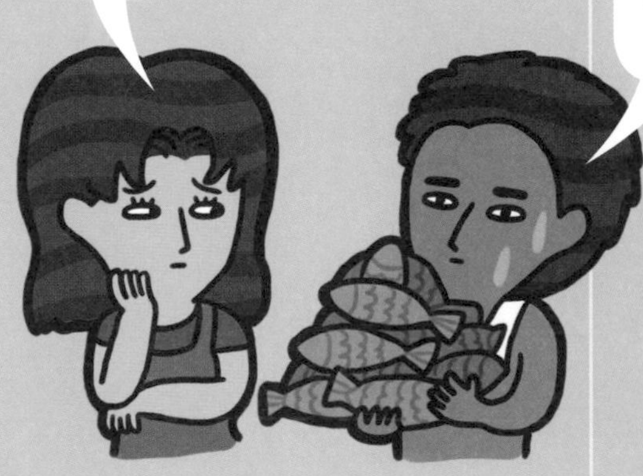

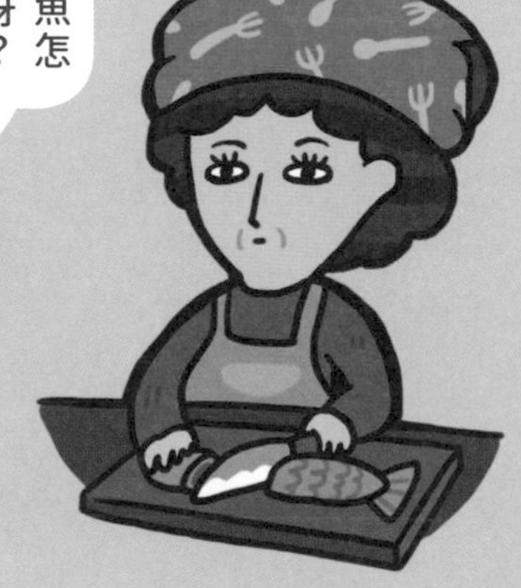

保存漁獲的方法

魚酥起源於民國 50 年代，淡水地區的魚丸業者因漁獲量大，店內冰庫不足，為了不浪費漁貨而研發出魚酥產品。沒想到後來廣受大家喜歡。

魚酥的作法

將魚去頭去尾，把魚肉連同魚骨頭都打碎，加上地瓜粉和醬料，再進行油炸。一開始是拿來配飯食用，後來就變成可單獨食用的零嘴。

一直掉屑屑

太陽餅

TÀI YÁNG BǏNG

餅皮

通常較蓬鬆，在吃或切塊的時候容易掉得滿地。

內餡

麥芽糖混合麵粉、奶油等製成的甜餡料。

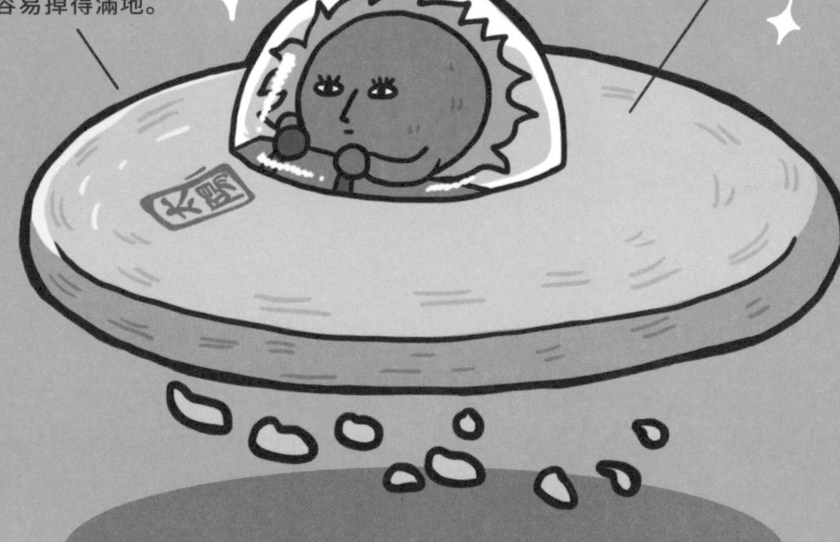

太陽餅是一種甜餡薄餅，
一般內餡是麥芽糖，故又稱麥芽餅。

早期是做成大塊狀，切成多塊分食，
現則以小塊、方便單人食用的大小為主。

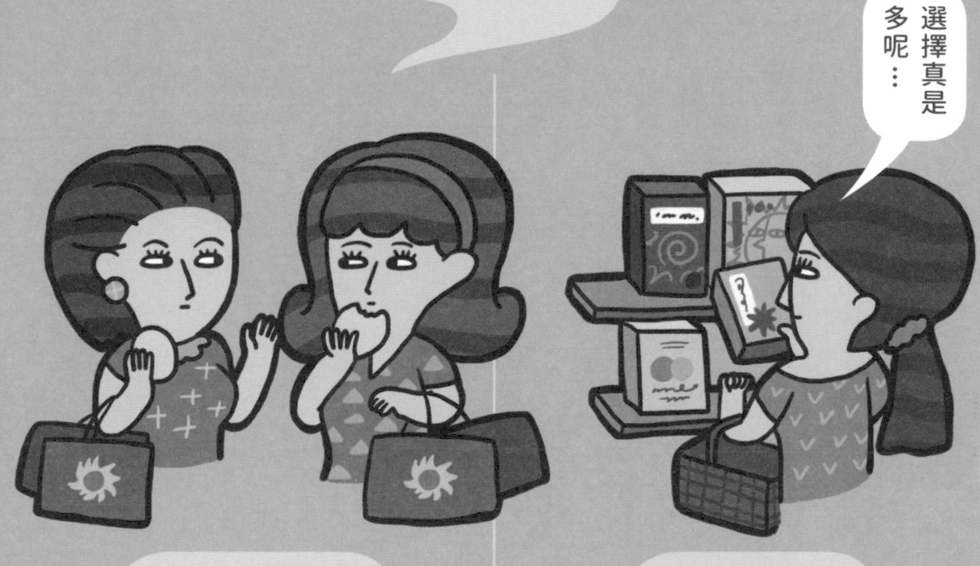

! 太陽餅的由來

有一說是林家創立的「太陽堂餅店」，因販賣此麥芽餅打出名氣，就取名做「太陽餅」；另一說則是單純造型像太陽，而稱其太陽餅。

! 未註冊商標

太陽餅越來越紅之後，因為沒有註冊商標，導致大家都可以使用此名稱。隨著通路越來越發達，太陽餅也非常普及，在超市、量販店都可以買到。

新鮮香脆

蝦餅

XIĀ BǏNG

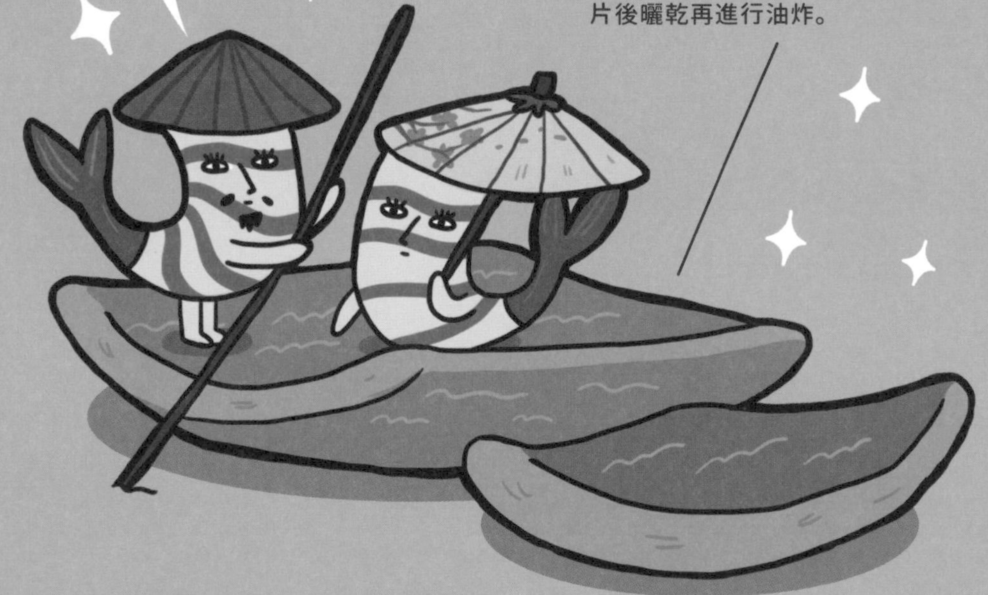

蝦餅

傳統蝦餅作法繁複，先將蝦去除眼睛及內臟，打碎並加入粉料後，揉成麵團蒸熟，切成薄片後曬乾再進行油炸。

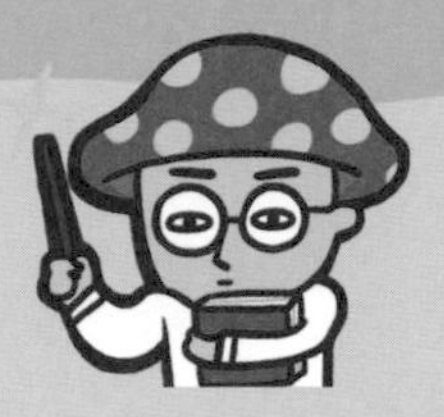

蝦餅源於印尼與中國東南沿海，
是一種油炸點心。

台灣則以台南安平的蝦餅最有名氣，
是許多人喜歡購買的伴手禮。

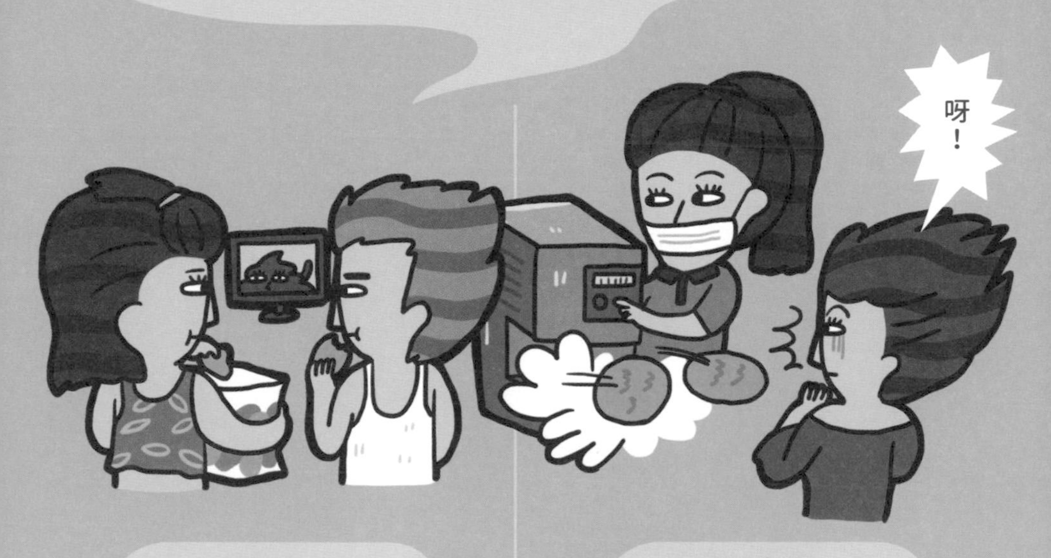

! 保留夏季的滋味

冰箱不發達的年代，當時為了保存夏季量產的鮮蝦而產生出的周邊產品。現在則不分季節，是大家平日喜愛的零嘴。

! 非油炸吸引客人

現代人飲食越來越注重健康，油炸的蝦餅雖然好吃，但對健康負擔較大。業者嗅到商機，近幾年也紛紛推出「爆」蝦餅，以高溫高壓氣爆取代油炸，也成功引起話題。

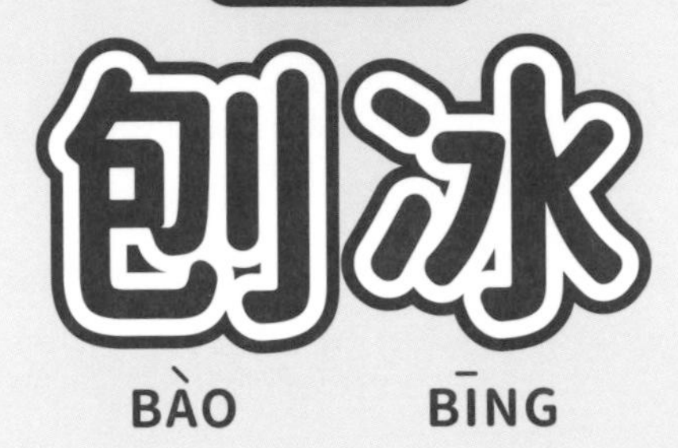
夏日必吃
刨冰
BÀO BĪNG

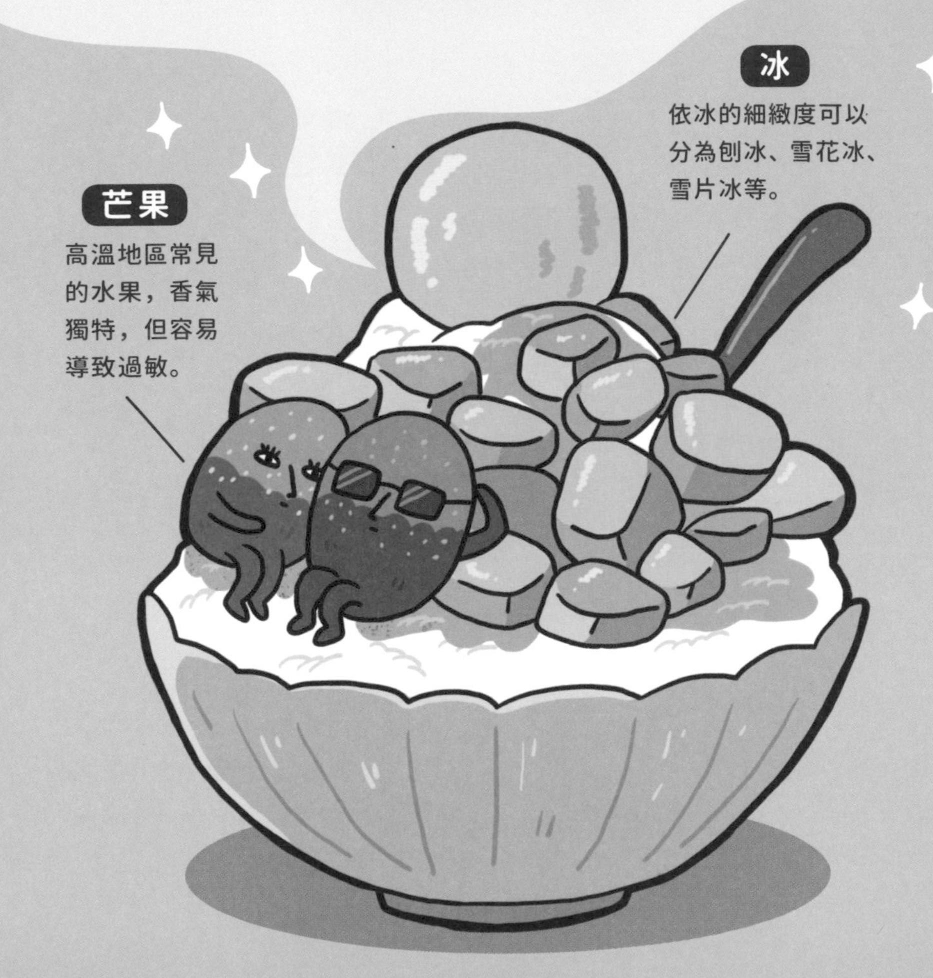
冰
依冰的細緻度可以分為刨冰、雪花冰、雪片冰等。
芒果
高溫地區常見的水果，香氣獨特，但容易導致過敏。

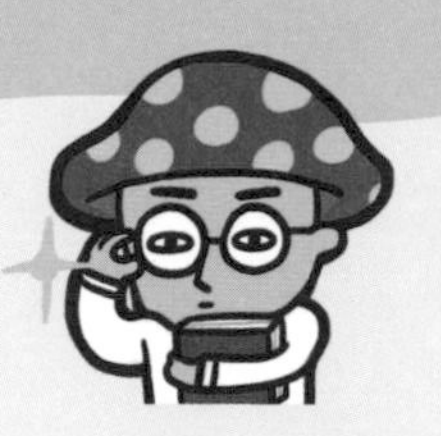

又稱剉冰，是將冰塊用特殊機器
或手工刨刀、鑿刀刨細，
**再添加不同配料完成的
一樣冰品。**

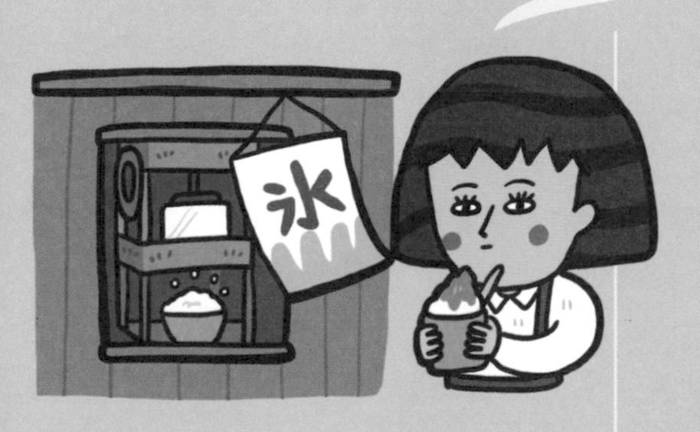

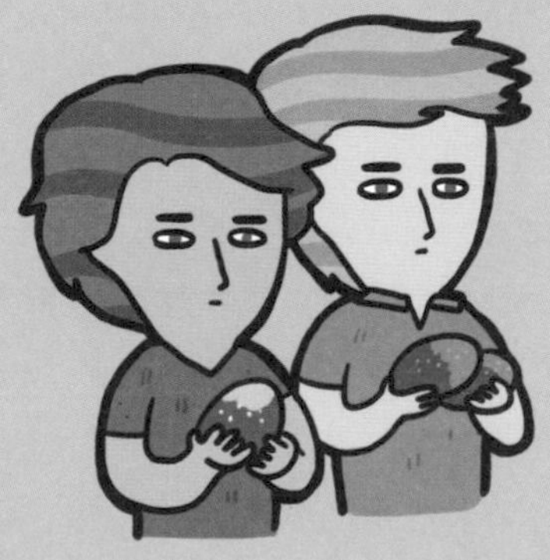

日治時期傳入

雪花般的冰不停從機器上落下，這是很多人看動畫「櫻桃小丸子」片頭曲時共同的回憶。台灣刨冰由日本傳入後，經過口味上的改良，衍生出八寶、四果冰等多種在地口味。

芒果冰觀光客最愛

說到觀光客最愛的冰品，那就非芒果冰莫屬了。台灣夏天盛產芒果，香甜好吃。其實玉井最有名的愛文芒果，是在二戰後從美國佛羅里達州引進的；而土芒果雖然有個土字，卻不是台灣本土就有，而是荷蘭人從爪哇帶來的。

常見的冰

CHÁNG JIÀN DE BĪNG

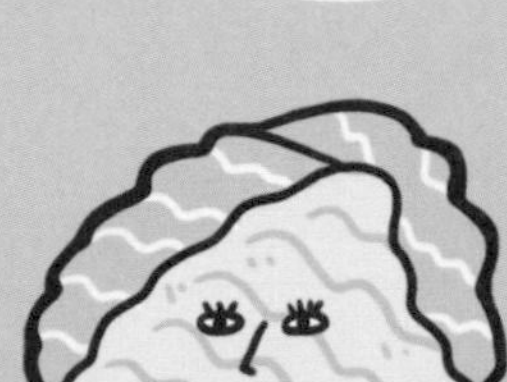

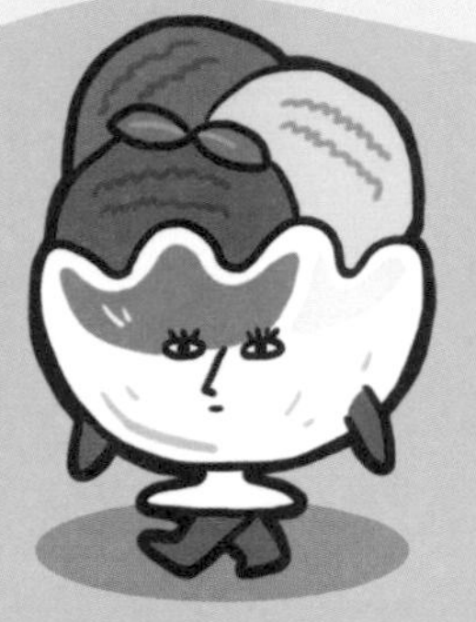

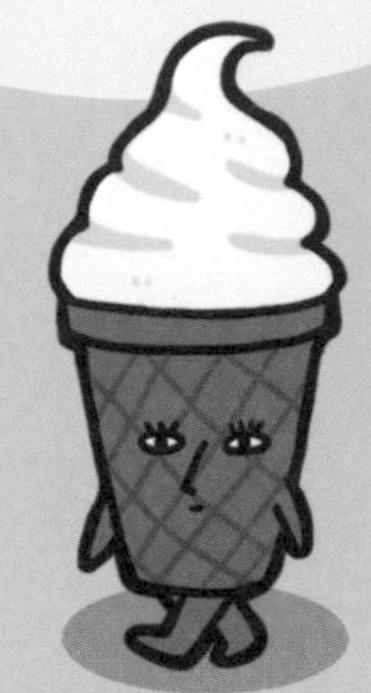

剉冰

又稱刨冰，最常見，可變化出四果、八寶等多種口味。

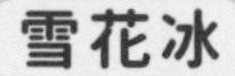

雪花冰

直接以牛奶等材料做成冰磚用機器削成。有些店稱綿綿冰。

冰淇淋

通常以乳製品為底，依製作過程又可分為美式、義式等。

霜淇淋

口感柔軟，廣受大眾喜愛。通常會搭配蛋捲餅乾一同食用。

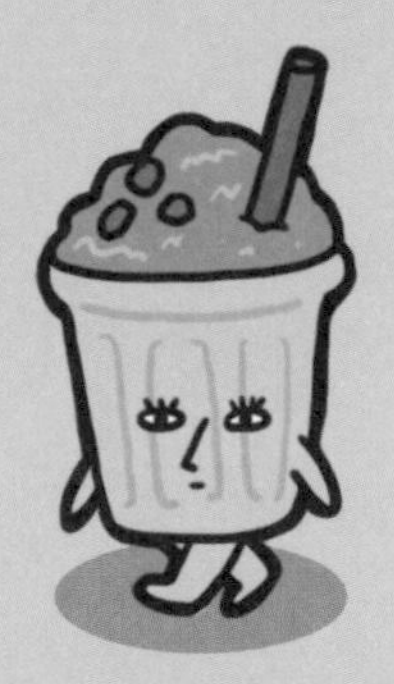

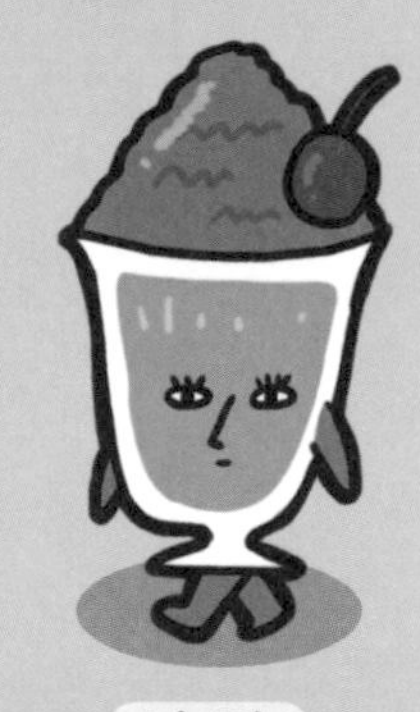

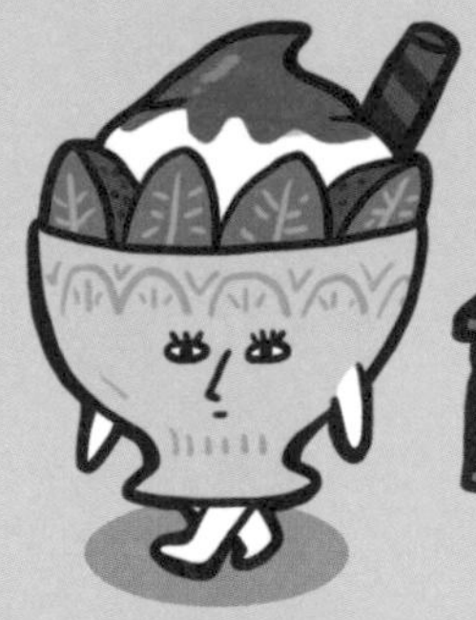

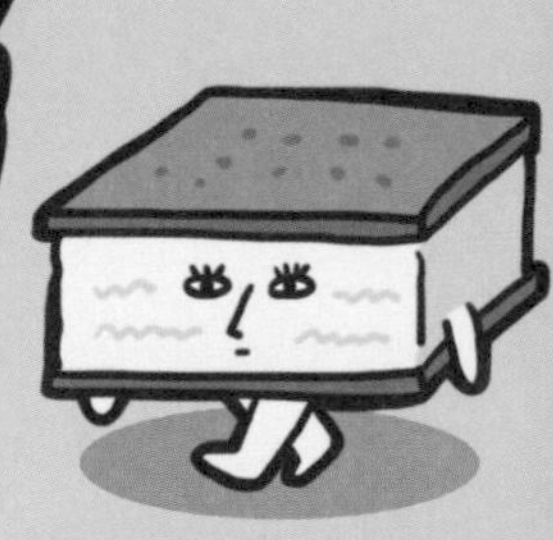

泡泡冰

將冰與配料攪拌在一起，因動作像泡牛奶，故稱泡泡冰。

冰砂

將冰塊與水果、糖漿等原料，以果汁機打成，可輕鬆在家 DIY。

聖代

以香草霜淇淋為基底，淋上各種配料做變化。香蕉船也是其一。

夾心冰淇淋

將冰淇淋夾在餅乾、鬆餅等組合成的冰品。

在全球氣候變遷影響下，台灣一年彷彿有 10 個月都是夏天。
早期冰品業者在冬季會改賣燒仙草，現在則表示：「整年賣冰都沒問題了」。

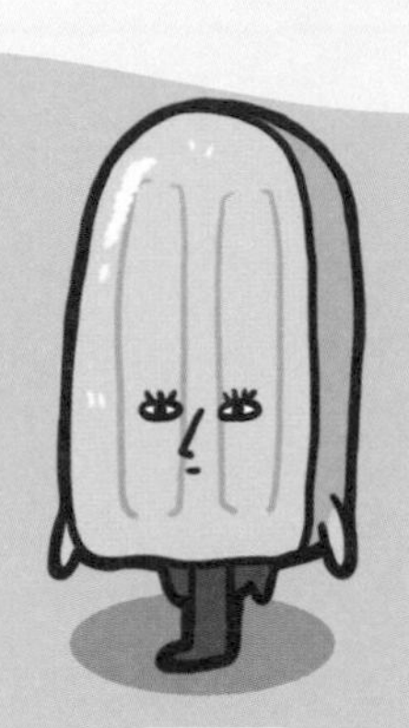

冰棒

台灣又稱「枝仔冰」，於日治時期非常流行的夏日甜品。

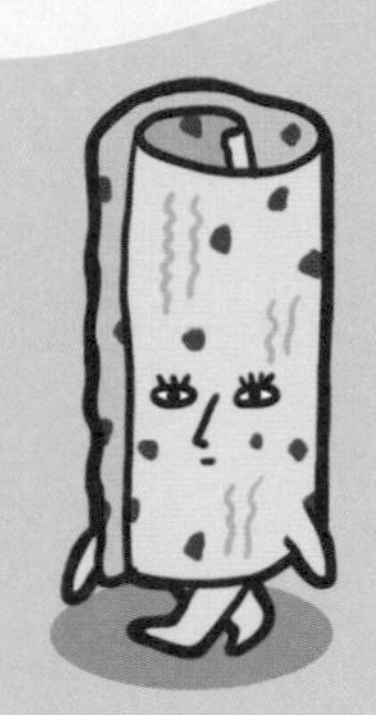

炒冰

泰國知名料理，將液體原料倒於鐵板上翻炒，凝固而成的冰品。

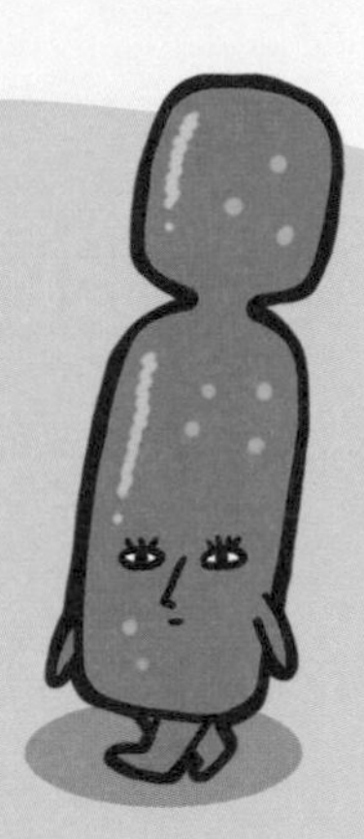

棒棒冰

台灣古早味冰品代表，因吃法特別常讓外國人一頭霧水。

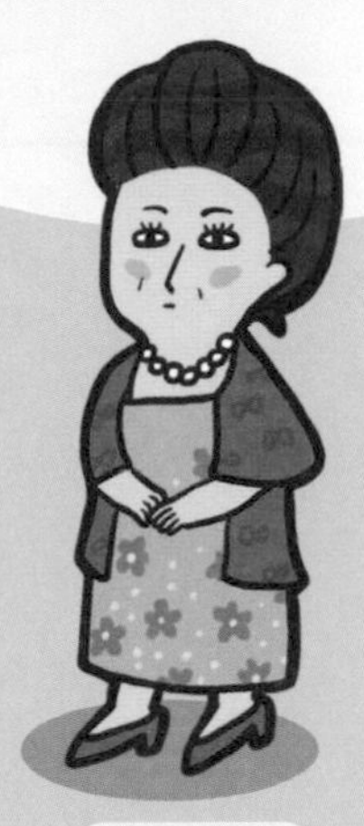

白冰冰

台灣女藝人，跨足戲劇與主持，常與李冰冰、范冰冰搞混。

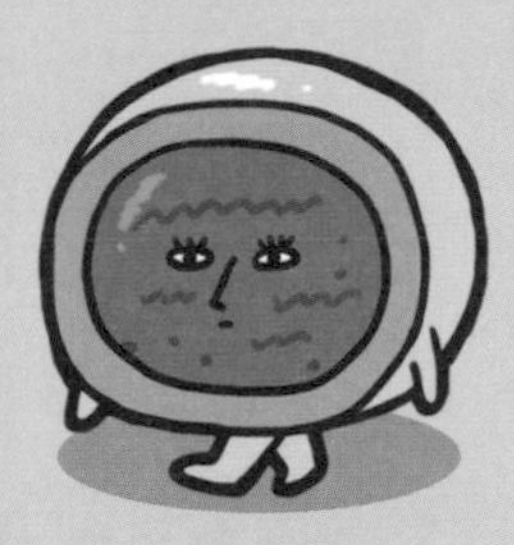

麻糬冰淇淋

將冰淇淋包在麻糬中，常出現於婚宴甜點。

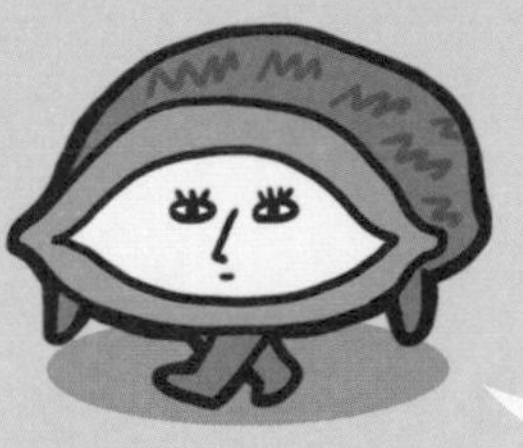

炸冰淇淋

將冰淇淋包在麵包、饅頭中，油炸至金黃。

屏東潮州特產
冷熱冰

台灣還有一種冰，同時具備冷、熱兩種衝擊滋味，讓許多老饕一吃上癮。在熱呼呼的配料上覆蓋厚厚一層碎冰後，再淋上紅糖水，入口時冷熱相互碰撞，味道相當特別，是該地馳名的特產冰品喔！

台灣之光

珍珠奶茶

ZHĒN ZHŪ NǍI CHÁ

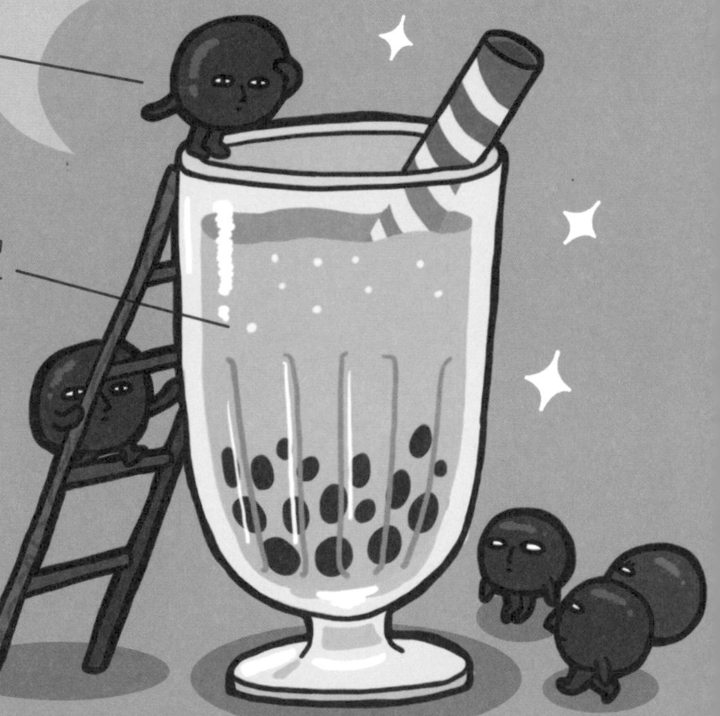

珍珠

將太白粉、樹薯粉等澱粉製成球狀後煮熟。。

奶茶

茶葉與鮮奶（或奶精、奶粉等）混合而成的飲品。

又稱粉圓奶茶，是一項於 1980 年代發明的茶類飲料。

由於口感特殊，受到廣大的歡迎與迴響，也成為台灣最具代表性的飲料之一。

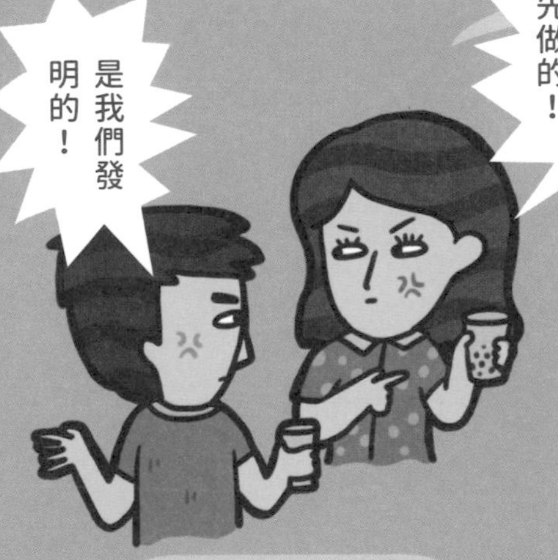

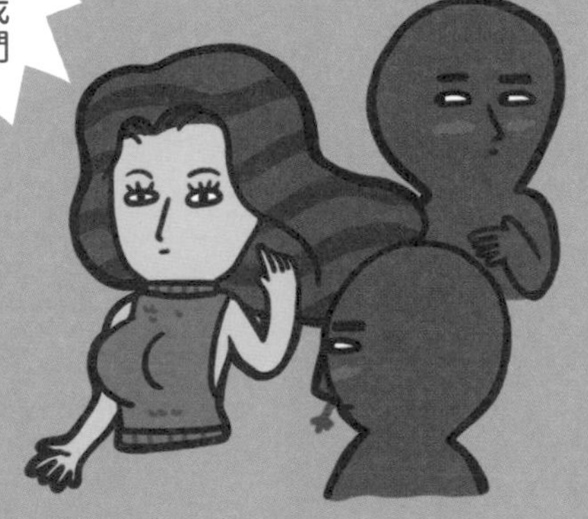

爭吵發明告上法院

為了爭論是誰發明珍珠奶茶，翰林茶館和春水堂曾互相告到法院。但也因為這兩家店皆未申請到專利權或商標權，使得珍珠奶茶大肆流行，而成為台灣最具代表性的國民飲料。

又稱為波霸奶茶？

1990 年代，香港流行用波霸形容上圍豐滿的女性，而台灣也紛紛跟上流行，將渾圓的珍珠取名波霸。現在飲料店也日漸產生波霸指大粉圓、珍珠指小粉圓的說法。

冷熱都好吃

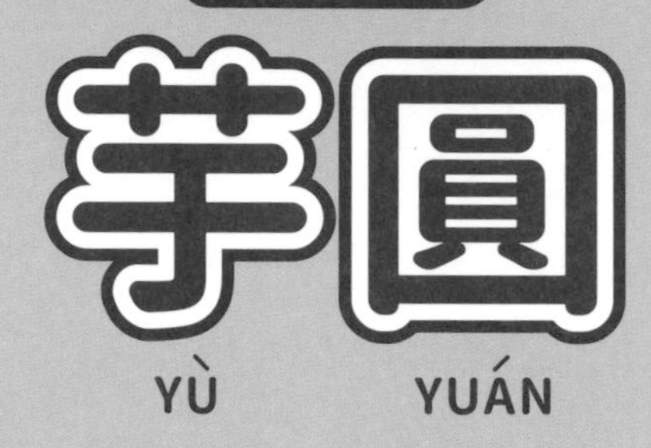

YÙ YUÁN

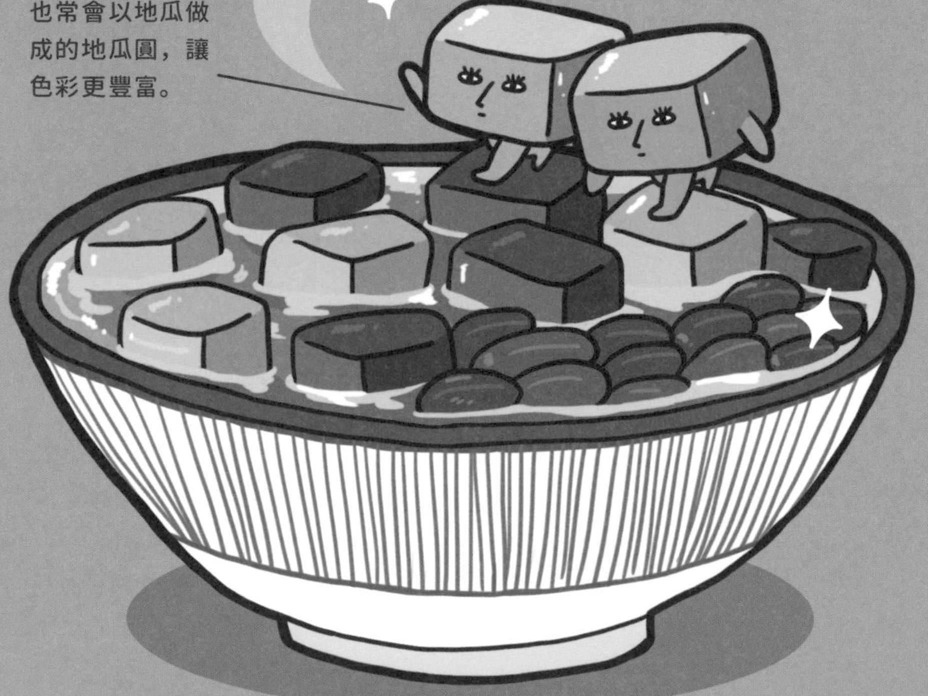

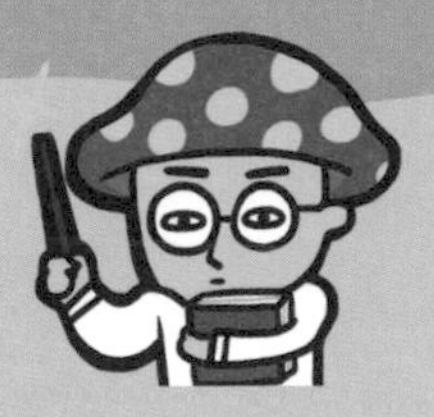

芋圓是一道著名的台灣傳統甜點，
主要以芋頭做成，

口感 Q 彈，
是瑞芳與九份的著名小吃。

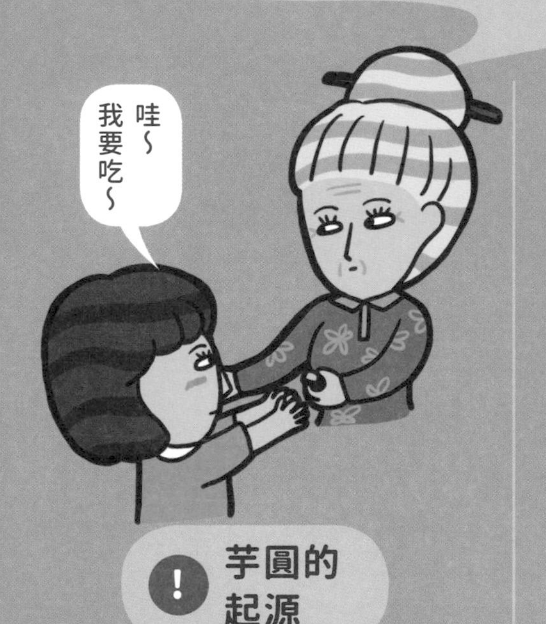

芋圓的起源

創始者蔡林保雲於 1938 年嫁到瑞芳，幫忙婆家經營雜貨店。一開始賣剉冰，為了討小孩子喜歡，便開始研發芋圓，不斷嘗試與改良，終於做出大人小孩都喜歡的口味。

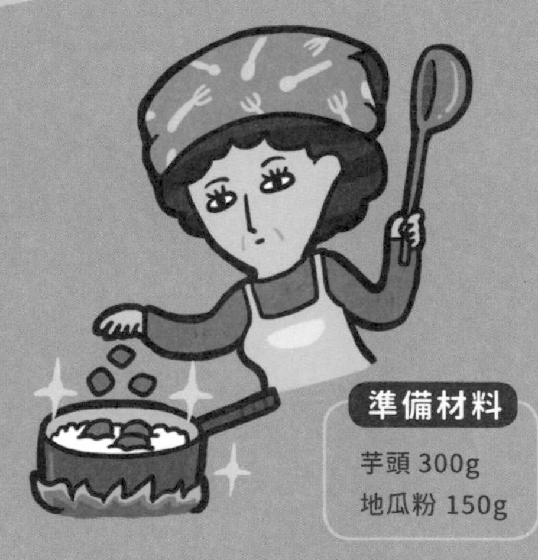

芋圓的作法

將芋頭蒸熟後搗成泥狀，再與地瓜粉搓揉成團，最後再丟入水中煮滾即完成囉！是不是非常簡單呢？可以自己在家做做看喔！

冰涼透心

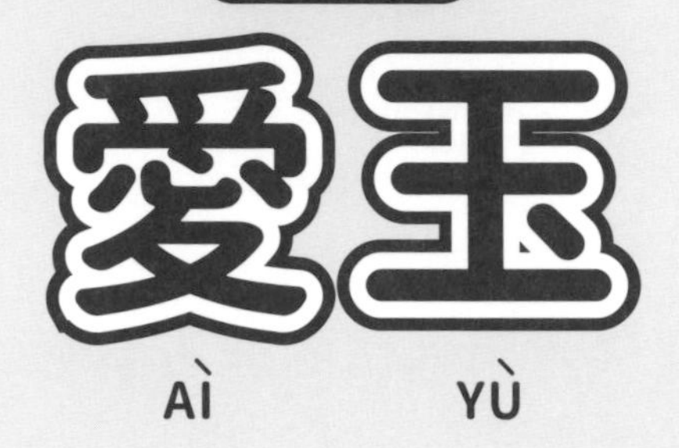

AÌ YÙ

愛玉

把乾燥的愛玉子裝進布袋，放在冷水中搓洗，將果漿搓出後，水就會凝結成美麗的黃色果凍。

檸檬

由於愛玉本身味道不明顯，多會搭配檸檬與糖水食用。

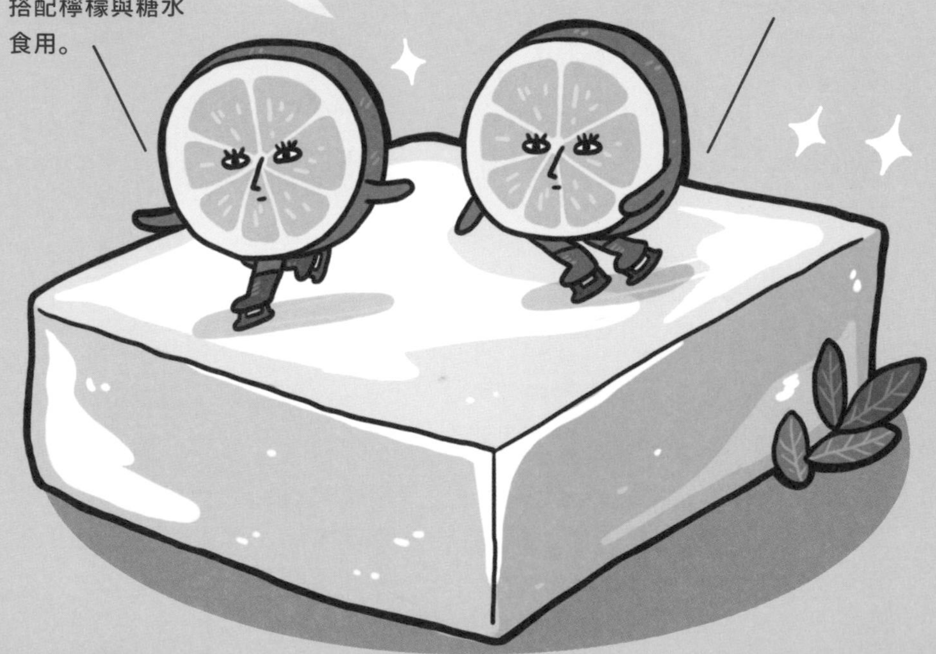

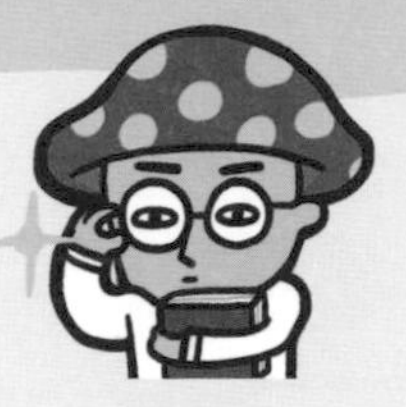

愛玉是台灣獨有的愛玉樹
經過加工後製成的甜點，

口感滑順、冰涼透心，
是夏日常見的消暑品。

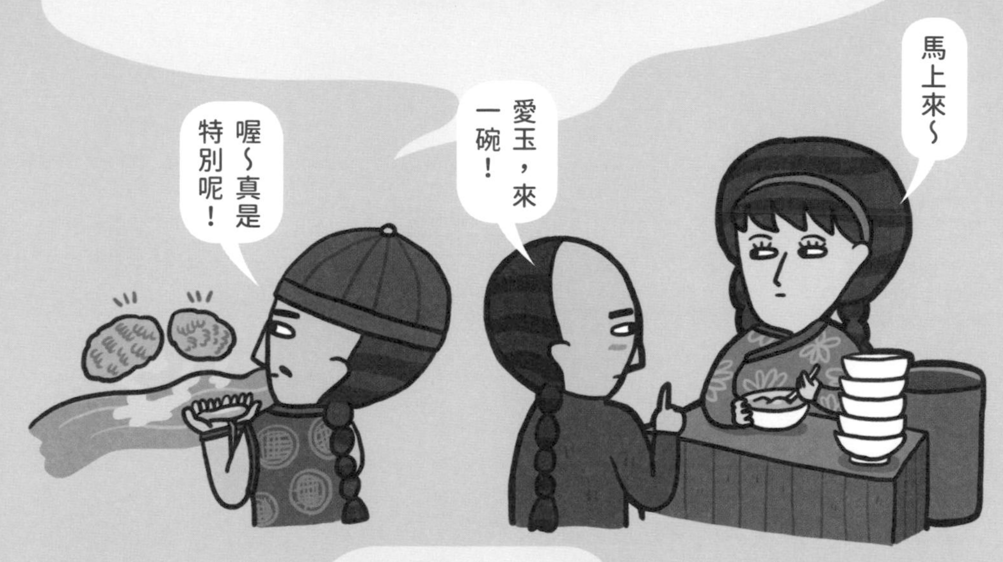

命名來自女兒

根據《台灣通史》記載， 1821 年有位福建商人來嘉義採辦土產，因為天熱口渴就到溪邊飲水，碰巧看見水上面有結凍的東西，就好奇的嚐了一下，覺得清涼可口。他仔細觀察，發現是上頭的樹果流出的漿汁讓水結成凍，便帶回家研究。

之後，他便讓 15 歲女兒「愛玉」賣起這個果凍，但卻遲遲未命名。因為客人習慣說：「愛玉，來一碗。」久而久之，大家就以愛玉的名字來稱呼它。因為口感獨特深受大家喜愛，也傳遍各地。

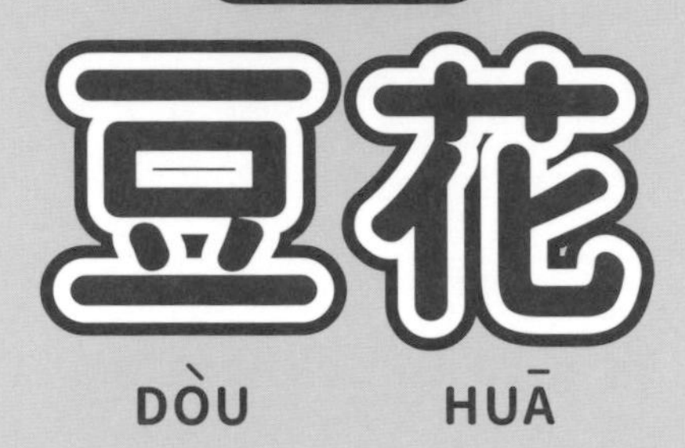
入口即化
豆花
DÒU HUĀ

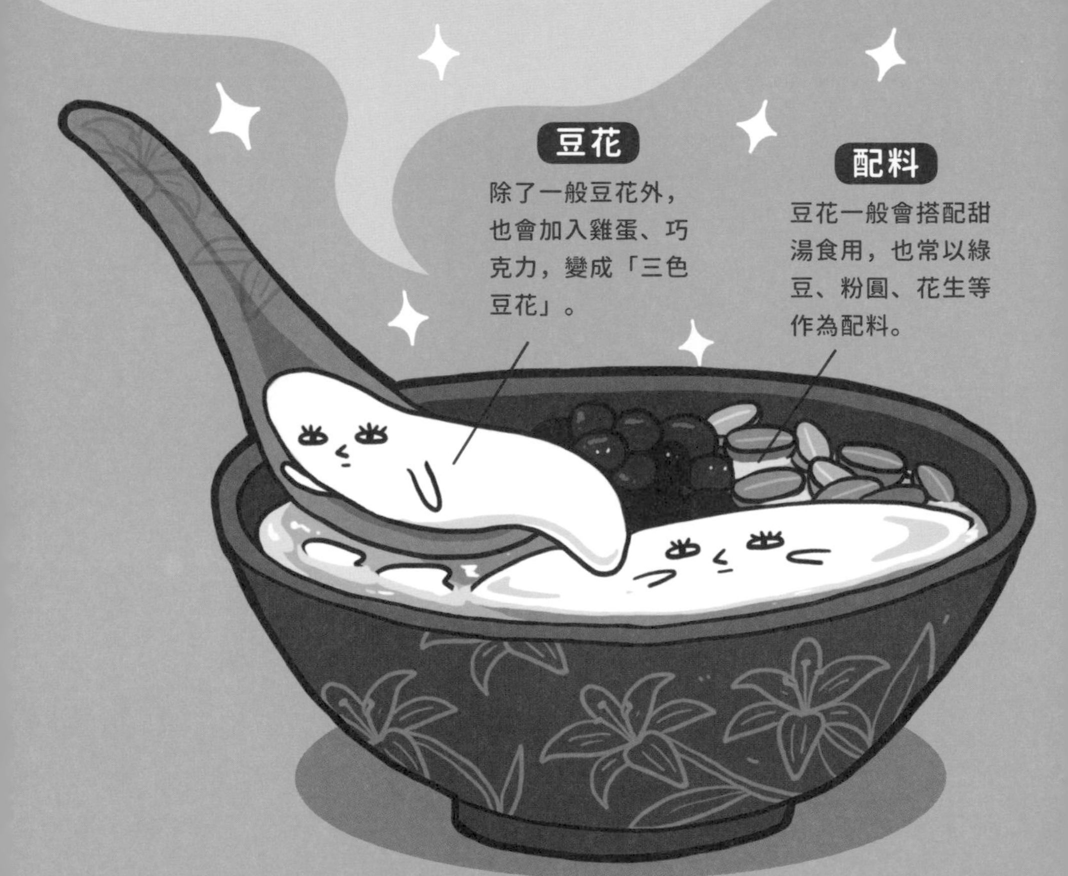
豆花
除了一般豆花外，也會加入雞蛋、巧克力，變成「三色豆花」。
配料
豆花一般會搭配甜湯食用，也常以綠豆、粉圓、花生等作為配料。

豆花又稱豆腐腦、豆腐花，
是由黃豆漿凝後形成的布丁狀食品，
口感比豆腐嫩軟，
是到處可見的甜點。

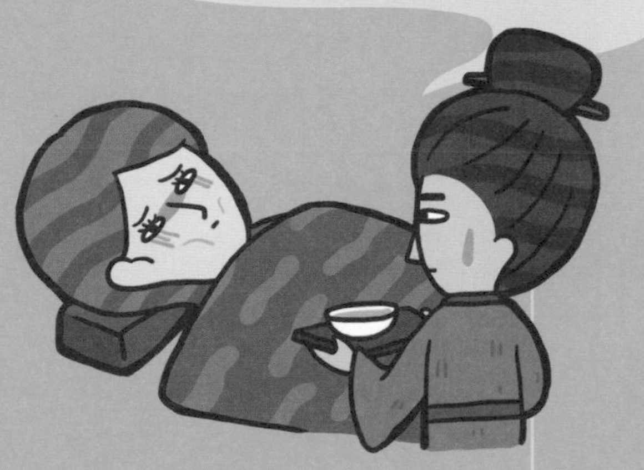

! 豆花的由來

豆花由來眾說紛紜，但多與漢淮南王劉安有關。有一說為：劉安為臥居病榻的母親備餐，將黃豆漿與漢醫所與的食用石膏混合而製成。基本上豆花與豆腐是同時發現的，後來隨著料理的不同才逐漸變為兩種。

! 各地吃法大不同

豆花在台灣多以甜品的姿態出現，在中國北方則有當鹹食吃的滷豆腐腦；四川、重慶地區則會加辣，拌入米飯食用，稱為「豆花飯」。

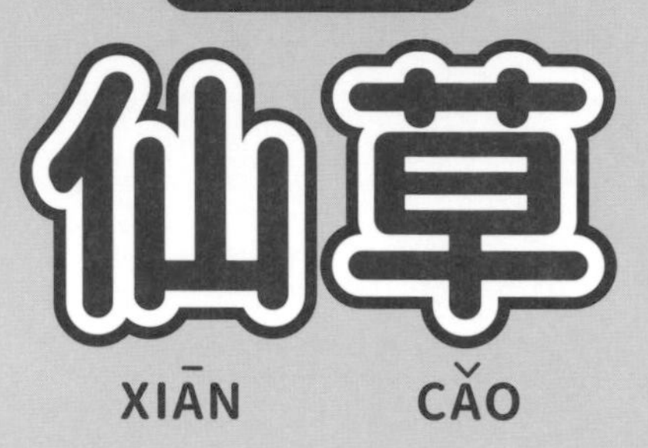
上天的恩賜
仙草
XIĀN
CǍO

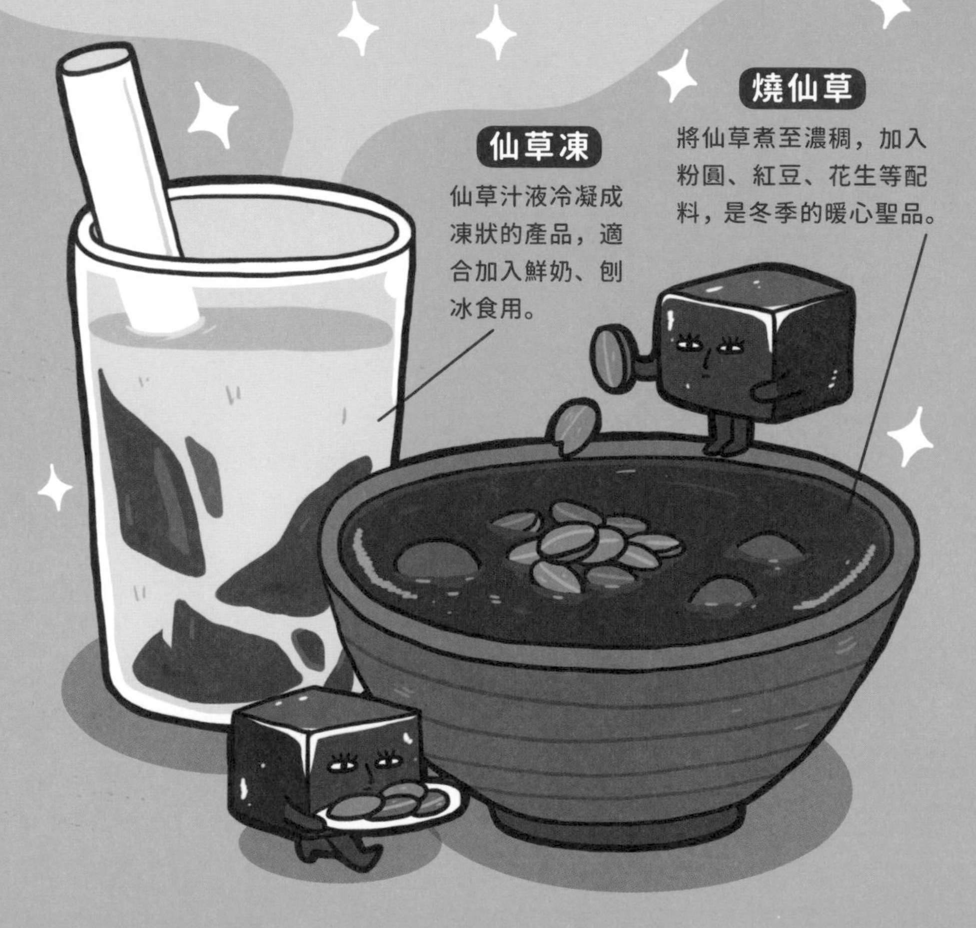
燒仙草
將仙草煮至濃稠，加入粉圓、紅豆、花生等配料，是冬季的暖心聖品。
仙草凍
仙草汁液冷凝成凍狀的產品，適合加入鮮奶、刨冰食用。

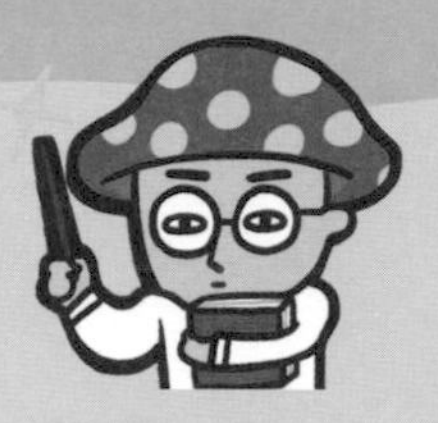

仙草是一種藥食兩用植物，
香味特殊，
常用來製成仙草凍、
燒仙草等甜品。

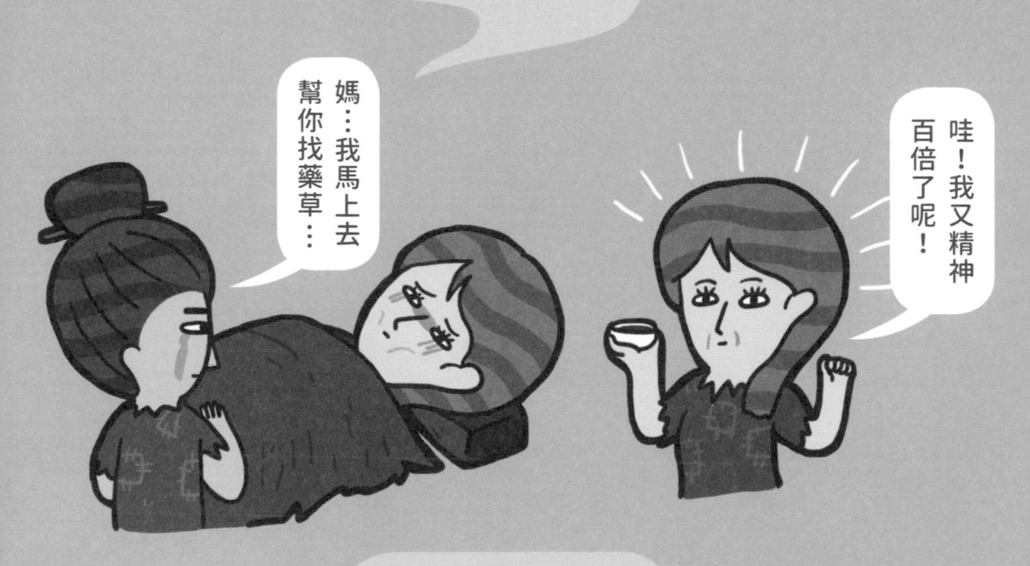

! 救人一命的神奇藥草

據說仙草來源於福建的一個窮人家，因為母親中暑，兒子上山尋找藥草，結果自己也中暑昏倒。醒來後他發現自己躺在溪水邊，而溪水的一隅有一塊黑色的果凍漂在水上。他一吃，頓時覺得暑氣全消：「這一定是上天的恩賜吧！」。後來他將此草製成的果凍給母親服用，果然治好了中暑，而這神奇的「仙草」名字就這樣流傳了下來。

精神百倍

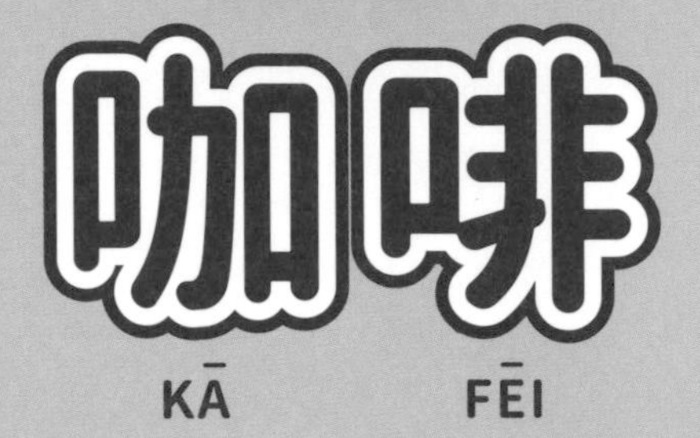

牛奶

因為黑咖啡多半帶酸與苦味，加入牛奶能讓口感更溫潤，是不少人喜歡的選擇。

咖啡

除了用咖啡機外，也有手沖、虹吸、等不同的煮法。

牛奶小隊！準備！

來了！

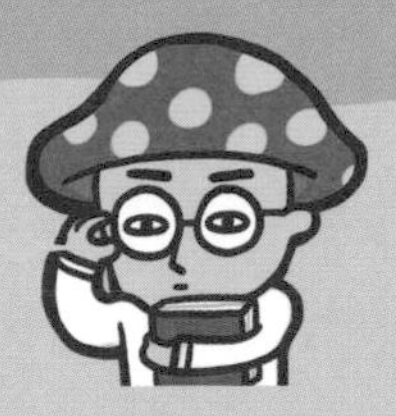

咖啡（Coffee）是採用經過烘焙過程的
咖啡豆所製作沖泡出來的飲料，

原產於非洲亞熱帶地區，
是現代許多人喜歡的飲品。

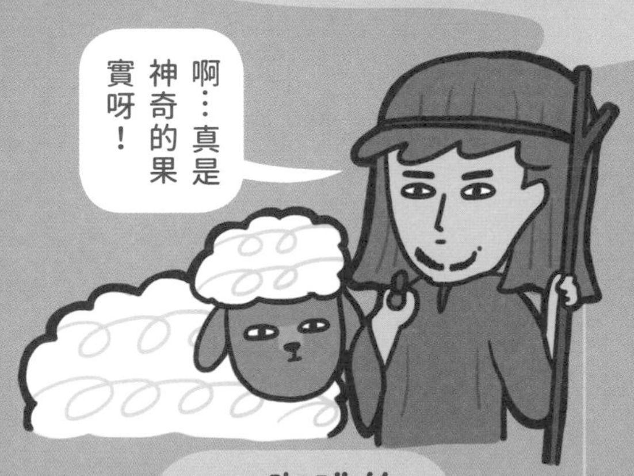

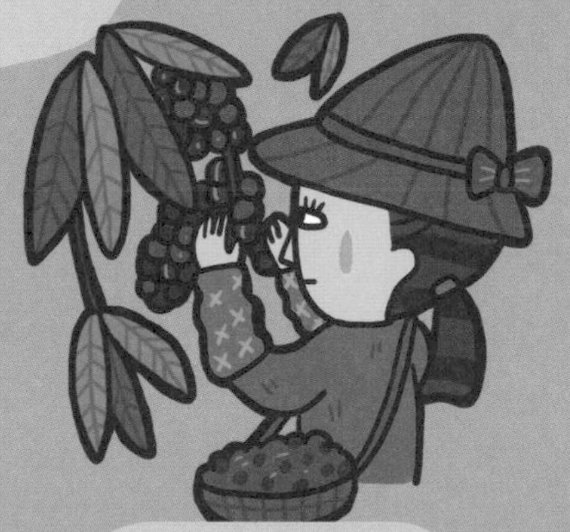

咖啡的傳說

最古老的說法是，大約在西元850年，衣索比亞有一位年輕的牧羊人，發現他的山羊吃了某種果實之後，變得特別有活力。後來僧侶就將這個果實烤過後煮成飲料，果然喝了之後，即使是半夜，人也非常清醒！從此，咖啡提神的功用就這樣傳了開來。

本土風味躍升國際

台灣咖啡自1884年由英國人引進咖啡種苗開始，經過了百年努力，雲林古坑、嘉義阿里山、台東等地的咖啡已達到國際水準，有些更是獲得美國咖啡品質協會（Coffee Quality Institute）精品咖啡的肯定。所以下次喝咖啡時，不如也可以挑選台灣自己的咖啡喔。

常見的咖啡

CHÁNG JIÀN DE KĀ FĒI

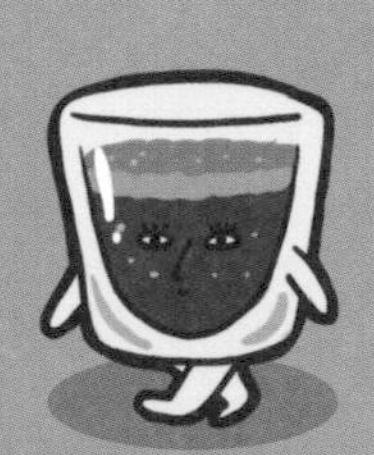

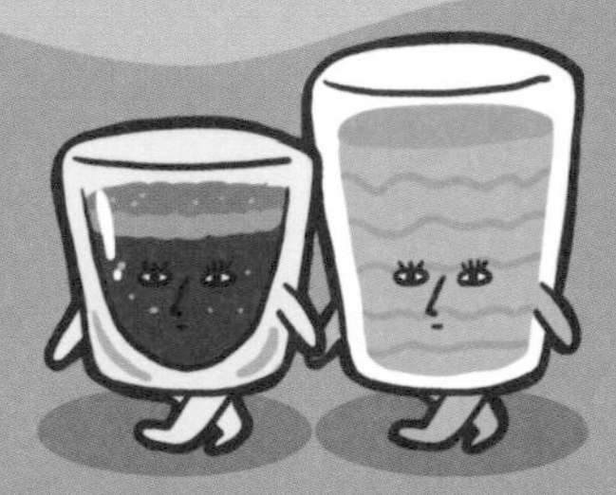

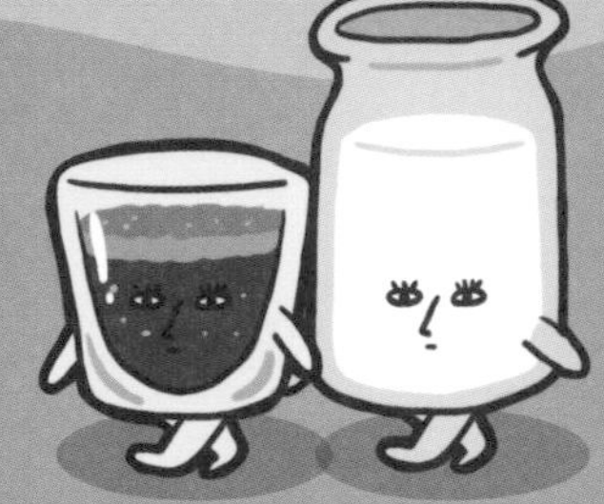

義式咖啡

Espresso

濃縮咖啡

以高壓水流通過咖啡粉末製作而成，口味濃厚。

美式咖啡

Americano

濃縮咖啡＋水

相較於濃縮咖啡口味較淡，常見於連鎖咖啡店。

咖啡拿鐵

Caffè Latte

咖啡＋牛奶

Latte 指的是牛奶，這個詞也廣泛用在飲品界。

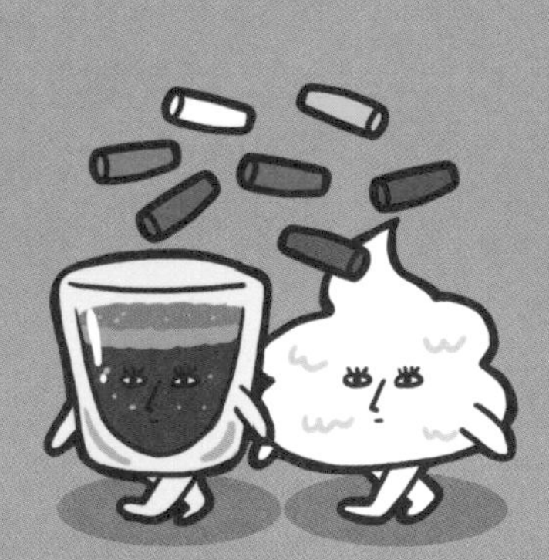

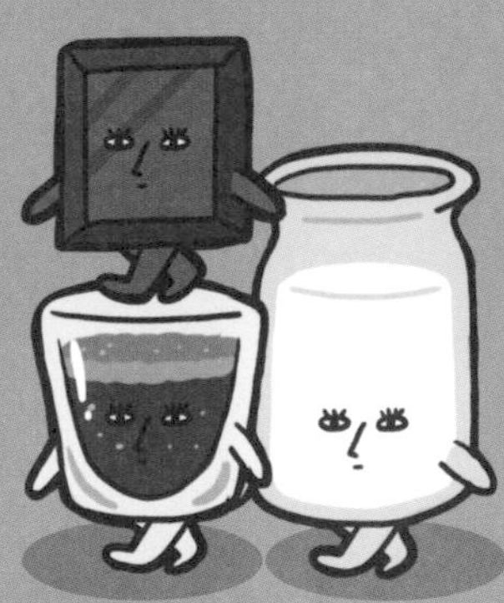

維也納咖啡

Viennese Coffee

咖啡＋鮮奶油＋巧克力米

不需攪拌直接飲用，享受不同層次的感受。

摩卡咖啡

Coffee Mocha

咖啡＋巧克力＋牛奶

起源於阿拉伯的小鎮摩卡，多會加入巧克力漿。

咖啡是人類社會流行最為廣泛的飲料之一，也是重要經濟作物，
其為全球期貨貿易額度第二高（最高為石油）。
不過種類越來越多，也常常造成點餐時的困擾。

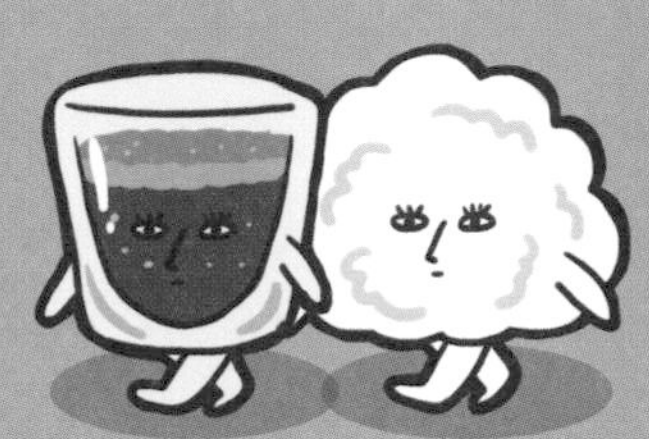

瑪奇朵

Macchiato

咖啡＋奶泡

義大利文為標記或染色之意，常與焦糖搭配。

康寶藍

Con Panna

咖啡＋鮮奶油

不用攪拌直接飲用，口感特殊，又稱雪山咖啡。

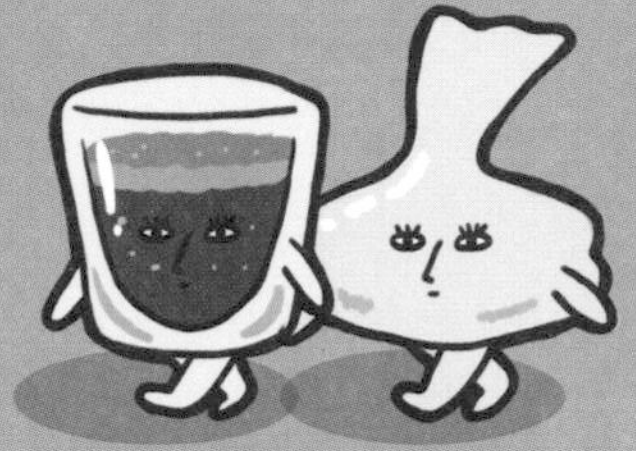

越南咖啡

Vietnamese Coffee

咖啡＋煉乳

多使用滴漏的方式製成咖啡，再加入煉乳完成。

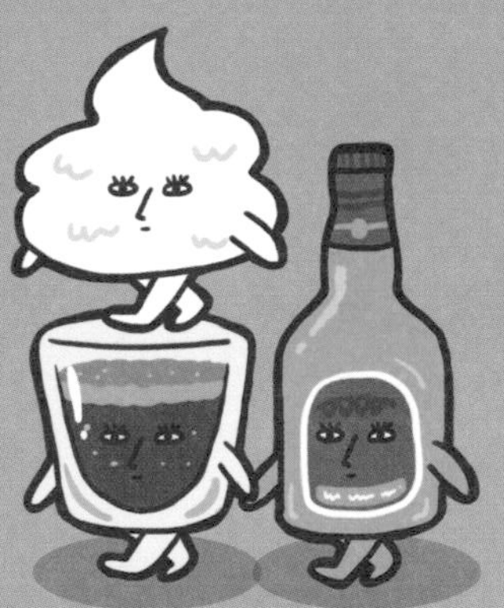

愛爾蘭咖啡

Irish Coffee

咖啡＋威士忌＋鮮奶油

於 1940 年代發明，可視為雞尾酒的一種。

咖啡市場很自由，所以實際內容還是以店家為準喔！

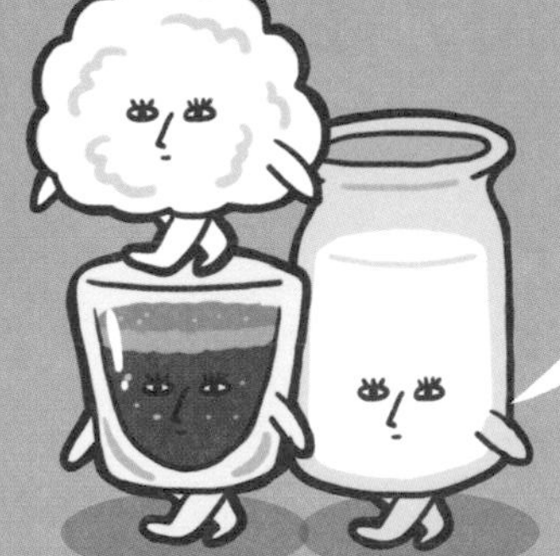

卡布奇諾

Cappuccino

咖啡＋牛奶＋奶泡

因色澤深褐，像修士的長袍一樣而得名。

再肥都要吃

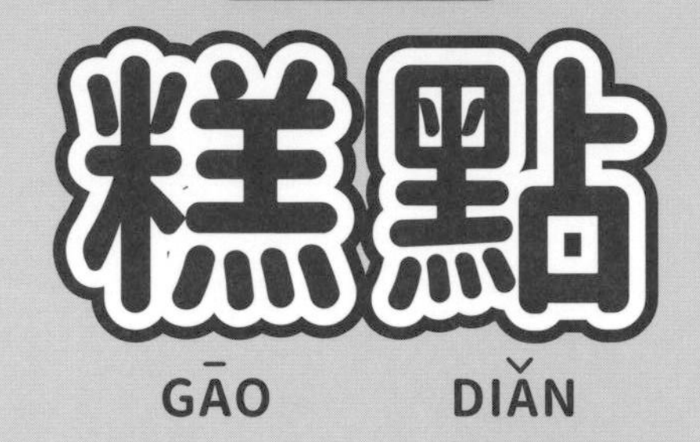

糕點

GĀO DIǍN

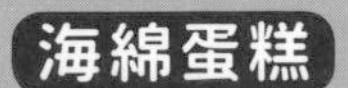

以麵粉、蛋、牛奶、糖等原料製成，是許多甜點的基底。

鮮奶油

一般以動物性鮮奶油打發而成，是糕點界裡的百搭王。

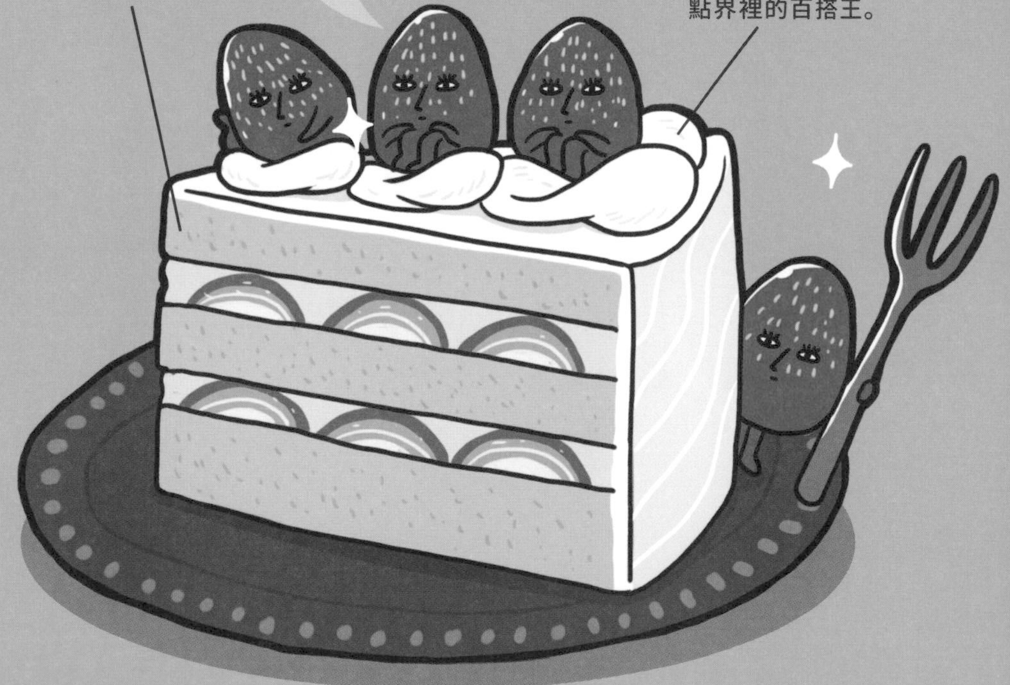

糕點是指以麵粉為主要原料，配以各種輔料後，
經蒸、烤、炸等方式加工製成。

一般糕點的營養價值都不高，
但因為美味，所以還是有大批的粉絲。

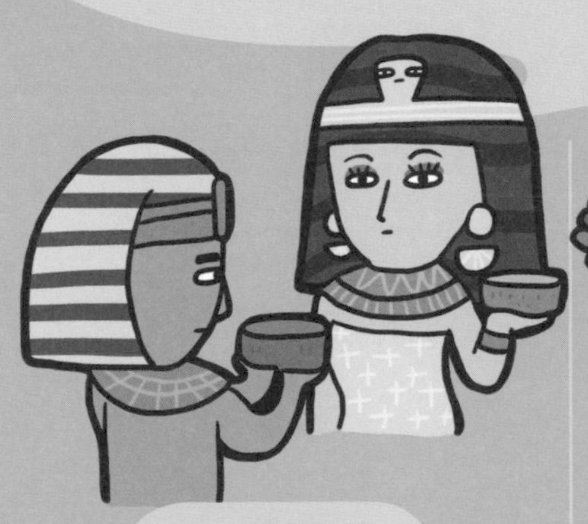

最早的蛋糕

根據記載，約公元前1400年，埃及墓室的壁畫上就繪製了多種食物，其中更發現了蛋糕與麵包的蹤影。當時的蛋糕多是加入椰棗和蜂蜜，主要用來慶祝時使用。

貴族的食物

糕點多半會使用的糖，在以前是十分昂貴的東西。十五世紀時，僅有貴族會在菜餚裡灑上糖粉，以示尊貴，甜點師也多半是宮廷御用。法國大革命之後，王室瓦解，這些宮廷甜點師流落到民間，加上糖的價格大幅下降，才漸漸將甜點文化傳了開來。

經典法式糕點

JĪNG DIǍN FǍ SHÌ GĀO DIǍN

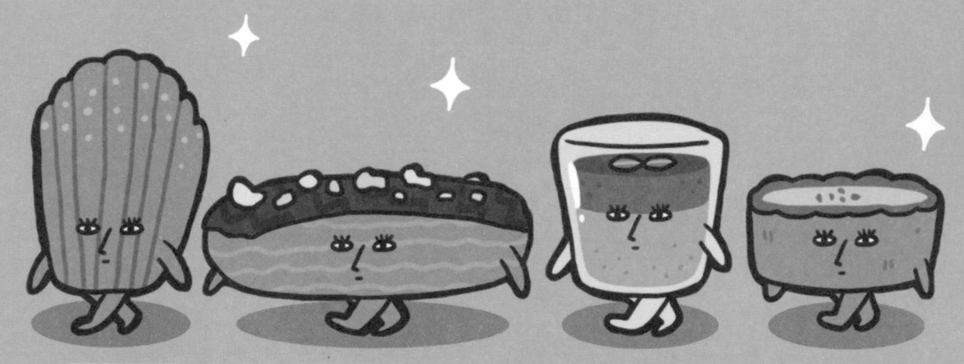

瑪德蓮

特色為金黃色以及貝殼狀，十分常見。

閃電泡芙

為解決一般泡芙吃相難看而研發的造型。

慕斯

在法文裡有泡沫的意思，入口即化，口感特殊。

檸檬塔

外層為塔皮，填入奶油檸檬餡的甜點。

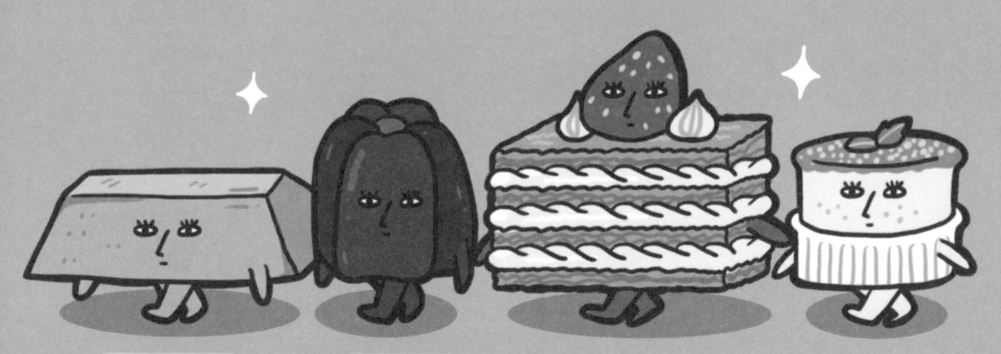

費南雪

外觀呈金條狀，又稱金磚蛋糕，質地較濕潤。

可麗露

又稱可露麗，表層為厚厚焦糖外殼，內層鬆軟。

拿破崙

法文意思是一千層，與名人拿破崙無關。

舒芙蕾

出爐時會非常蓬鬆，不趕快吃會塌陷。

歐洲製作糕點已有千年歷史，其中法式糕點更是聞名遐邇。
因為很多糕點的名稱都是直接音譯，所以常常會搞不清楚什麼是什麼。

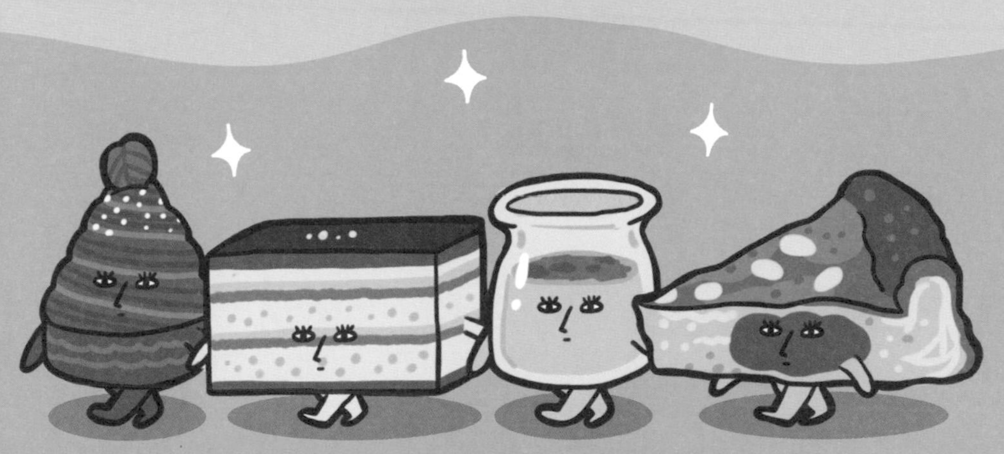

蒙布朗

因神似阿爾卑斯山的白朗峰而得名，多用栗子。

歐培拉

結合咖啡、巧克力與奶油蛋糕，又稱作歌劇院。

烤布蕾

在布丁上烤出漂亮的琥珀色焦糖的一道甜點。

布列塔尼

起源於 19 世紀末的法國宮廷糕點，香酥好吃。

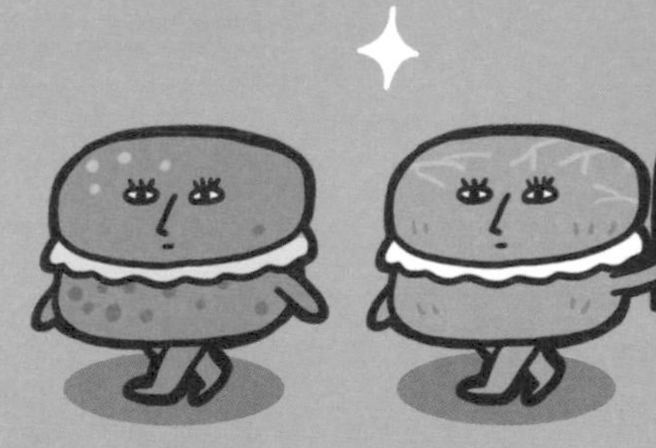

馬卡龍

浪漫的甜點，又有少女的酥胸之稱，通常很甜。

牛粒

又有台式馬卡龍之稱，其實來自歐洲。

!

台式馬卡龍小教室

這個改良自歐洲著名甜點「手指餅乾」的台式點心，其實它有個正式的名稱叫「牛粒」，這個奇特的名字是由它的法文「biscuits à la cuillère」最後一個字音譯而來的。但因為不好記，所以很多麵包店就乾脆叫它「小西點」或「台式馬卡龍」。

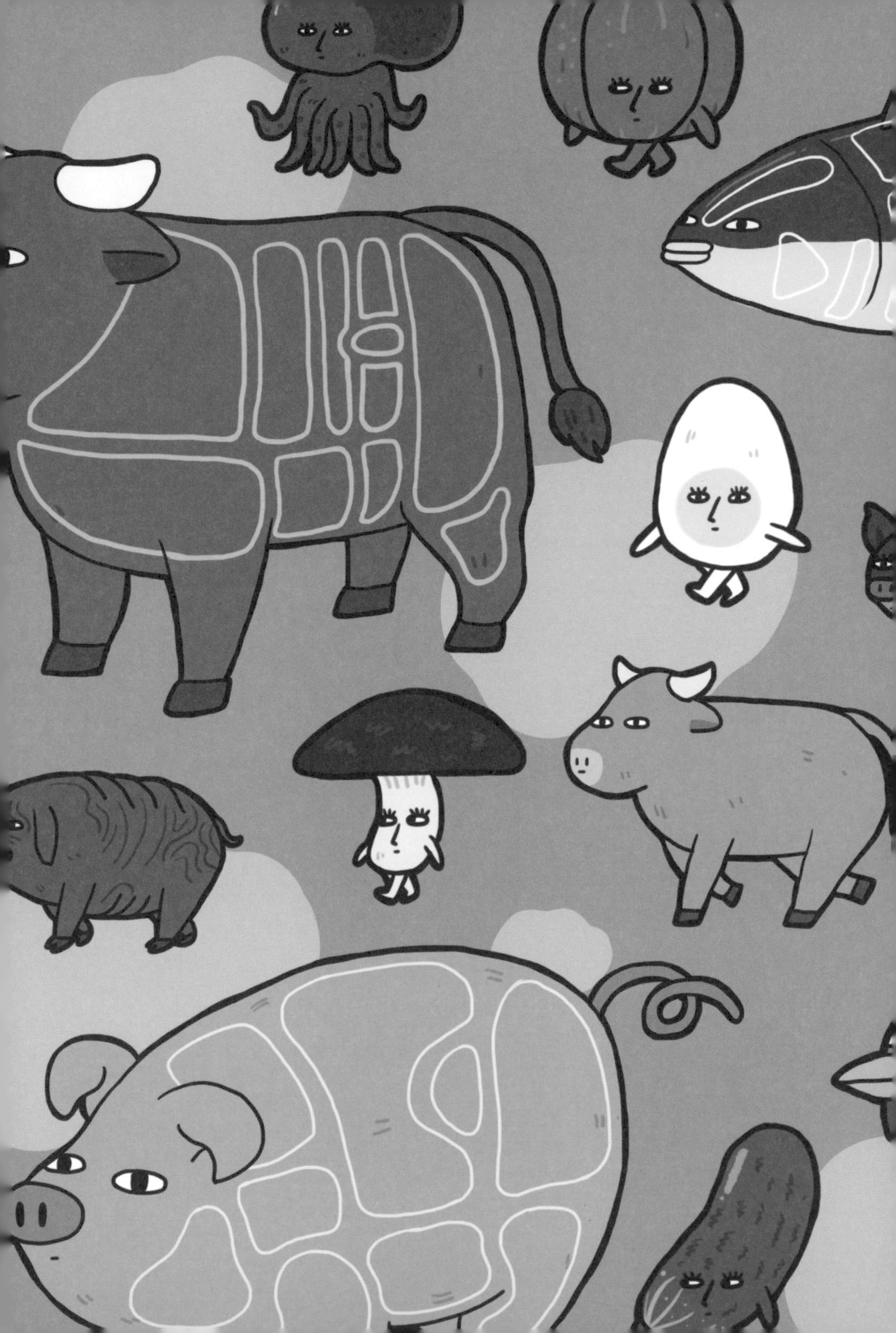

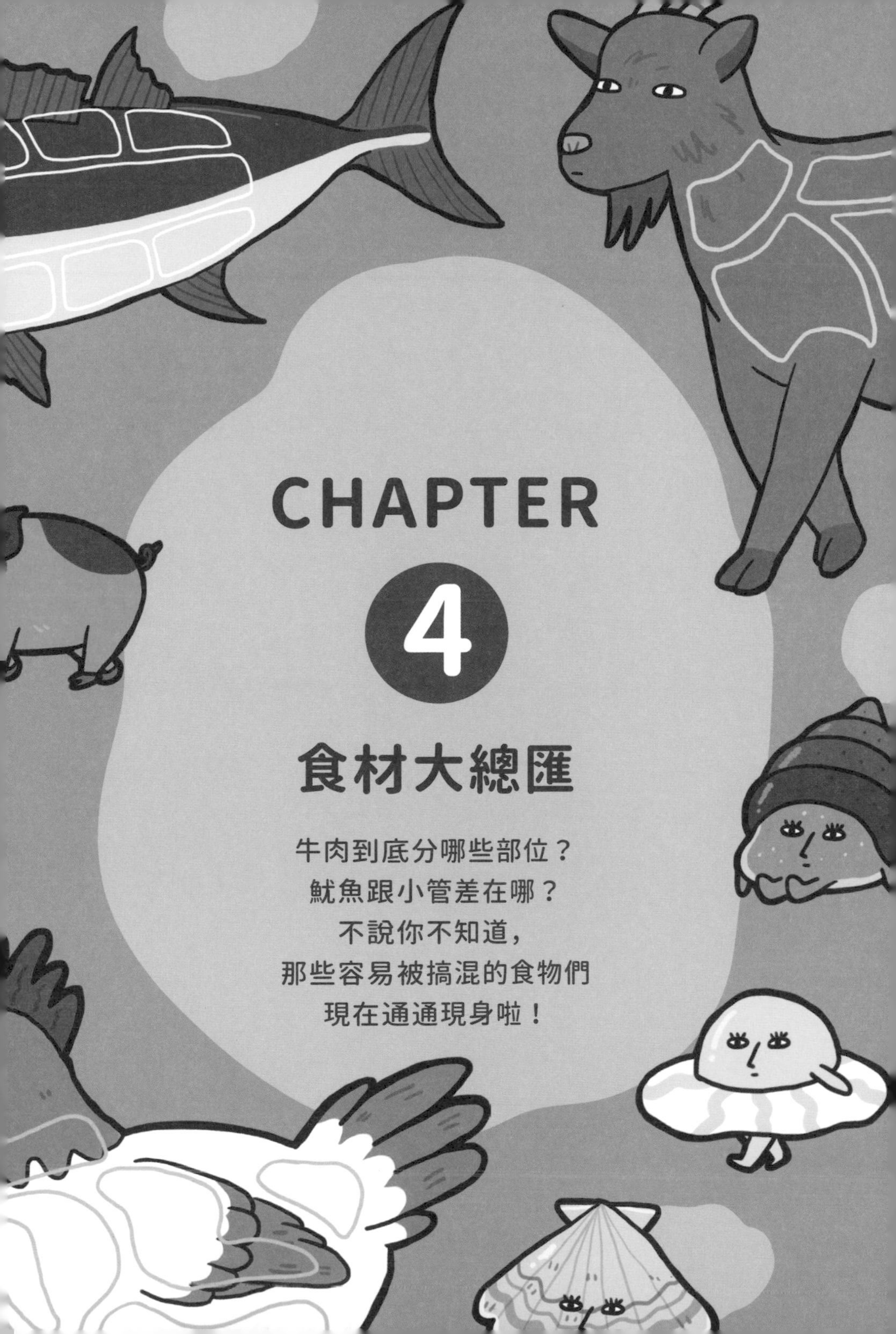

CHAPTER 4

食材大總匯

牛肉到底分哪些部位？
魷魚跟小管差在哪？
不說你不知道，
那些容易被搞混的食物們
現在通通現身啦！

最常吃的肉

豬肉

ZHŪ　　RÒU

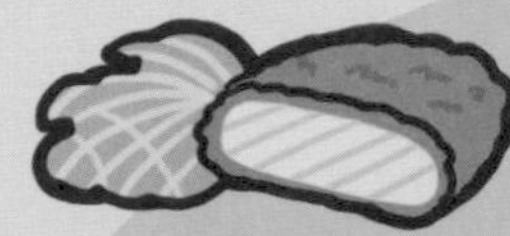

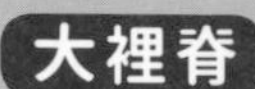

大裡脊

有咬勁，脂肪含量適中，適合做炸豬排。

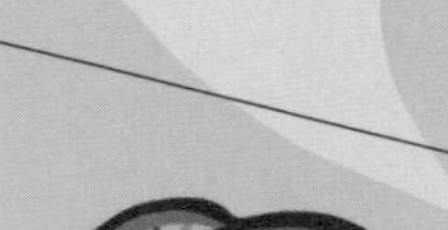

胛心肉

較沒有油脂，適合做絞肉、水餃餡。

肩胛肉

梅花肉

屬於豬隻身上運動量較大的部位，也常被用來做叉燒。

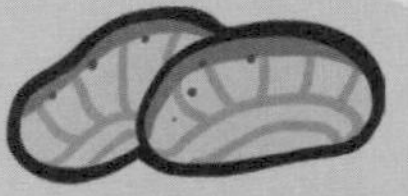

豬頰肉

嘴邊肉 / 菊花肉

因豬咀嚼時會不斷運動到，軟中有嚼勁。

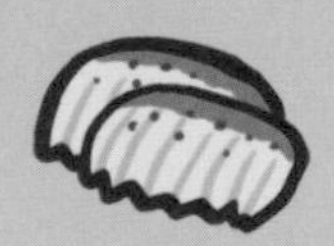

豬頸肉

松阪豬

一隻豬身上只有 6 兩，因此又稱為黃金六兩肉。

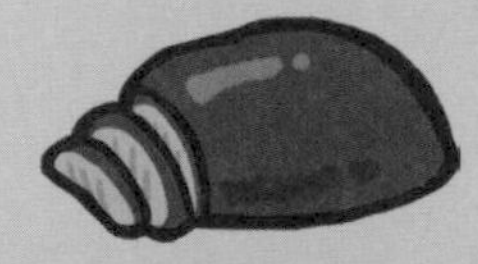

前腿肉

一般吃到的萬巒豬腳與德國豬腳使用的都是前腿部分。

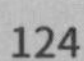

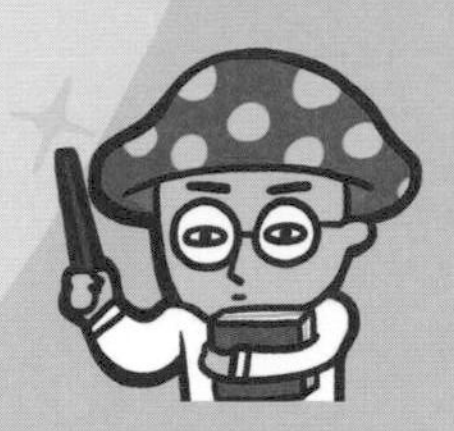

因可製成香腸、火腿、培根、醃肉、罐頭、寵物食品等，食用加工豬肉的比例甚至比鮮肉還多，也是最常吃的肉類。

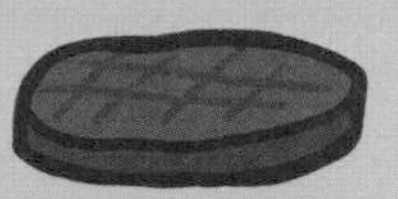

小裡脊

豬菲力 / 腰內肉

肉中無筋，是豬肉中最嫩的一部分。

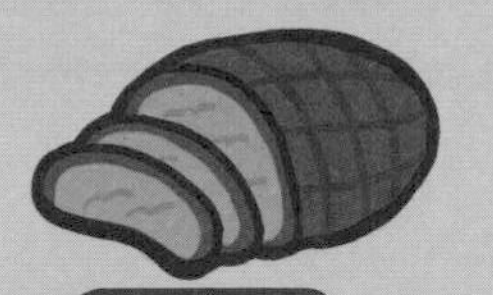

後腿肉

火腿

油脂較少僅帶一點肥肉，口感較澀，適合做成火腿。

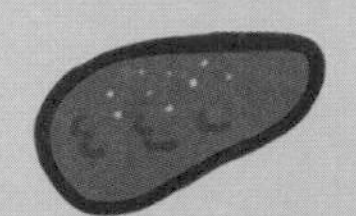

後腿豬腱

老鼠肉

每隻豬只能取出 4 塊，為饕客最愛。

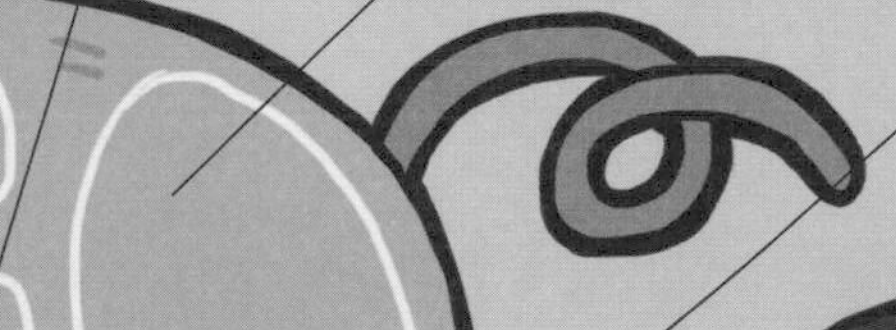

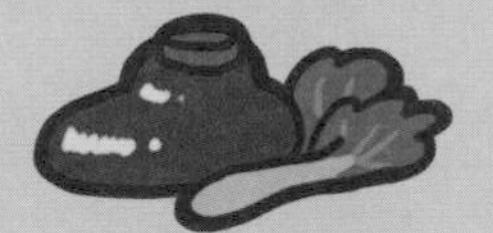

後腿肉

蹄膀

肉質肥而不膩、豬皮較薄，適合連皮一起燉煮。

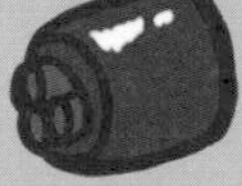

豬腳

適合長時間燉煮，富含膠原蛋白。

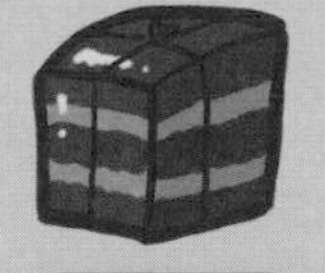

腹脅肉

五花肉 / 三層肉

油脂較多，薄片可做培根。

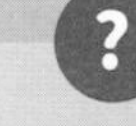

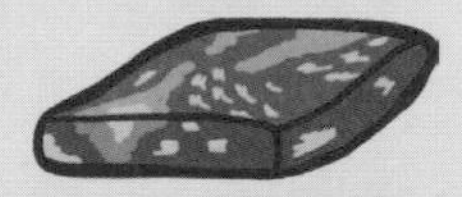

霜降肉是哪裡？

部分民眾認為是專指豬頸肉，但也有人認為只要肉中油花線條分布均勻美觀，不論是何部位都稱之為霜降肉。

常見的豬

CHÁNG　JIÀN　DE　ZHŪ

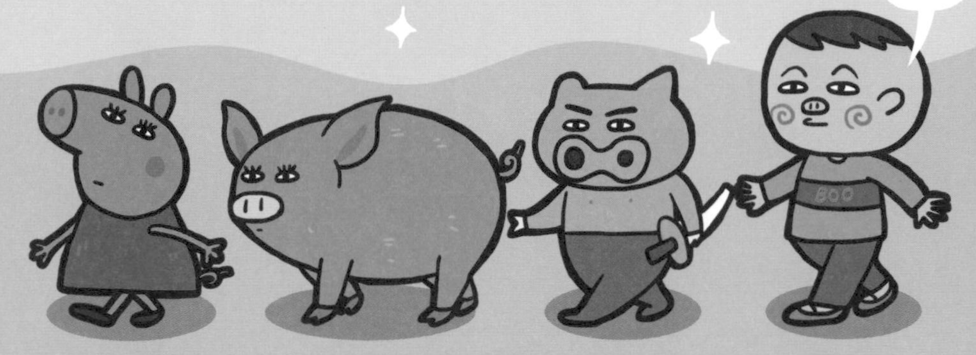

佩佩豬

英國動畫，長得很像吹風機，風靡全球。

家豬

常見的食用豬，有許多種類，討喜可愛。

不理不理左衛門

新之助創造出來的角色，又叫肥嘟嘟左衛門。

豬太郎

小丸子的同學，本名富田太郎，個性憨厚。

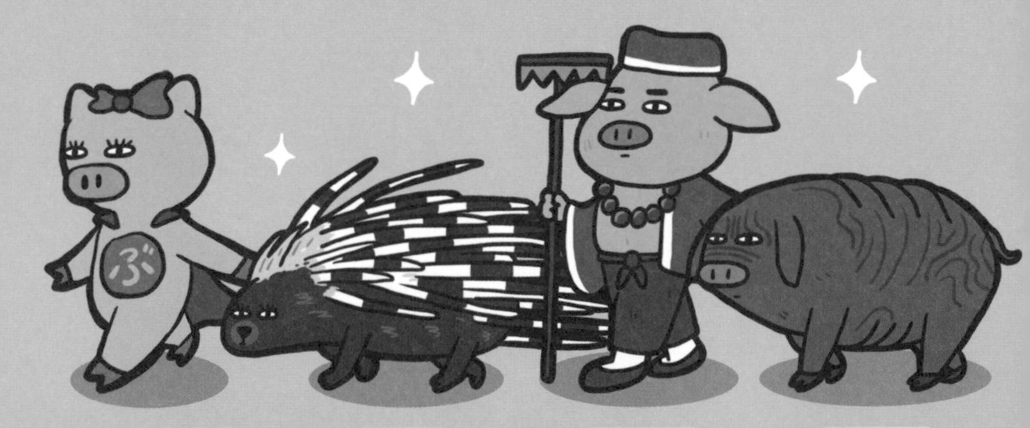

飛天少女豬

知名卡通角色，由中學生果林變身成的英雄。

豪豬

又稱箭豬，屬於齧齒目，常會與刺蝟搞混。

豬八戒

唐僧徒弟之一，法號悟能，常被用來罵人。

桃園豬

又稱台灣黑豬，但這名字很像在罵人。

因為外貌憨厚可愛，常用來做成吉祥物、卡通人物等，
卻也常被用來罵人，如「肥豬」、「豬隊友」，是個評價十分兩極的動物。

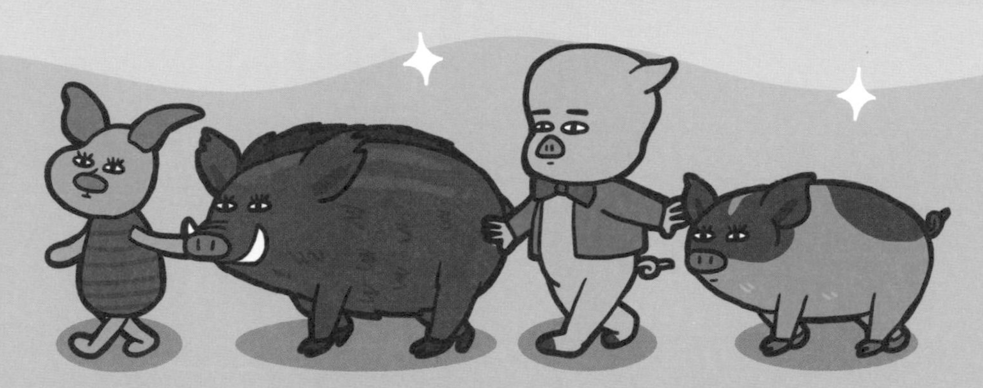

小豬

維尼的好朋友，個性膽小，長得有點像蟲。

山豬

又稱野豬，雜食性動物，特色是有長長的獠牙。

豬太郎

華納經典卡通角色之一，講話有點口吃。

麝香豬

又稱迷你豬，但很多人會不小心養到很肥大。

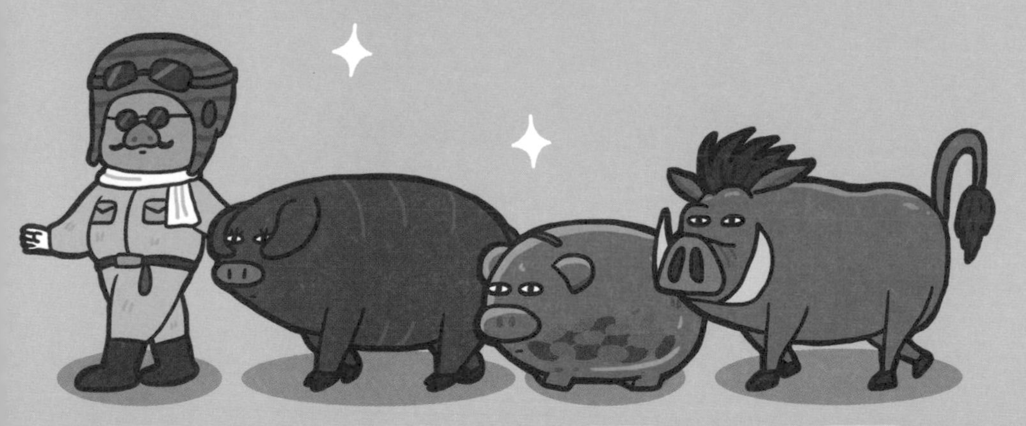

紅豬

宮崎駿經典動畫因為魔法而變成豬的飛行員。

伊比利豬

名貴的豬，又有豬肉界勞斯萊斯美稱。

豬公

撲滿做成豬的樣子，有養肥待宰來吃的含義。

疣豬

主要分布於非洲地區，丁滿的好朋友。

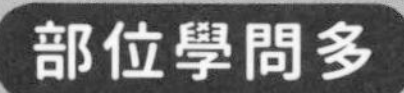

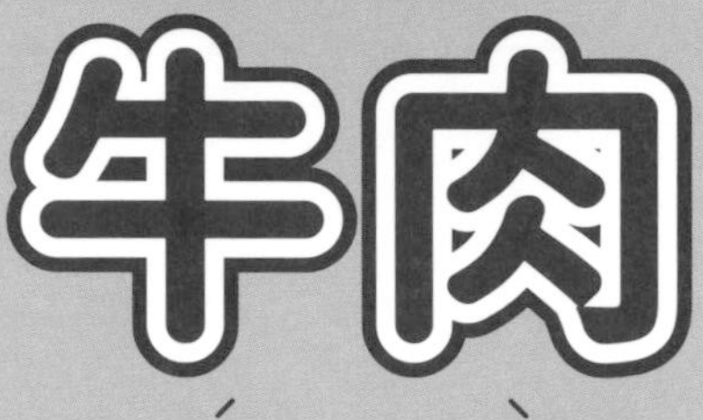

NIÚ RÒU

肋脊
肋眼／牛小排
肉質柔嫩，油花分布均勻。

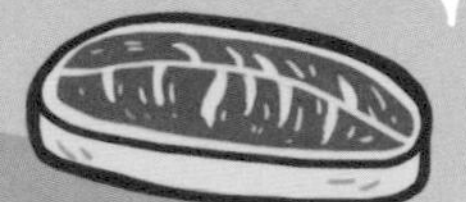

肩胛肉
板腱／翼板
運動量多，筋肉結實，同時筋也較多的部位。

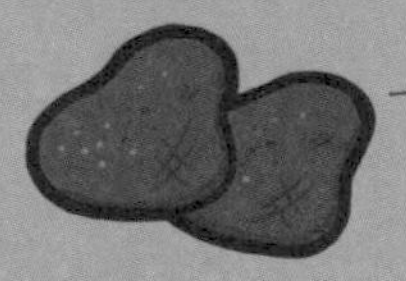

牛舌
梅花肉
肉質Q彈，常用於燒烤。

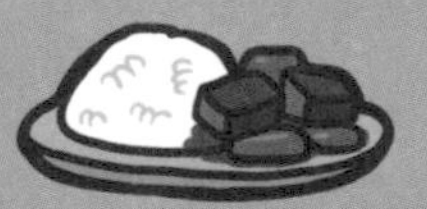

前胸肉
肉質堅韌，也是中式牛腩常用的部位。

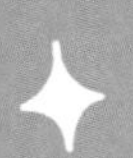

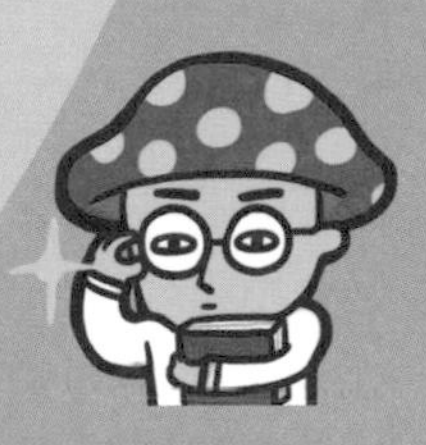

牛肉是世界第三消耗肉品，約占肉製品市場的 25%。僅次於豬肉 38% 和家禽 30%。因為牛同時也是重要的農耕幫手，故許多人會選擇不吃。

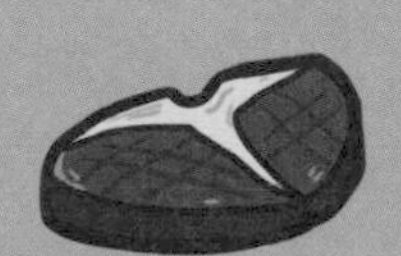

前腰脊

紐約客 / 丁骨
肉質吃起來有嚼勁。

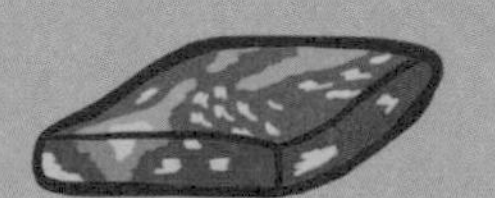

後腰脊

沙朗
沙朗一詞在台灣可能也會指肋脊肉。

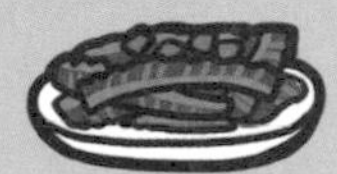

牛肚是哪裡？

一般常見的滷牛肚，其實就是牛的胃，而店家多採用的是第一個胃室－蜂巢肚。

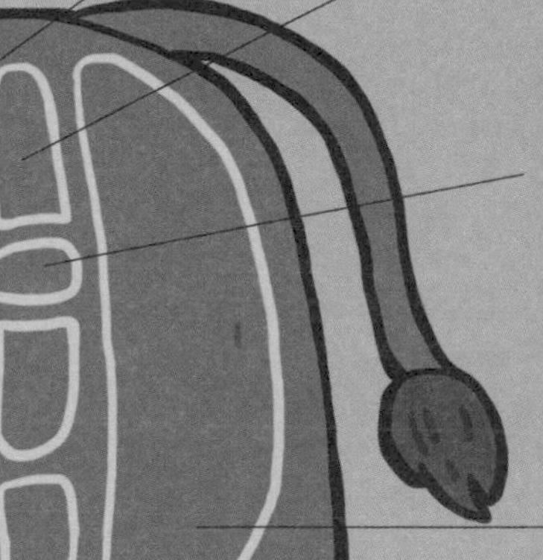

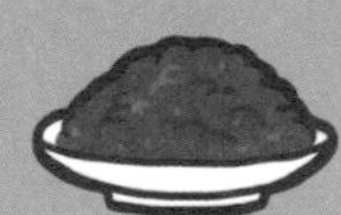

裡脊肉

菲力
整隻牛最軟嫩的位置，肉質細緻油脂低。

後腿

組織粗且油脂少，多拿來做烤肉、肉醬等加工品。

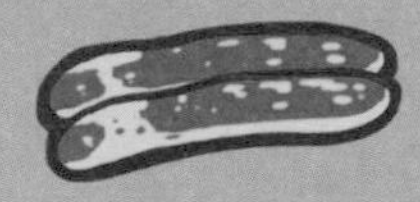

腹脇肉

五花 / 培根
肉質鬆軟，常用於火鍋肉片或牛腩。

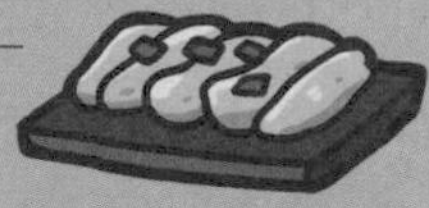

腱子肉

牛筋、牛腱常用來製作滷味或牛肉麵。

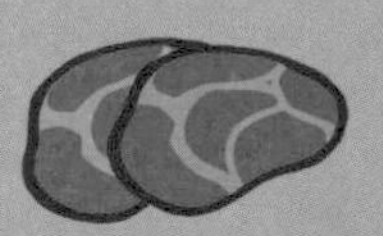

胸腹肉

梅花肉
富含油脂，適合做火鍋肉片。

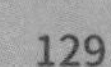

常見的牛

CHÁNG JIÀN DE NIÚ

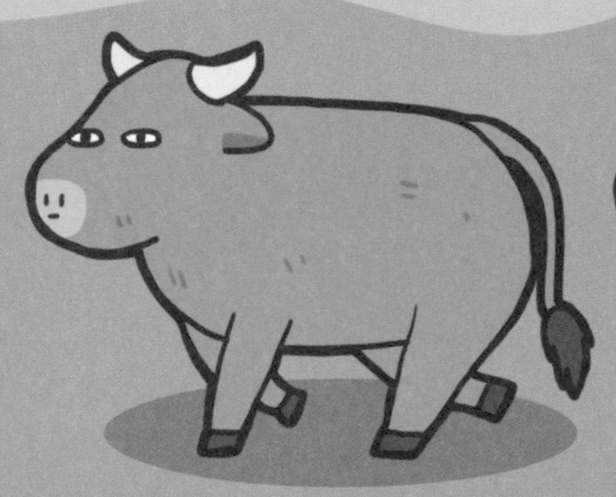

家牛

又稱黃牛，目前約有超過 13 億隻，遍佈世界各地。

安格斯牛

沒有角，毛色多為黑或棕紅色，是常見的食用品種。

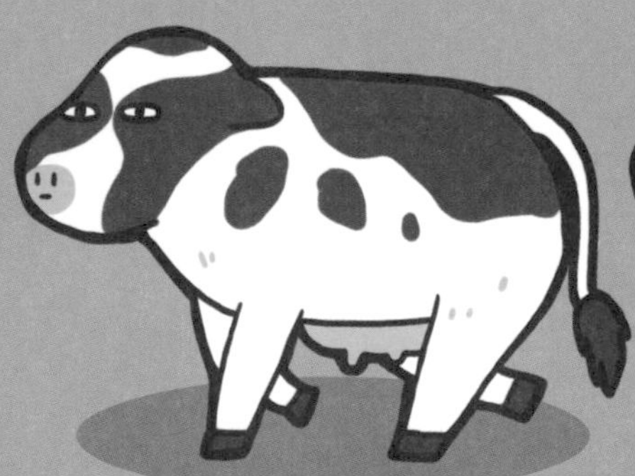

乳牛

也稱奶牛，是為了汲取牛乳而專門培養出來產牛奶的母牛。

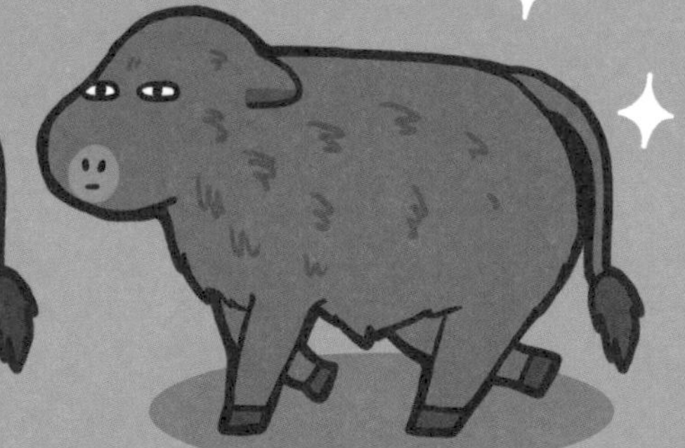

和牛

對日本黑毛、紅毛、無角、短角和種等 4 個品種之總稱。

牛是草食性動物，也是常見的家畜，
因為具有許多經濟價值，在人類的文明上扮演著重要的角色。

美女！
買票嗎？
牛魔王
出自西遊記的虛構妖怪，妻子為羅剎女鐵扇公主。
黃牛
源於上海「黃牛黨」一詞，形容高價轉售得利之人。
水牛
角粗大而扁，汗腺不發達需要浸水散熱，所以得名水牛。
犛牛
生活在青藏高原，常用來背負貨物，又有高原之舟之稱。

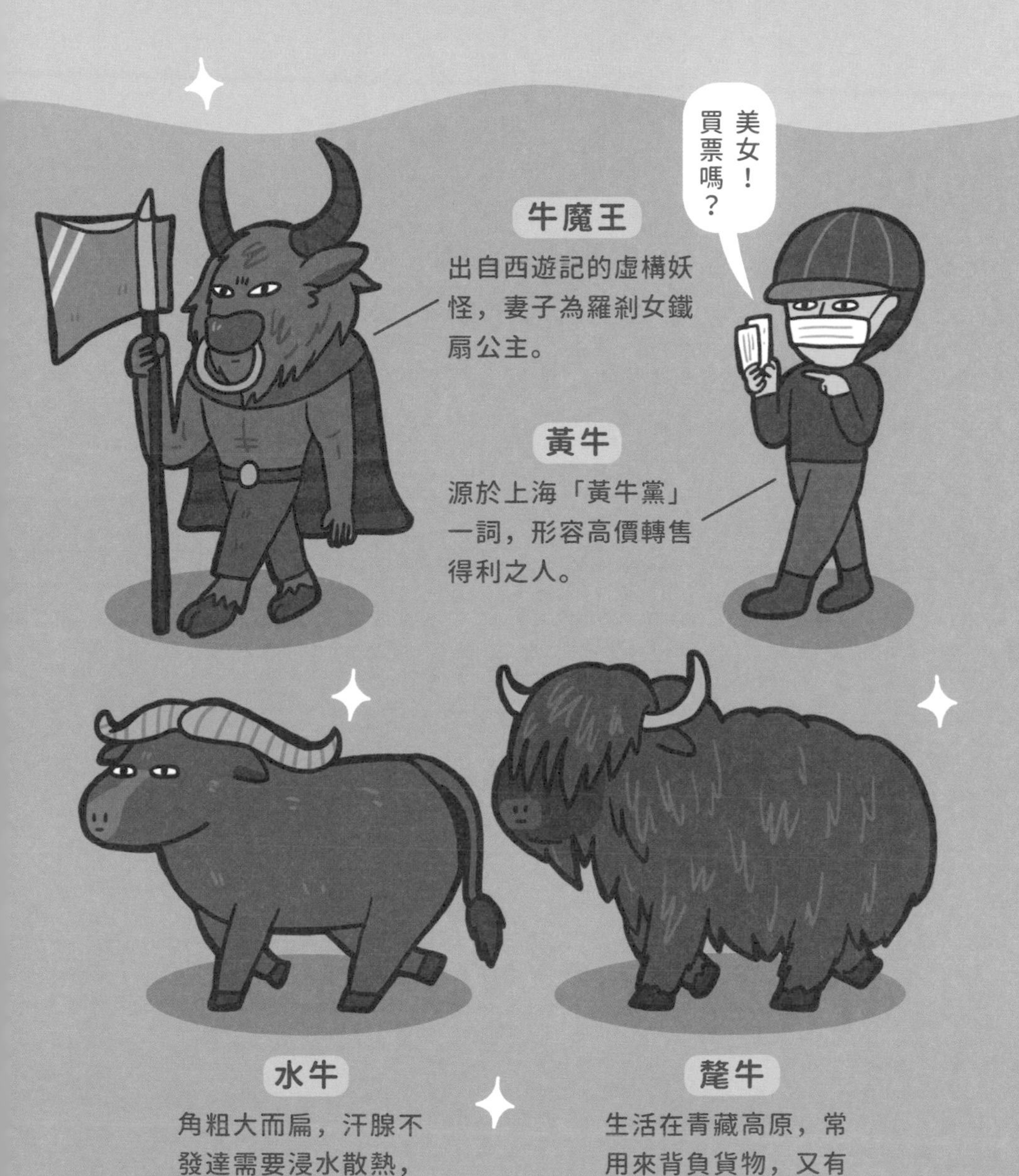

進補好選擇

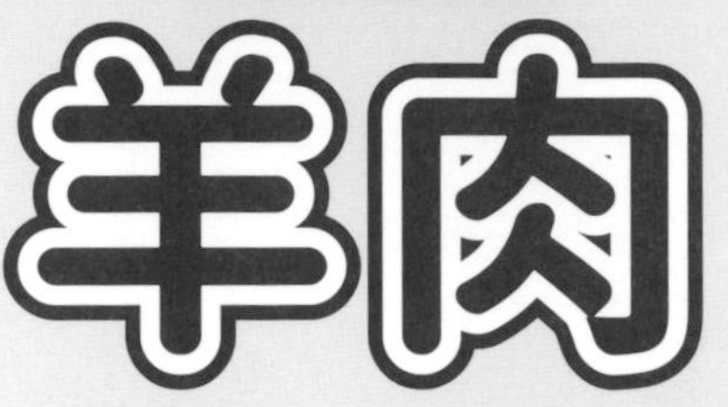

YÁNG RÒU

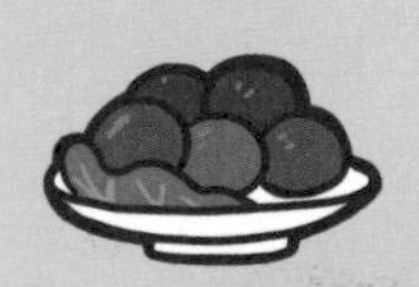

頸肉

羊肉裡比較便宜的部分，多拿來做丸子。

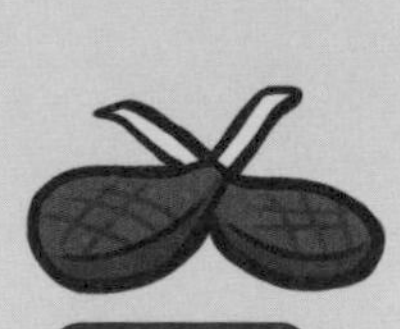

羊肩

纖維較細，口感滑嫩。常用來做烤排。

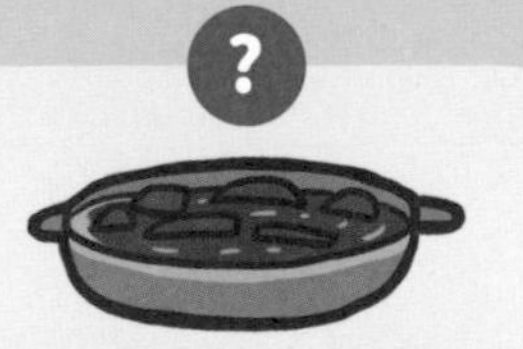

羊肉爐用的部位？

一般市售羊肉爐通常是使用羊腿、胸口肉等。也有店家是屏除昂貴部位後，將剩下的通通一起熬煮。

羊肉肉質與牛肉相似，但肉味較濃，有一股羶味（或稱羊臊味），所以客群較少。根據《本草綱目》記載，「羊肉能暖中補虛，補中益氣，開胃健身，益腎氣」，是冬季進補的好選擇。

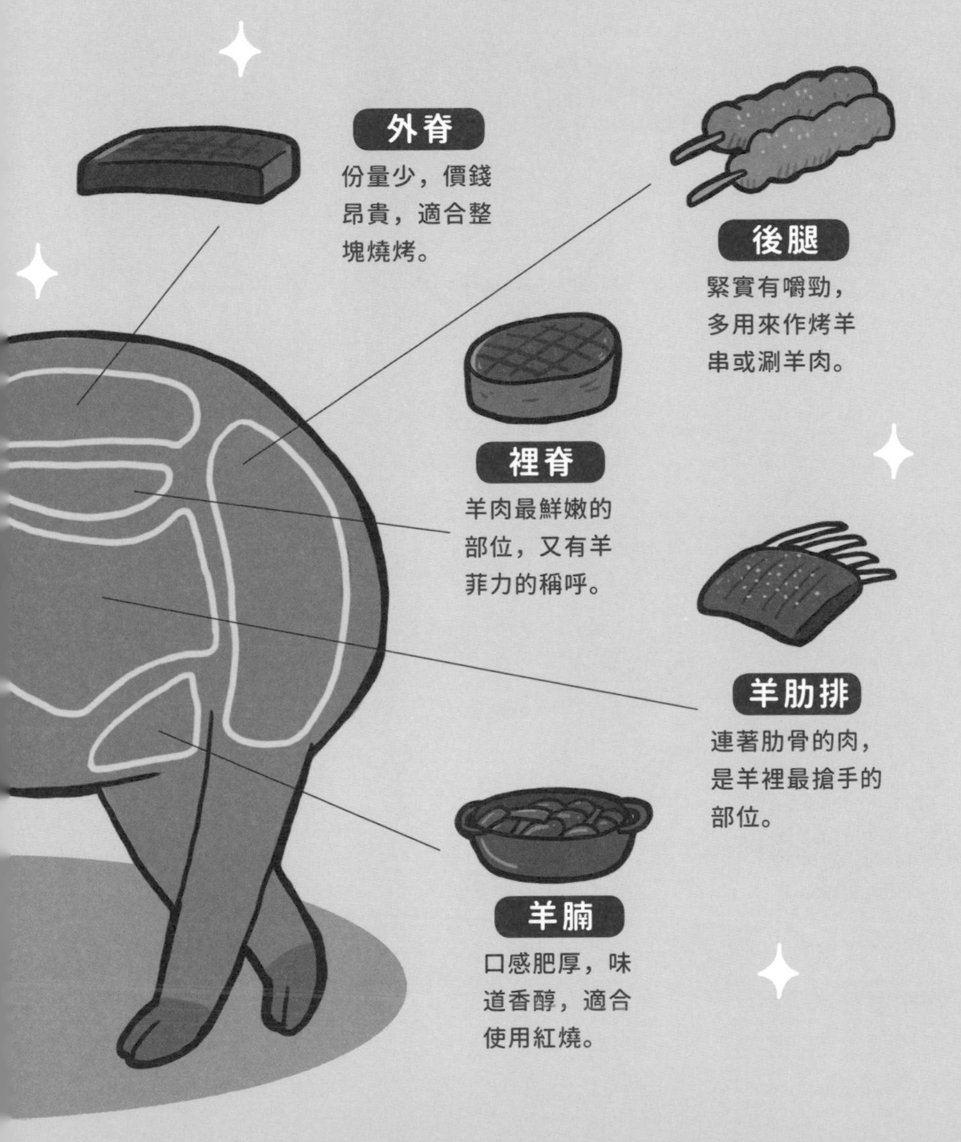

常見的羊

CHÁNG JIÀN DE YÁNG

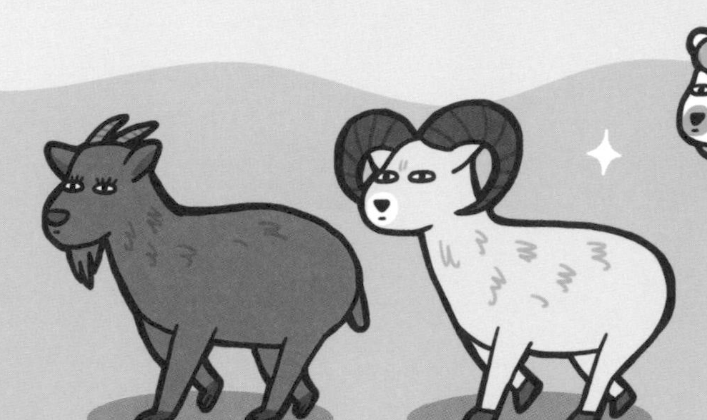

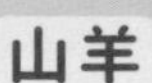

山羊

最早被馴化的家畜之一，可追溯到一萬年前。

大角羊

因公羊有彎曲大角而得名，母羊的角較小。

羊駝

駱駝科的一種，常被戲稱為草泥馬。

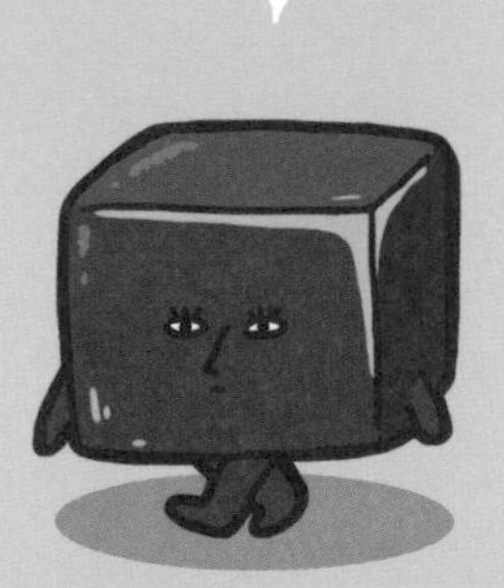

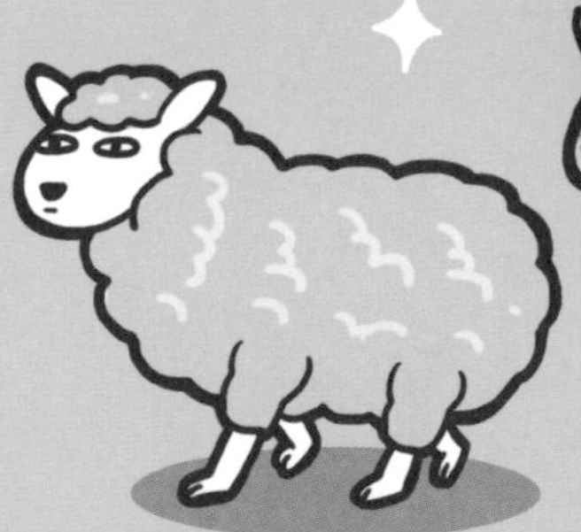

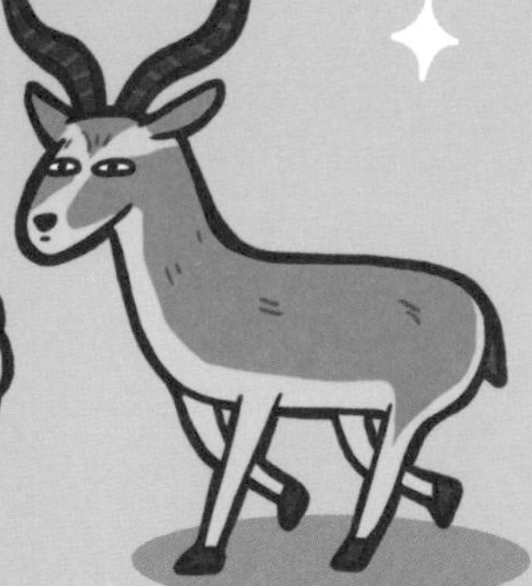

羊羹

最早是以羊肉做成的凍狀食品，現多不用羊肉。

綿羊

世界上數量最多的羊種，共計可能超過 10 億隻。

羚羊

據專家研究，羚羊的種類繁多，估計超過 80 種。

羊在中國文化中是吉祥的動物，中國造字時
「善」、「義」、「美」、「祥」等好字都有羊的蹤跡。

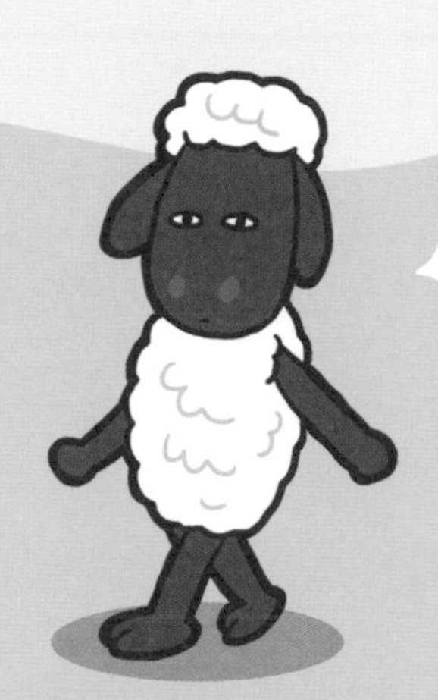

笑笑羊

英國發行的兒童動畫，原文名為「尚恩羊」。

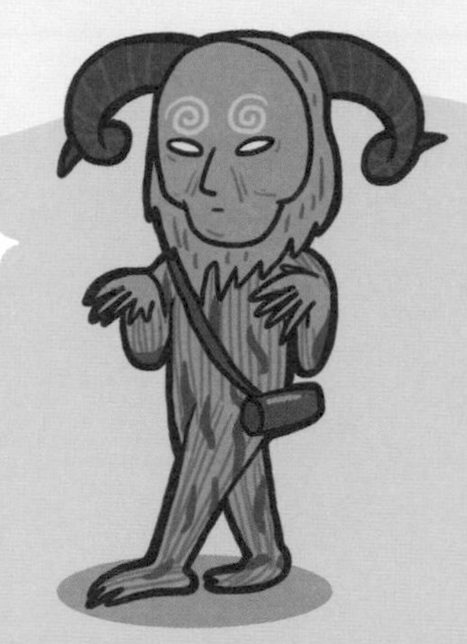

羊男

出自經典電影羊男的迷宮，該片入圍六項奧斯卡。

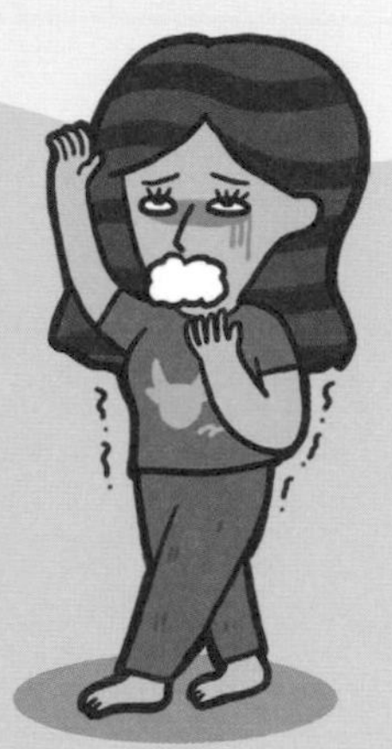

羊癲瘋

俗稱的癲癇，因發作時會發出類似羊的叫聲。

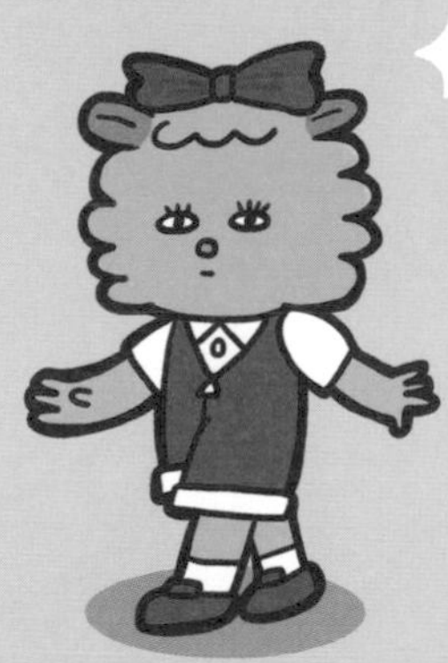

鈴鈴

原為巧虎島的固定班底，近年卻慘遭換角。

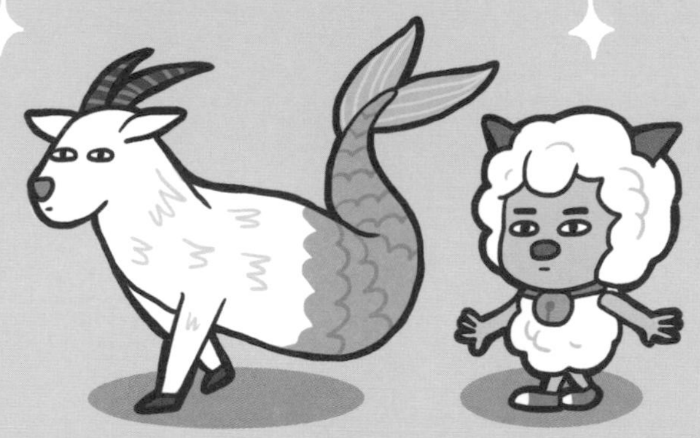

摩羯

據說是羊神潘恩跳入尼羅河變成的羊頭魚尾生物。

喜羊羊

中國知名動畫，常因為內容引發批評與爭議。

渾身是寶

雞肉

JĪ RÒU

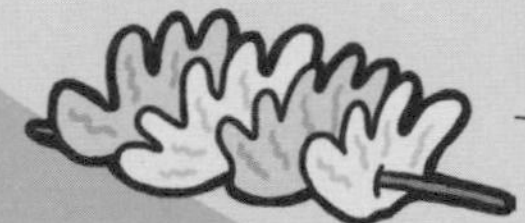

雞冠

多出現於鹽水雞。部分業者會染黃增加賣相，需注意。

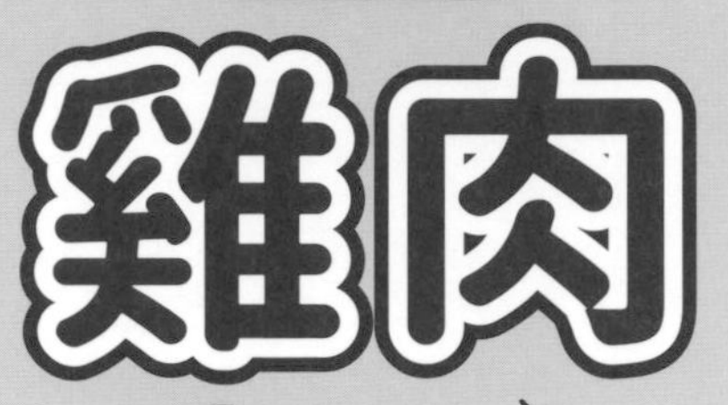

雞脖子

多用於滷味、熬雞湯。也有人當作零嘴。

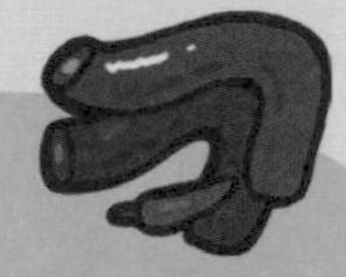

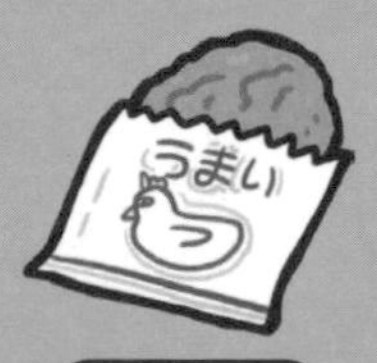

雞胸

清肉

帶骨瘦肉多，口感細嫩，炸雞排選用的部位。

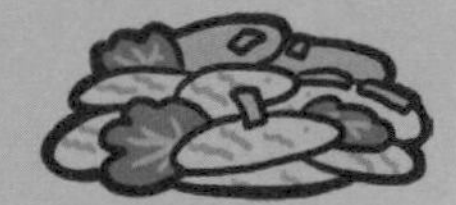

小裡脊

雞柳

每隻雞只有 2 塊。脂肪少、口感細嫩。

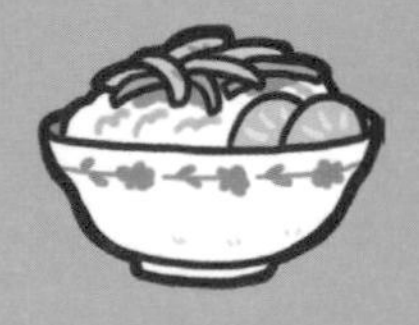

雞胸肉

口感稍乾，適合做雞肉飯、鹽酥雞。

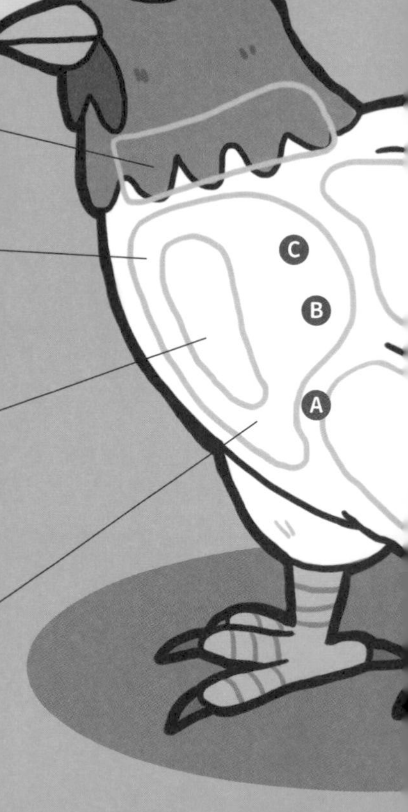

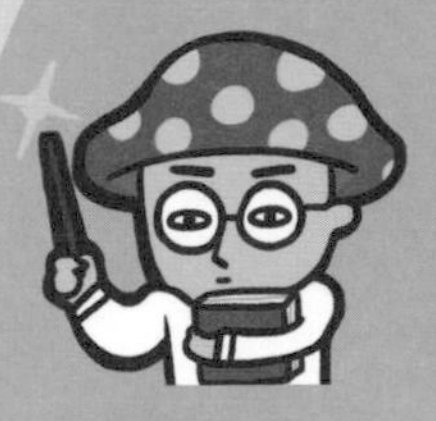

西元前 600 年已有食用雞肉的記載，其脂肪量低，也比豬肉好消化，為全球主要的食用家禽之一，在世界各地有多種不同的烹調及食用方法。

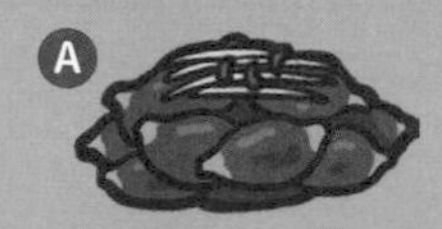

雞胗

雞的砂囊（鳥類胃的一部份）。多用來做成滷味。

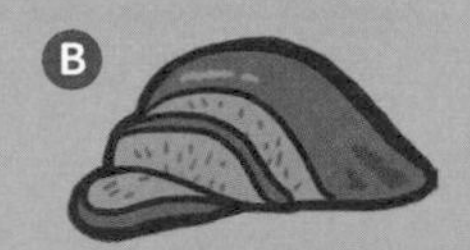

雞肝

含鐵豐富，是補血食品中最常見的。

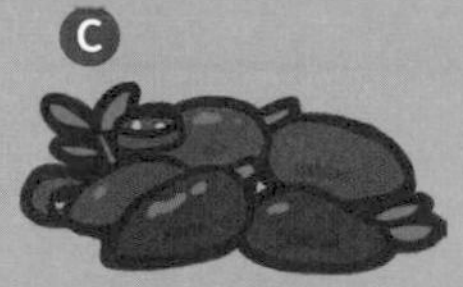

雞心

富含蛋白質，幫助維持鉀鈉平衡。

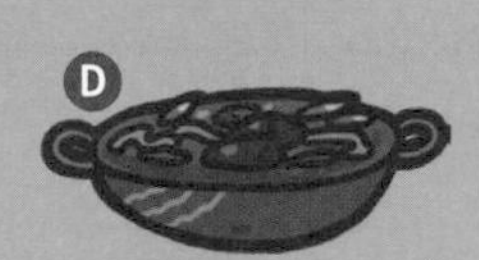

雞腸

常用於滷味、雞腸旺鍋等料理之中。

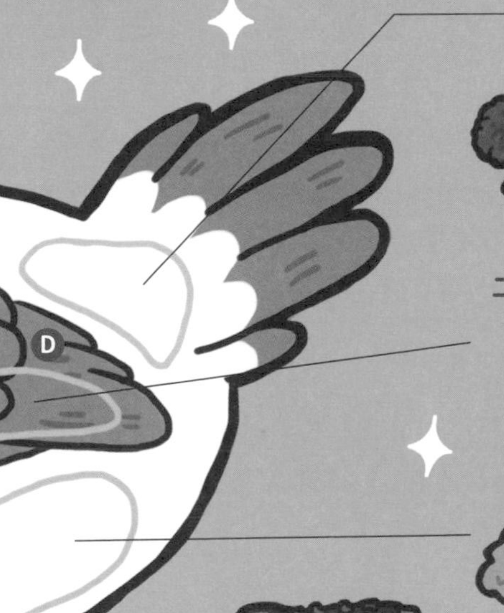

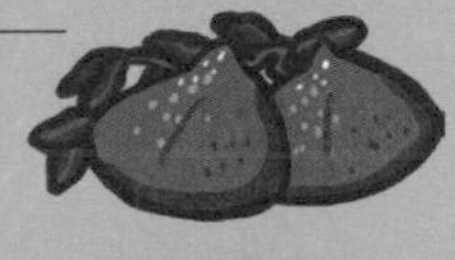

雞屁股

七里香

「吃後走七里路還能口齒留香」而得名。

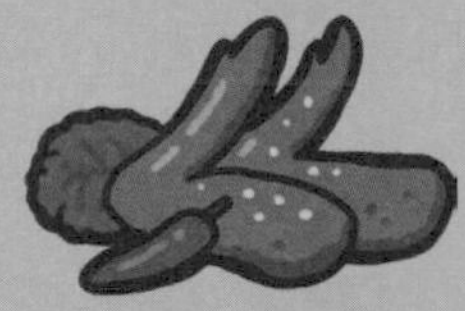

雞翅

二節翅 / 三節翅

可以油炸、燒烤、香煎，是人們最常吃的部位之一。

雞爪

含豐富膠質，常用於煮湯、雞腳凍。

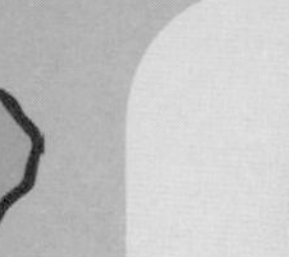

雞腿

是整隻雞最多肉的部位，肉質嫩滑。

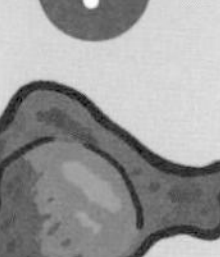

棒棒腿是腿嗎？

坊間的棒棒腿有兩種，大部分指的都是雞翅前端，但也有業者會稱雞腿前側為棒棒腿。

常見的雞

CHÁNG JIÀN DE JĪ

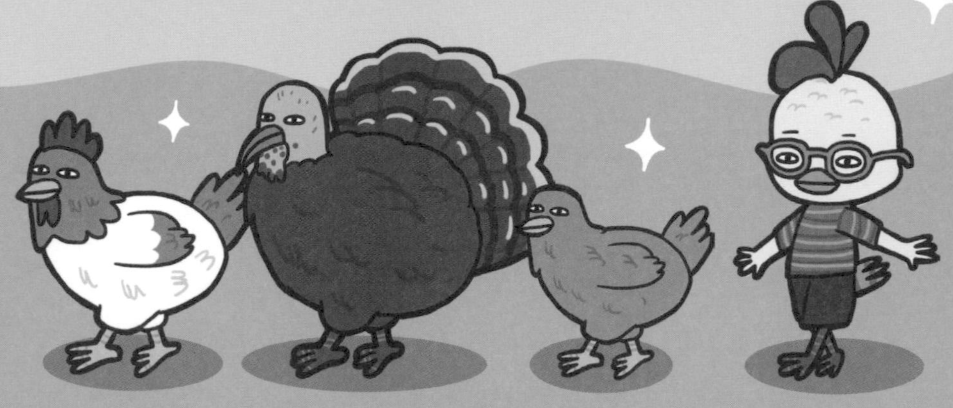

家雞

因不同的目的性又會分為肉雞、蛋雞等。

火雞

原產於北美，聖誕節與感恩節必備佳餚。

春雞

又稱童子雞，泛指體型小、未成年的幼雞。

四眼天雞

2005 年上映的迪士尼經典動畫電影。

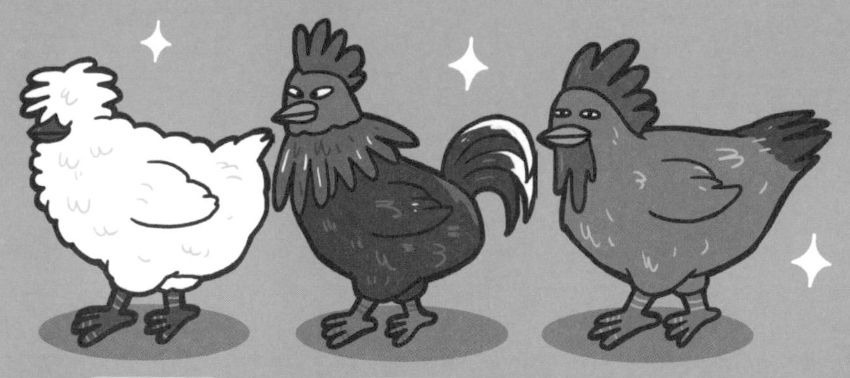

烏骨雞

毛色雪白，骨肉呈黑色，一般較昂貴。

鬥雞

利用雞發情好鬥特點，用來進行比賽的雞。

土雞

又稱放山雞，對放養雞類的一種統稱。

雞是家畜及家禽中數量最多，分布也最廣的。
總數估計超過二百億隻，比世界上的鳥還要多。

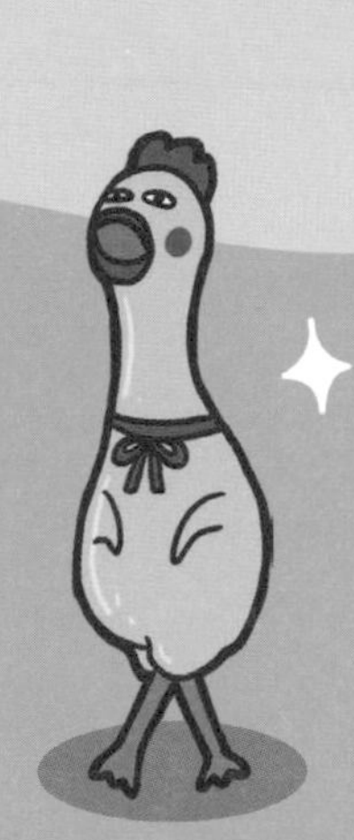

尖叫雞

又稱慘叫雞，四處可見的解壓玩具，很吵。

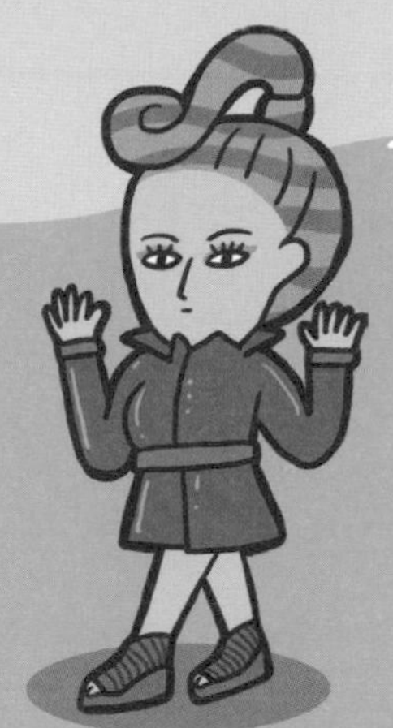

當紅炸子雞

知名的粵菜，後常拿來形容當紅事物。

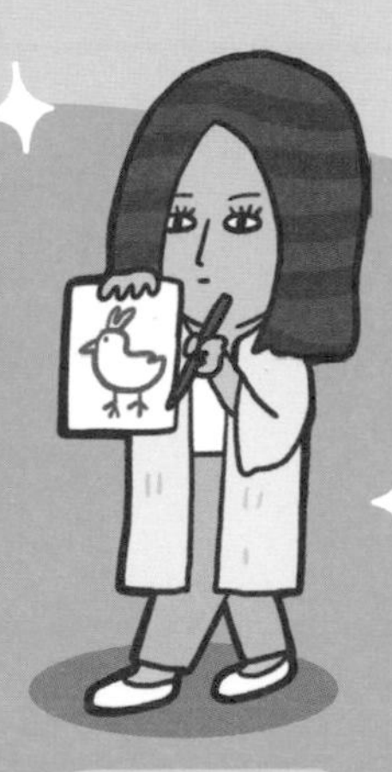

畫一隻雞

「♪是什麼～讓我不再畫一隻雞～♪」

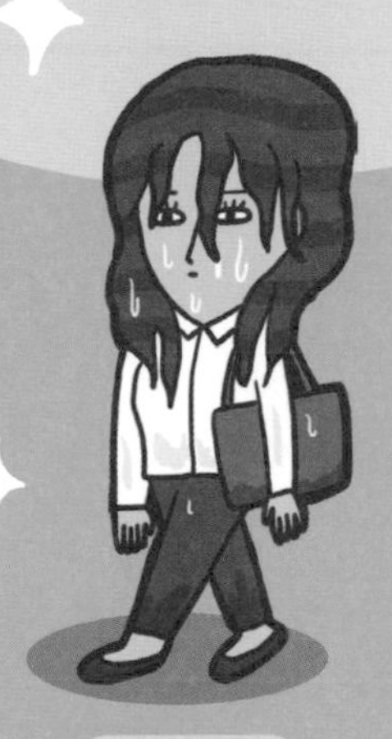

落湯雞

出自《石點頭》，用來形容渾身溼透的人。

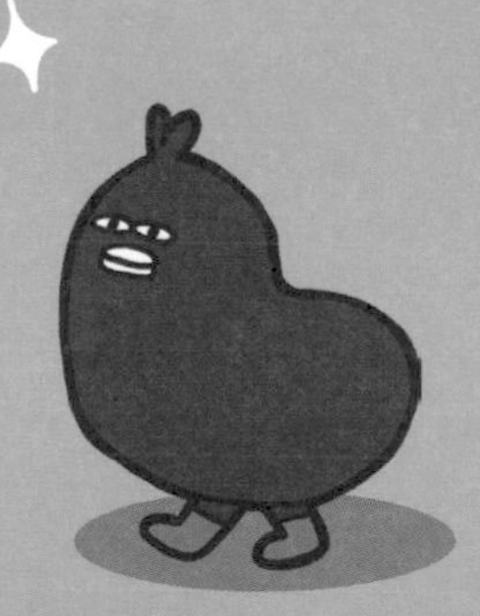

奧樂雞

自稱是雞，但常被認成黑蛞蝓的生物。

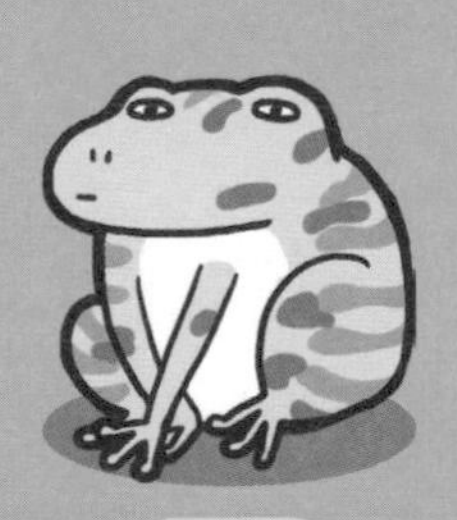

田雞

多指虎紋蛙，因叫聲與口感類似雞而得名。

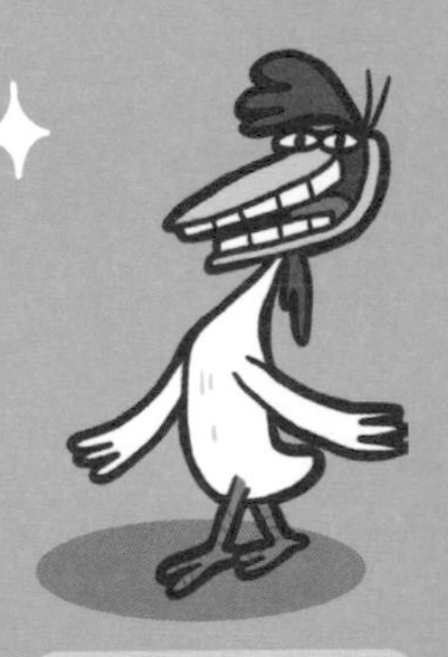

雞與牛的雞

是個脾氣暴躁的哥哥，有一個牛妹妹。

大海的恩惠

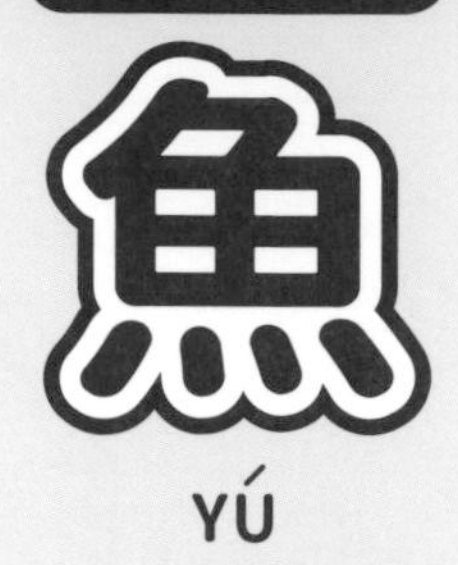

YÚ

（以鮪魚為範例）

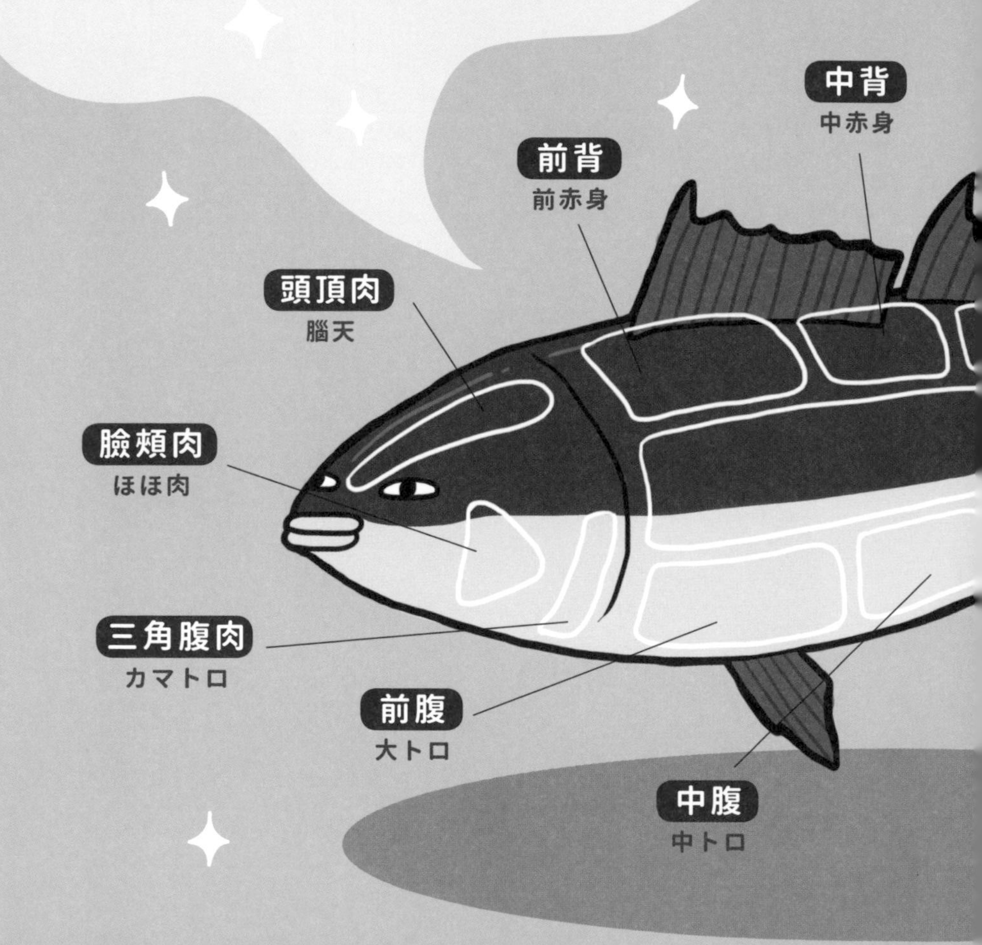

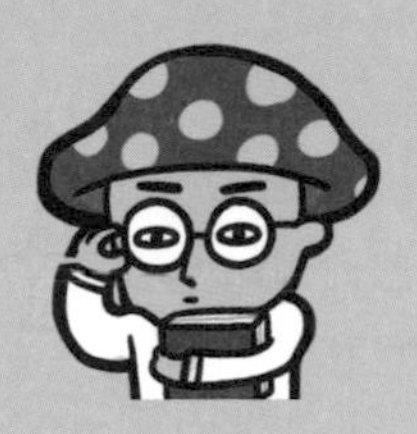

自有歷史以來，魚類一直是人類重要的蛋白質來源之一。早期魚類以捕獲為主，近年則因生態改變，以養殖較多。2014 年養殖魚的食用量已超過捕撈的數量。

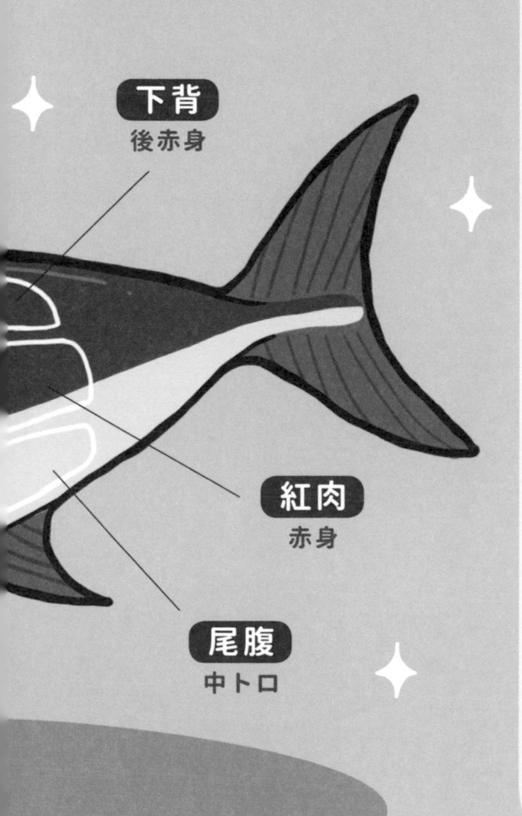

鮪魚部位等級

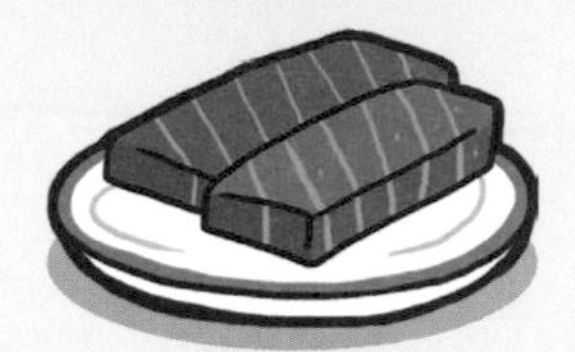

前腹

最高級部位，入口即化。

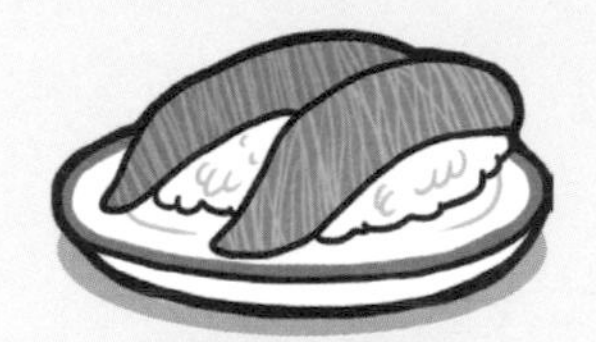

三角腹肉

數量稀少，口感似霜降牛肉

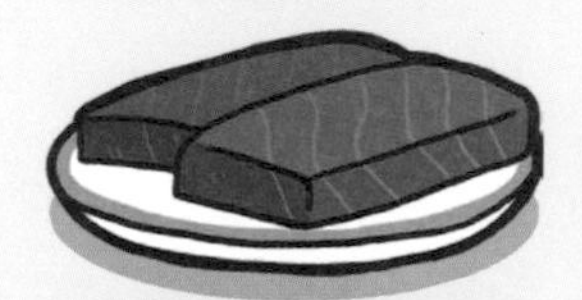

中腹 / 尾腹

肉質鮮美，屬於中上等級。

背肉 / 紅肉

含脂肪，比較有嚼勁。

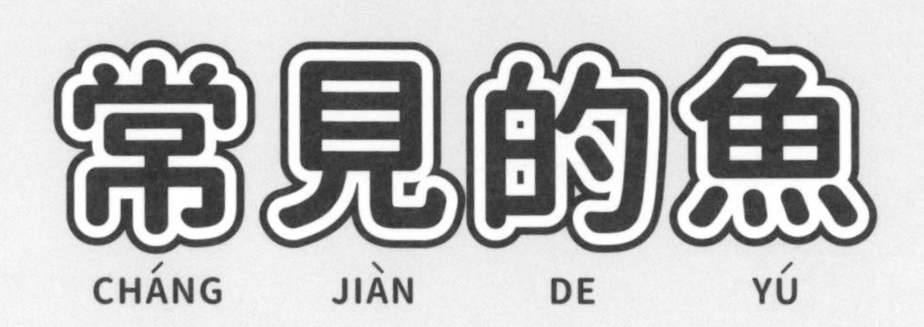

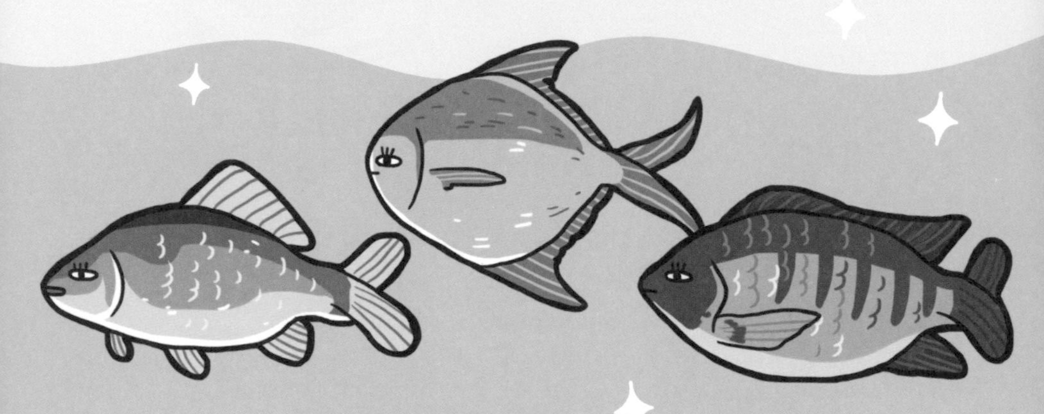

鯽魚

一般觀賞用的金魚也是鯽魚的一個亞種。

白鯧魚

因有「昌隆」的諧音，是過年討喜菜。

吳郭魚

重要的養殖魚類，現改良為「台灣鯛」。

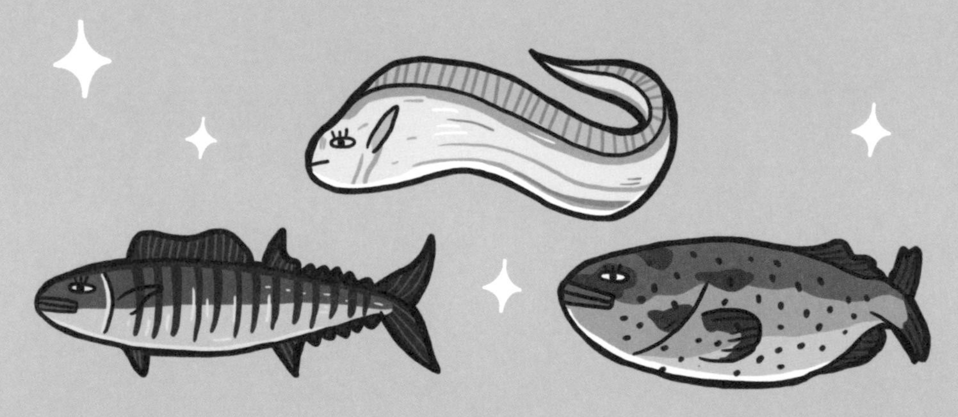

魠魠魚

原名為康氏馬加鰆，多使用油炸食用。

白帶魚

多以切塊油炸料理，刺很多很討厭。

石斑魚

肉質細緻，是辦桌與喜宴常出現的食材。

雖然日常生活中很容易吃到魚，但吃到時多半是煮完的模樣，
要到市場購買的時候還是容易傻傻分不清楚。

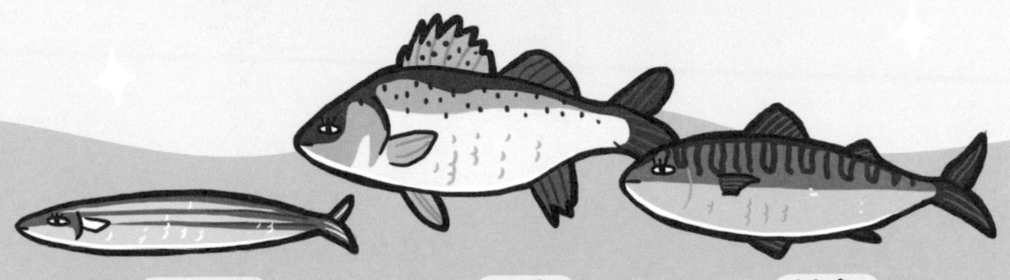

秋刀魚

因體型如刀，產季於秋天而得名。

鱸魚

熱量低肉質鮮美。常用來清蒸或做魚湯。

鯖魚

常拿來鹽烤或製作成蕃茄青魚罐頭。

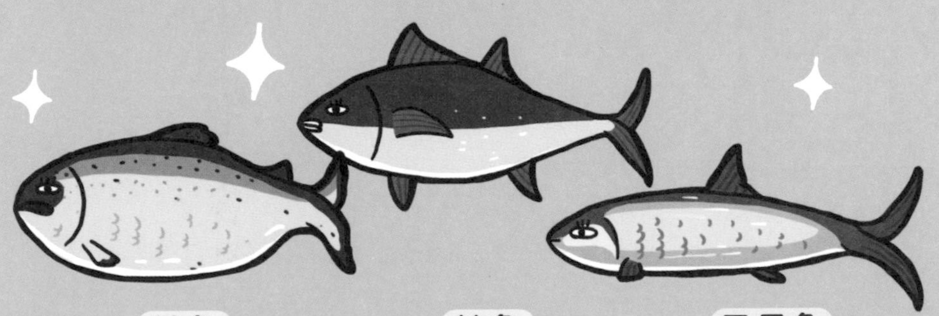

鮭魚

又稱三文魚，多拿來製作生魚片、魚排。

鮪魚

又以黑鮪魚最知名，多用於生食。

虱目魚

受歡迎的平民料理，魚肚更是老饕最愛。

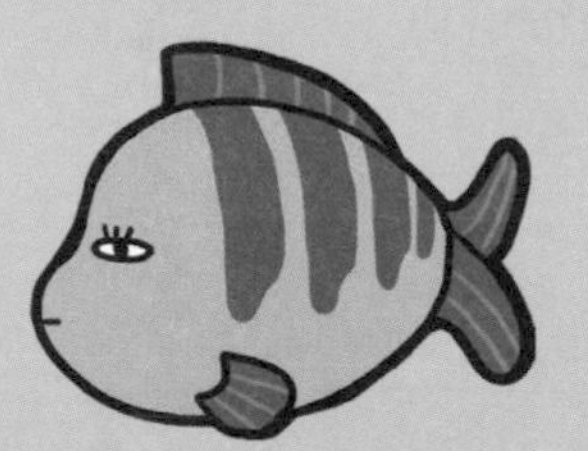

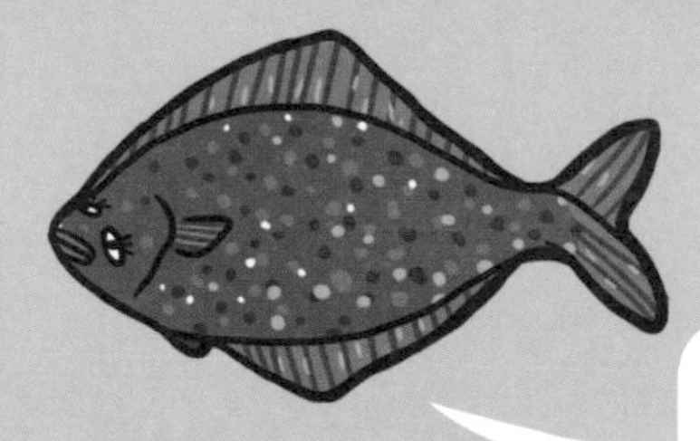

小比目魚

愛麗兒的好朋友，喜歡幫腔又老說錯話。

比目魚

真的比目魚長這樣，常見的餐廳菜魚種。

前面那個冒牌貨⋯

營養豐富

貝

BÈI

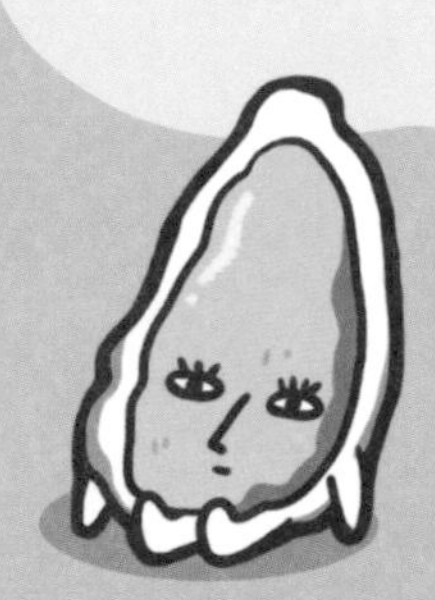

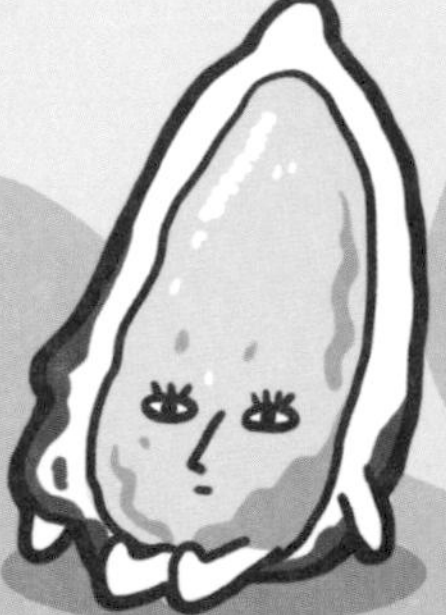

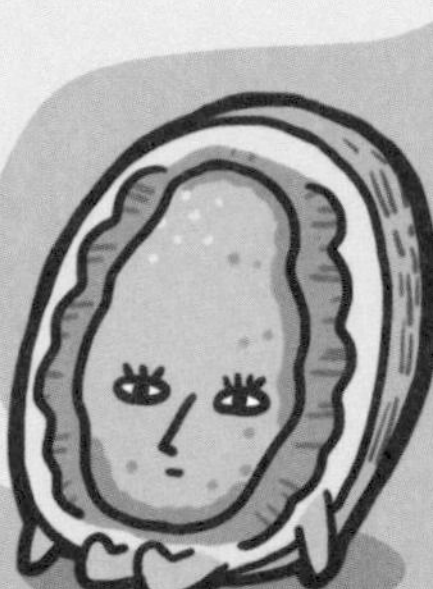

牡蠣

又稱蚵仔，十分普及，常見於各大料理中。

生蠔

通常指較大，生菌較低，可直接生食的牡蠣。

九孔

因價格較低，常常被店家拿來冒充鮑魚。

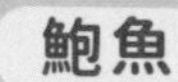

鮑魚

味道鮮美，肉質厚實，屬於名貴的海珍品之一。

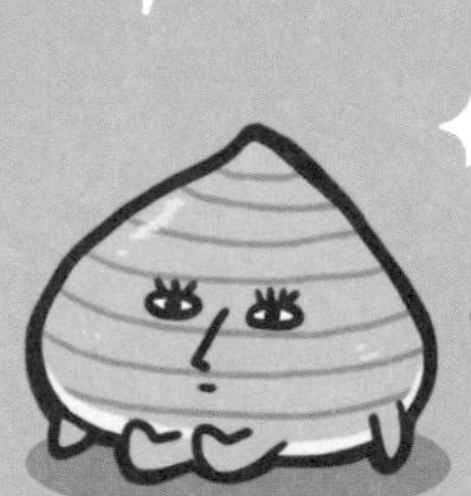

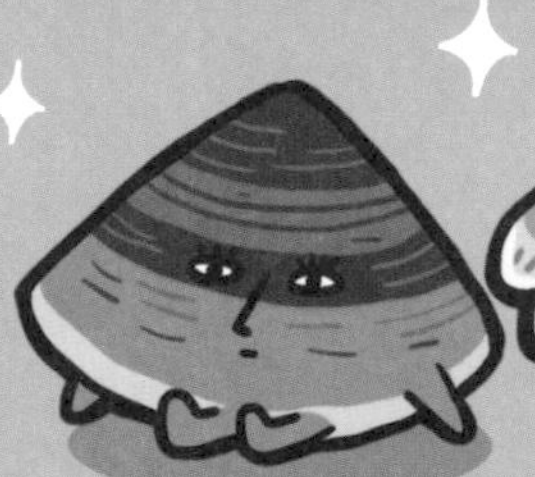

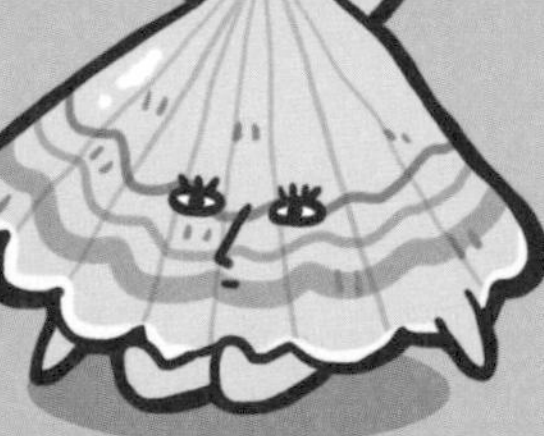

蜆

台語的蜆仔，呈金黃色，常用來做成蜆精。

蛤蜊

台語的蛤蠣， 通常指類似物種的總稱。

扇貝

扇貝之中的白色柱肉，就是平常吃的干貝。

貝類一般是對有殼之軟體動物的一種泛稱，其中包含雙殼綱、腹足綱等，有些可食用。貝類也是常見的過敏源之一，過敏的人可能會出現蕁麻疹、呼吸困難、異位性皮膚炎或過敏性休克的症狀，不可輕忽。

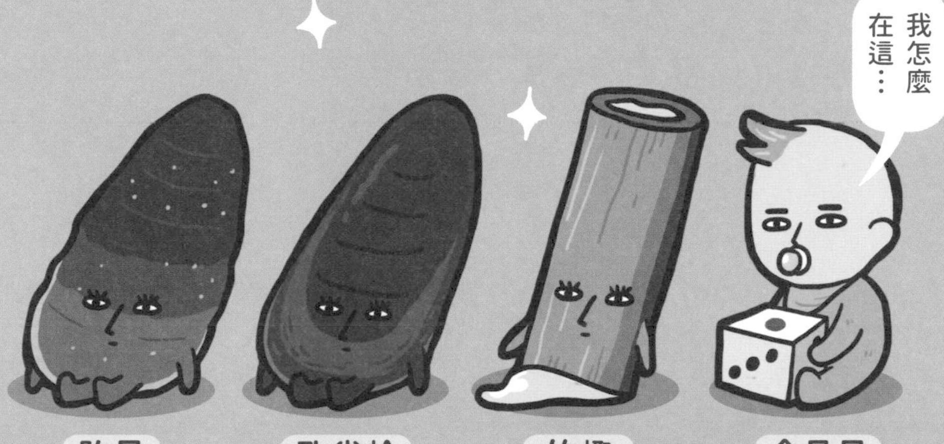

貽貝

因味道甘美，烹調免調味而有淡菜之稱。

孔雀蛤

貽貝的一種，外殼呈漸層墨綠，如孔雀一般。

竹蟶

蟶（ㄔㄥ），因外殼長得像竹筒而得名。

金貝貝

常被認成男嬰，進魔法屋才發現是女生。

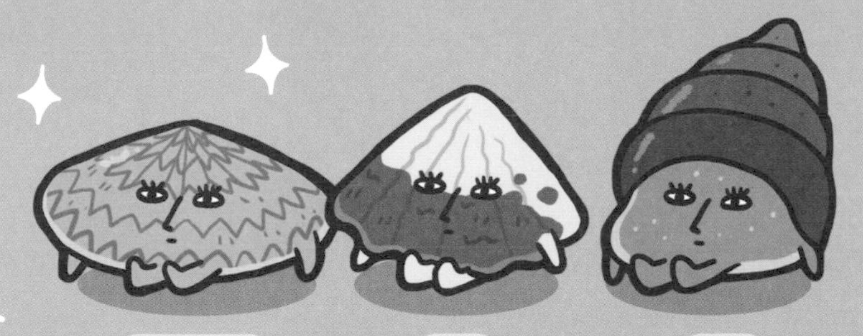

海瓜子

呈橢圓狀，殼較薄，常與山瓜子搞混。

蚶

蚶（ㄏㄢ）價格高，從東南亞進口多。

螺

常見的有田螺與石螺，多用辣炒吸食。

傻傻分不清楚

魷魚

YÓU YÚ

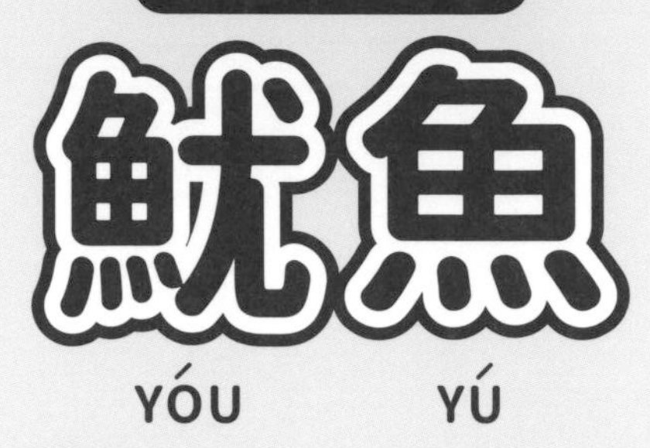

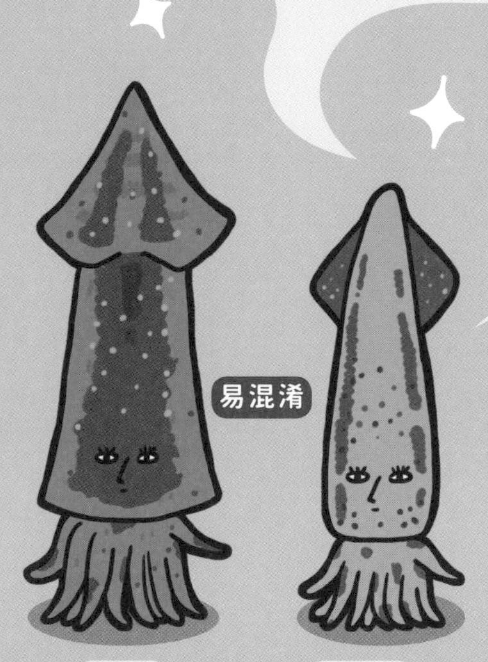

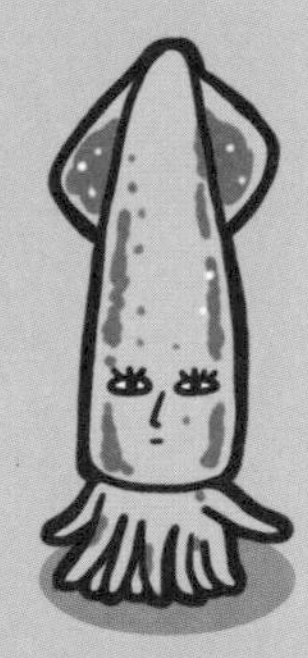

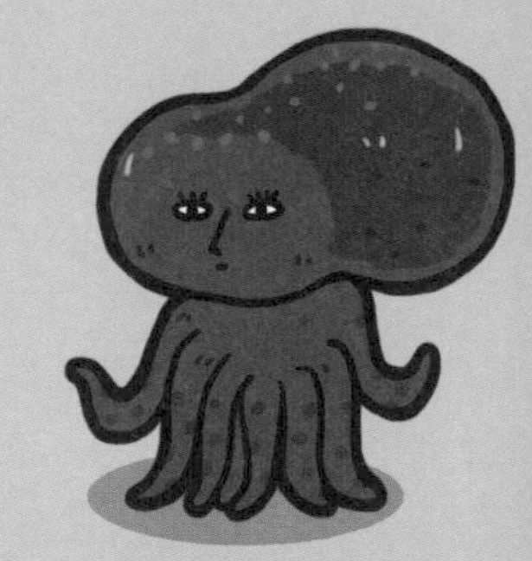

簡易分辨小技巧

魷魚
三角形
直接到底

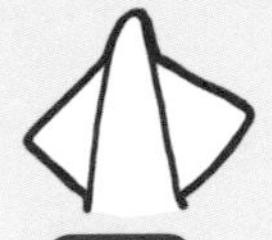

透抽
尾端
有凸出

魷魚
鎗烏賊
體型大，尾部與身體皆呈現倒三角形。

透抽
中卷
長大的小管，體型較為修長，呈直筒狀。

小管
小卷 / 鎖管
通常指未達 15 公分的鎖管，體型最小。

章魚
八爪魚
頭大八足，與其它相比是最容易分辨的。

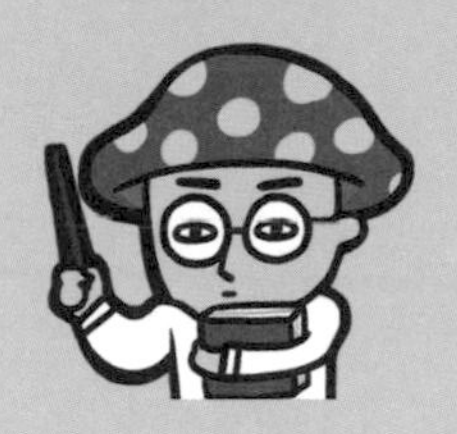

魷魚是軟體動物門動物。因外型與透抽、軟絲相似，常人難以分辨。且約有八成的民眾表示：即便看了比較圖，下次看到時還是分不出來。

花枝
較圓
有花紋
軟絲
橢圓
無花紋

噢～可憐的靈魂♫

易混淆

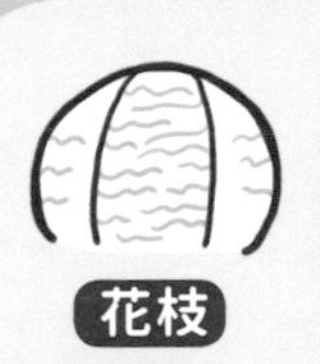

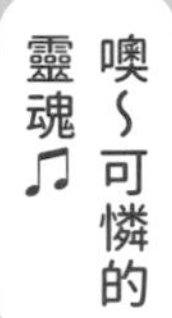

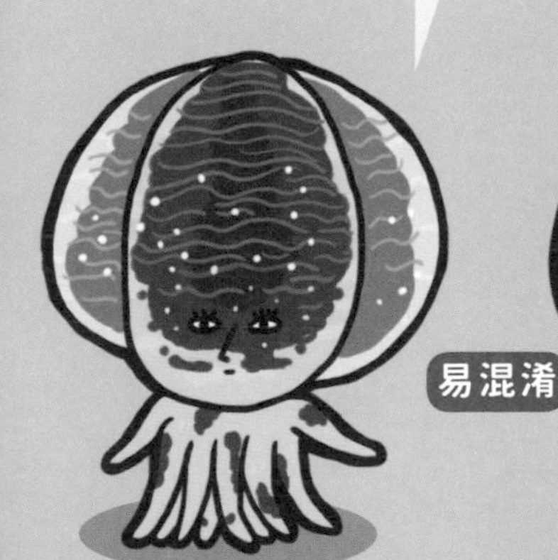

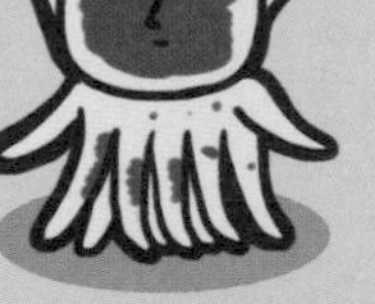

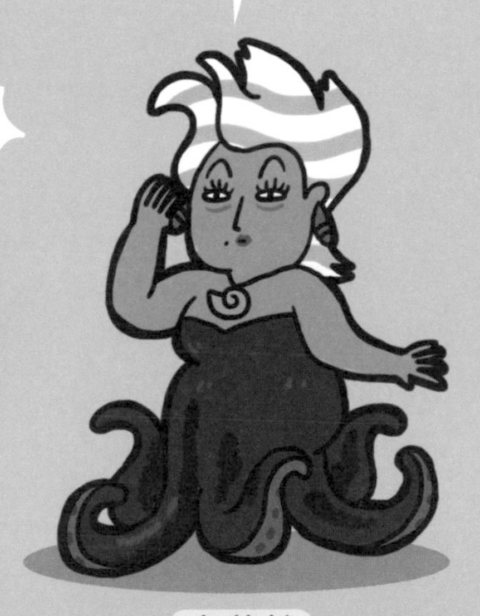

花枝
烏賊 / 墨魚
體型圓胖，墨量最多，身上有明顯的花紋。

軟絲
軟翅仔
與花枝形似，體型橢圓，體內無硬殼。

烏蘇拉
海巫
1989 年登場，迪士尼最經典的反派角色。

東方人的主食

米

MǏ

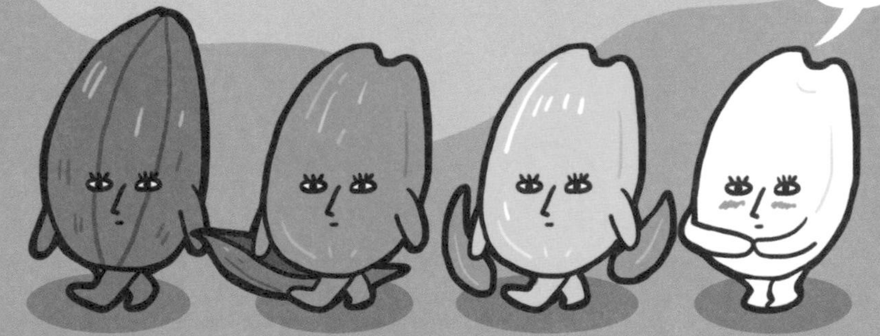

依加工區分

稻穀 → 糙米 → 胚芽米 → 白米

稻穀：成熟的稻米，還沒有去殼。

糙米：把稻穀的殼去掉後的米。

胚芽米：把糙米的米糠去除。

白米：將胚芽米的胚層去除。

依米質區分

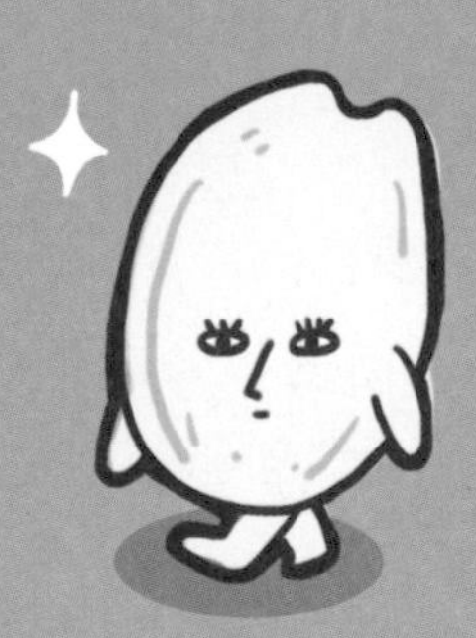

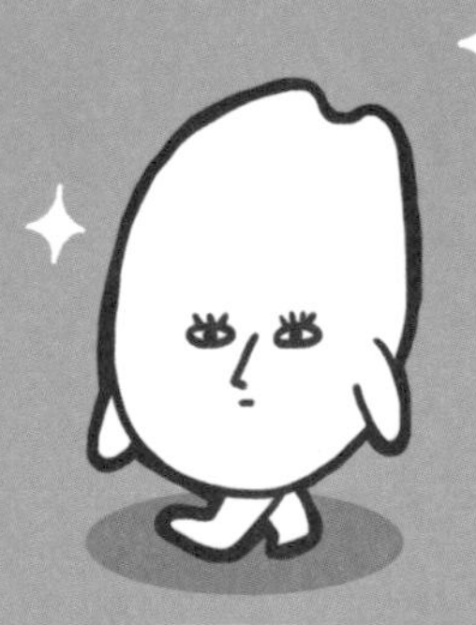

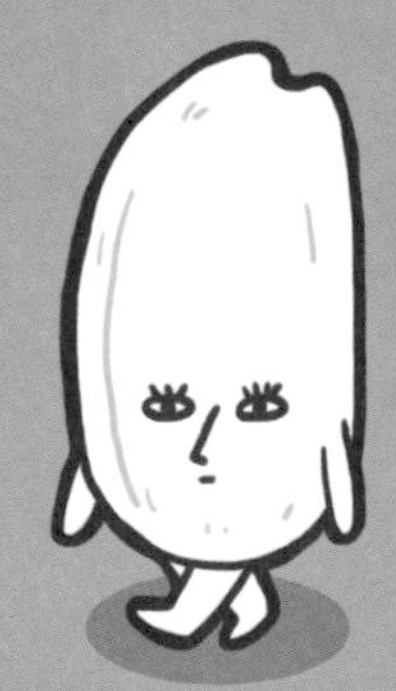

粳米：形狀比較圓，每天吃的飯大多屬於這種。

糯米：顏色較白，常用來做米糕、粽子。

秈米：形狀比較長，多用來做蘿蔔糕、發糕。

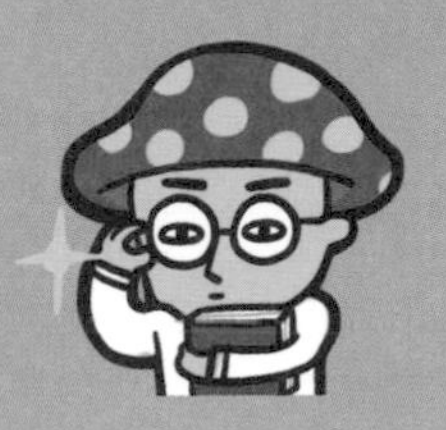

稻米是人類重要的糧食作物之一，耕種及食用的歷史相當悠久，約可追溯至西元前 8200 年。稻米在中國與東南亞廣為栽種後，逐漸向西傳播到印度，中世紀引入歐洲。目前全世界約有一半的人口食用稻米。

常吃的米

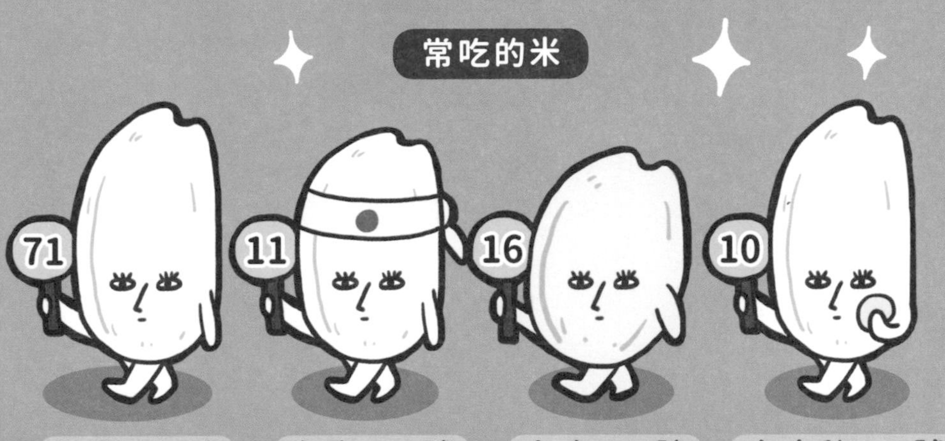

台農 71 號

有著淡淡的芋頭香氣，又稱益全香米。

台南 11 號

日本指定輸出的品種，常用來做便當飯。

台南 16 號

號稱台灣的越光米，口感扎實 Q 彈品質高。

台中秈 10 號

口感偏硬，高纖維易消化，適合做加工食品。

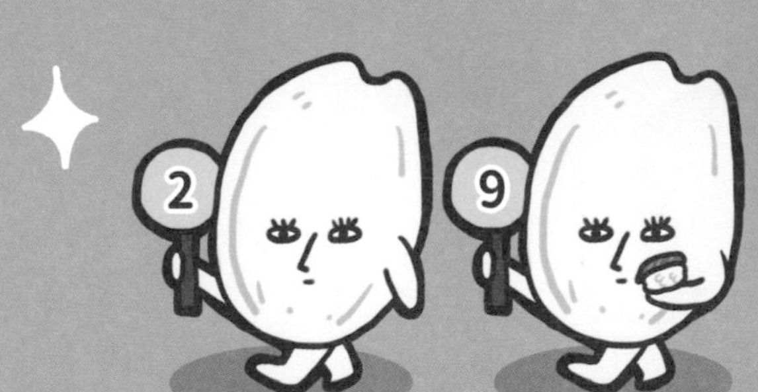

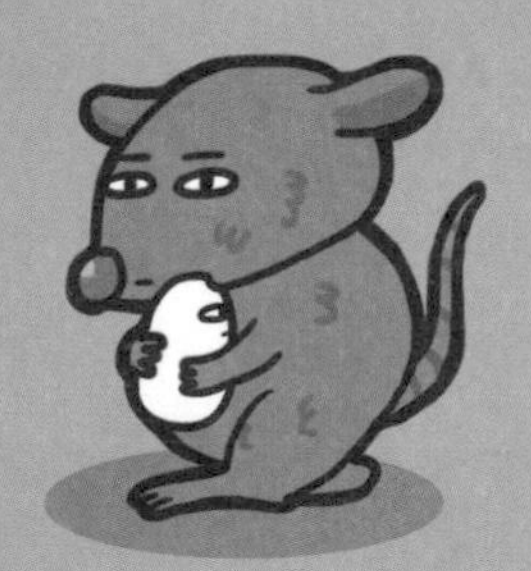

台粳 2 號

米粒飽滿，風味佳，池上常用的選擇。

台粳 9 號

冷掉不乾硬，適合拿來做炒飯及壽司。

大米

即白米，老鼠的最愛，七年級生流行金曲。

充斥生活中的 大豆

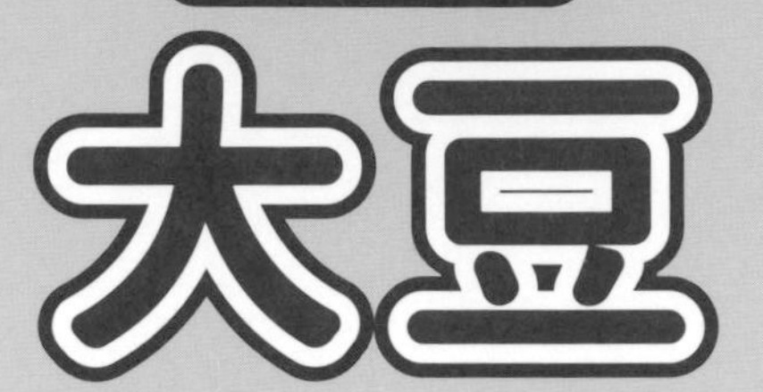

DÀ DÒU

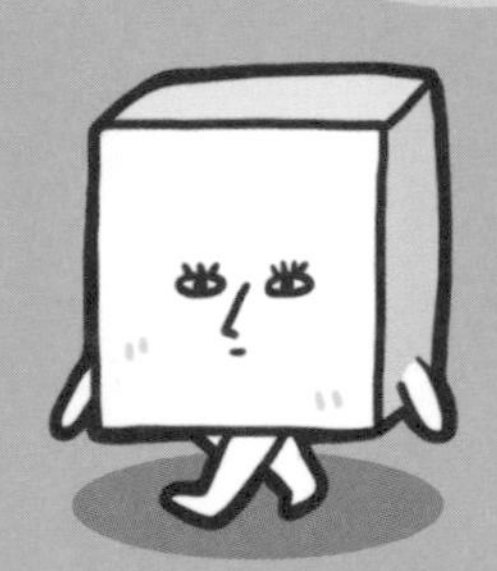

豆腐

豆製品大宗，有油、臭、炸、凍等不同製法。

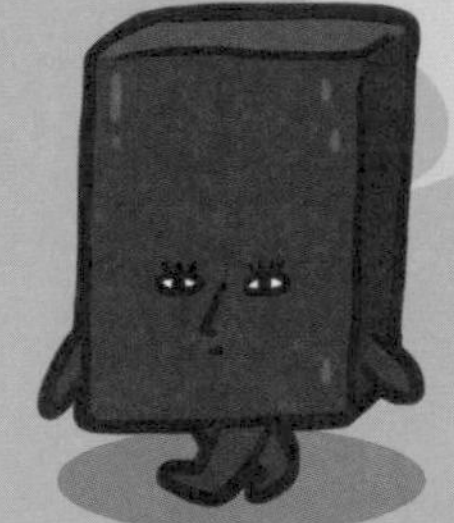

豆乾

豆腐經過壓制而成，常見於各大料理。

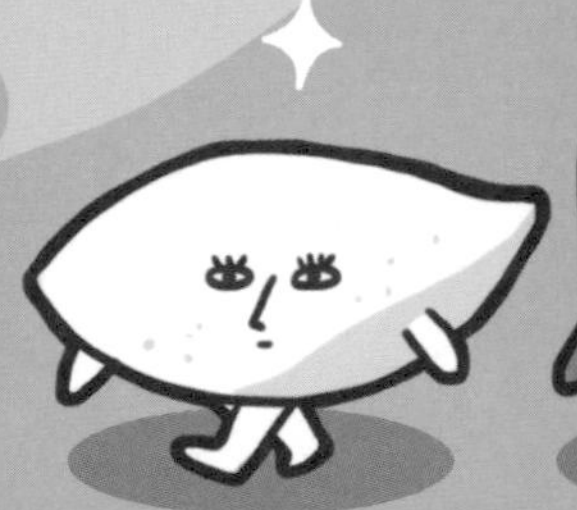

豆花

稍微凝固的稱豆腐腦，較凝固的為豆花。

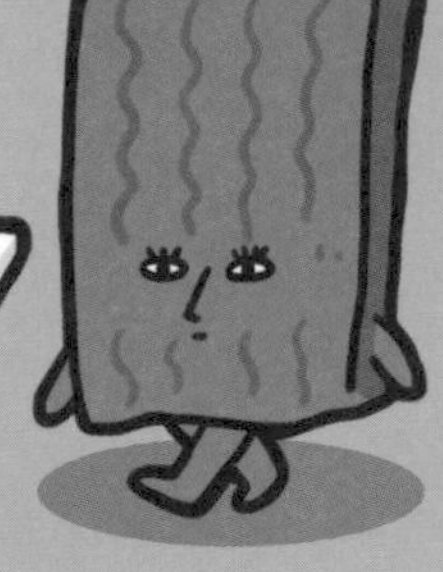

豆皮

豆漿加熱時表面薄膜經加工後而成，種類繁多。

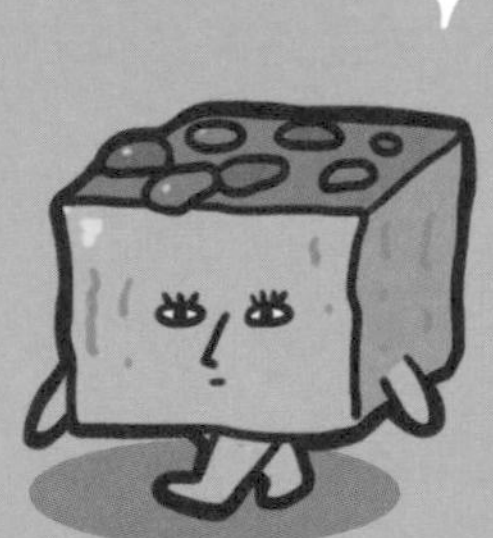

豆腐乳

將豆腐利用黴菌發酵 、醃製並二次加工的製品。

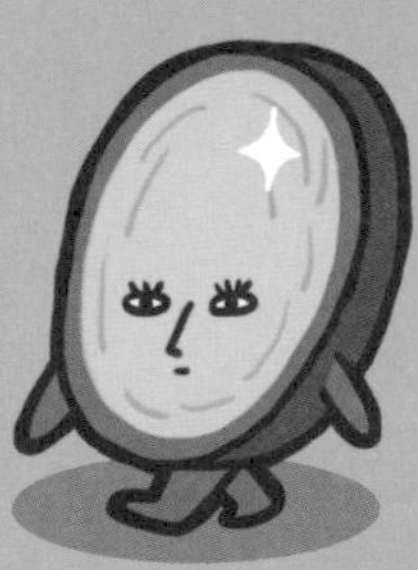

豆雞

常見的素食品，以仿照雞肉口感與味道得名。

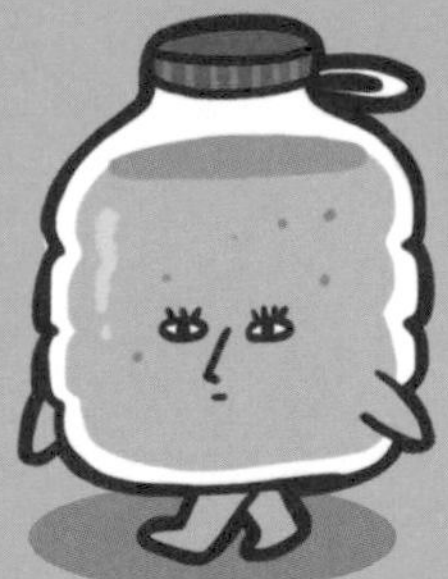

大豆油

從大豆中提取，可食用也可作為印刷油墨。

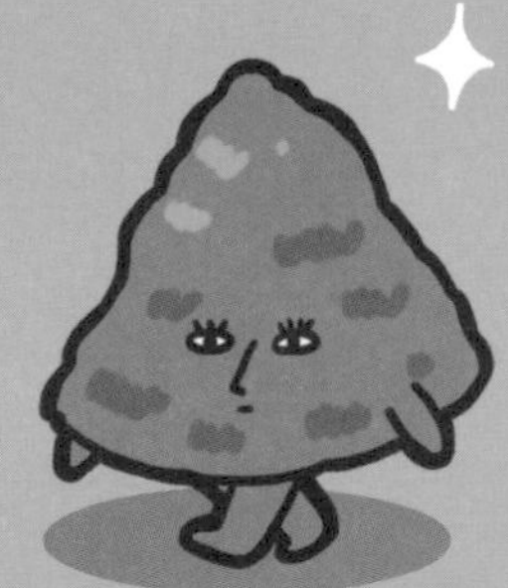

味噌

以豆、米、麥等原料，經發酵而成的日式豆醬。

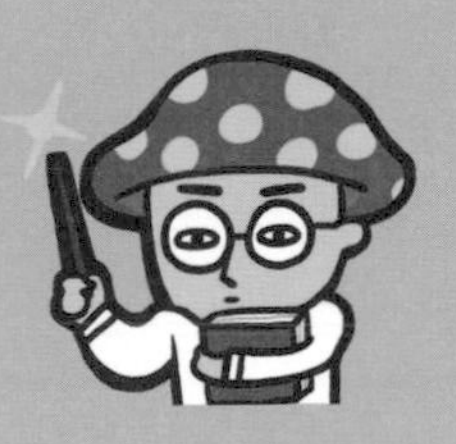

大豆是種子含有豐富蛋白質的豆科植物，因此也有「田裡的肉」之稱。未熟成前採下，就是市面常見的「毛豆」，而成熟後則依顏色分為「黃豆」、「黑豆」等，其實兩者是一樣的東西。

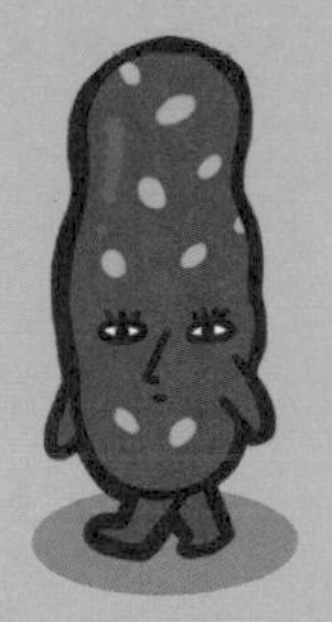

豆棗

許多人唸不出名字會說「那個紅紅的」。

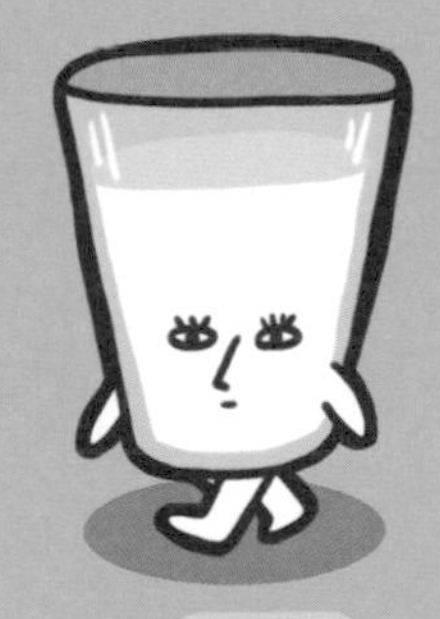

豆漿

黃豆、黑豆研磨而成，可做成甜或鹹味。

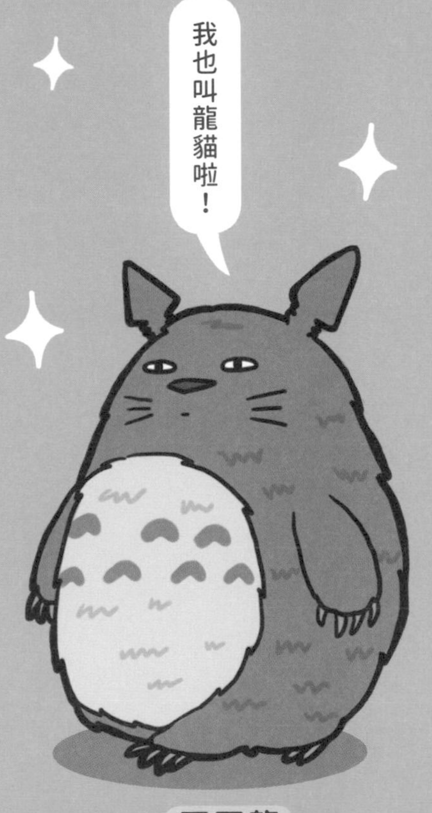

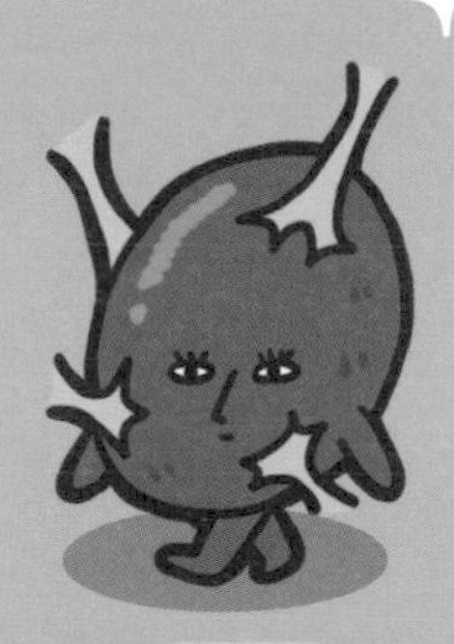

納豆

日本傳統食品，氣味強烈，評價相當兩極。

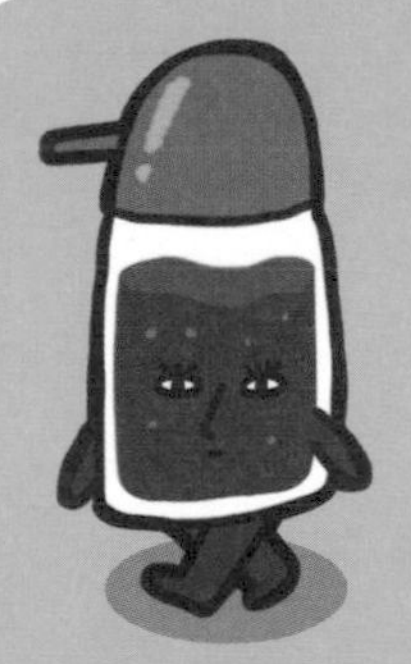

醬油

由大豆、水、食鹽等經過制麴和發酵而成。

豆豆龍

我最愛的豆豆龍♩
豆豆龍♩豆豆龍♫
豆豆龍♫

一天一把好健康

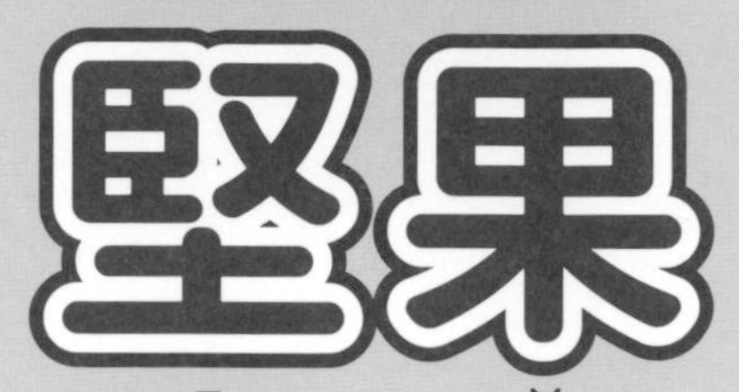

JIĀN GŬO

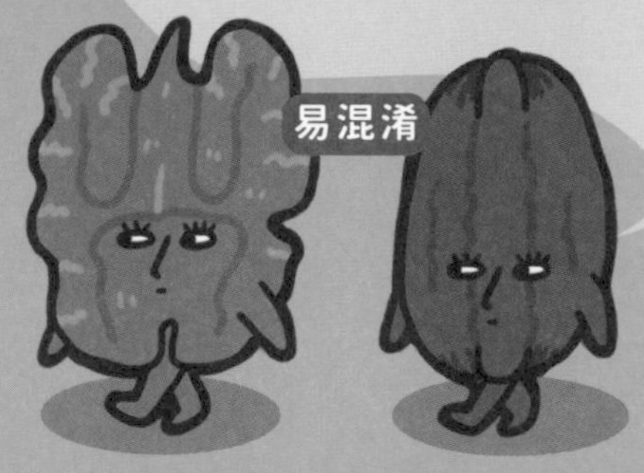

核桃
Walnut
形似人腦，常用在蛋糕與冰淇淋配料中。

胡桃
Pecan
香味濃，皮非常硬，需要用胡桃鉗打開。

杏仁
Apricot Kernel
杏樹的果仁，具藥用價值，又分為南杏與北杏。

扁桃仁
Almond
台灣常稱其杏仁果，多用來做甜點、牛軋糖。

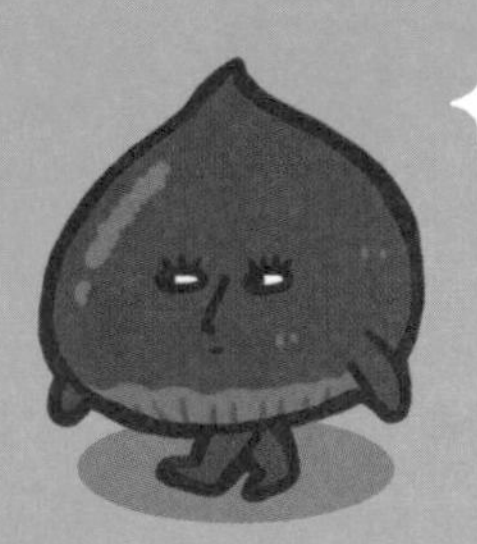

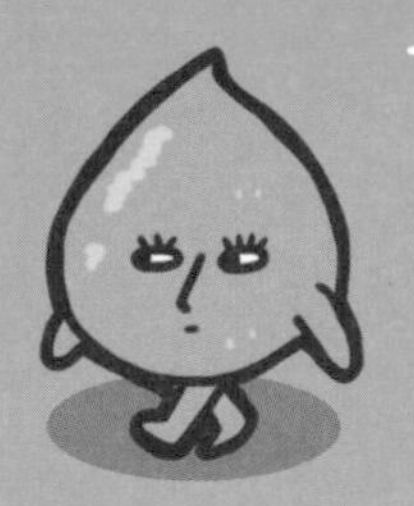

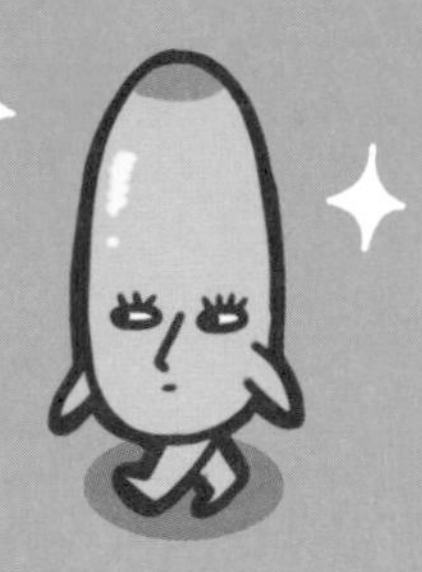

栗子
Chestnut
常用於食品，其中更以糖炒栗子最常見。

榛果
Hazelnut
香味獨特，常與巧克力或咖啡進行搭配。

松子
Pine Nut
可入藥、做菜，松子茶為韓國的驅寒聖品。

堅果是植物的一類果實，通常用來指果皮堅硬，且成熟時果皮不裂開的乾果類。口語上的堅果泛指具硬殼的可食用果仁，其實許多在植物學上並不屬於堅果（如花生、開心果、腰果等），食用的是種子部分。

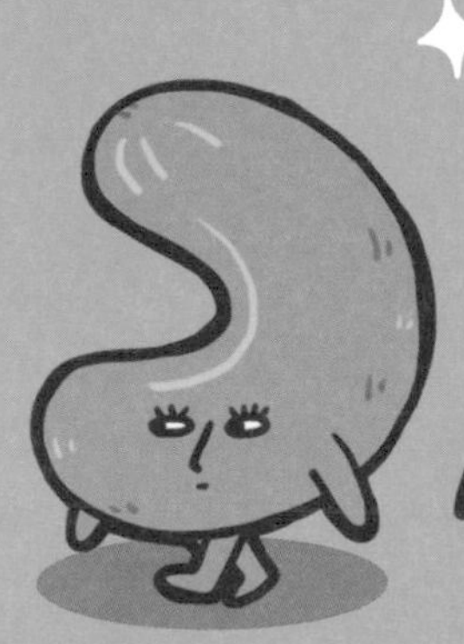

腰果
Cashew
原產熱帶美洲，常以油炸後直接食用。

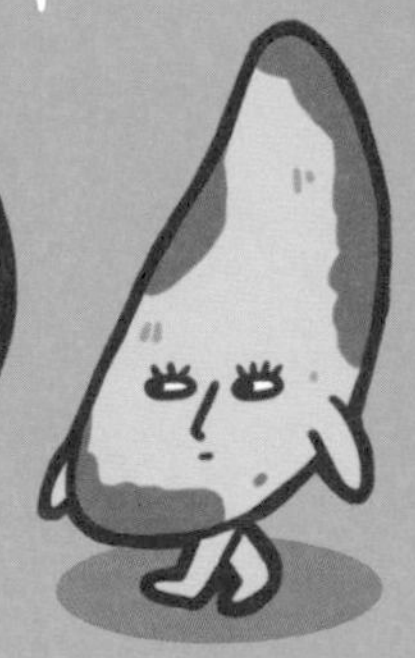

巴西堅果
Brazil Nut
口味佳、營養豐富，固有「堅果之王」美稱。

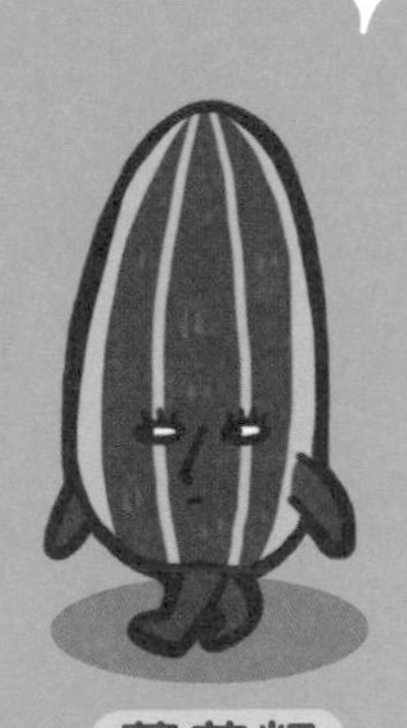

葵花籽
Polly Seed
常見的零嘴（鼠類也愛吃），也會用來榨油。

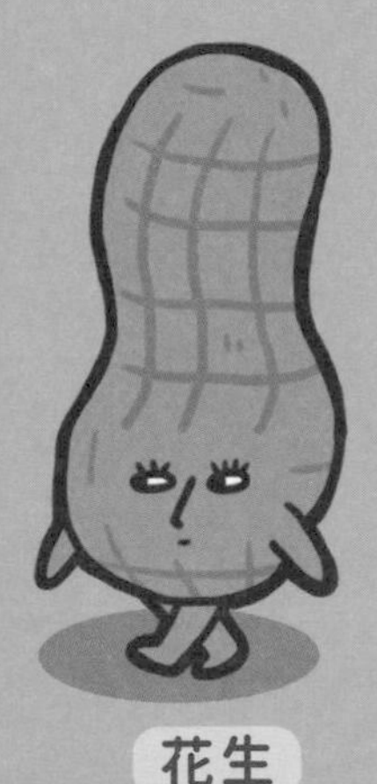

花生
Peanut
又稱土豆，是日常生活常見的百搭食品。

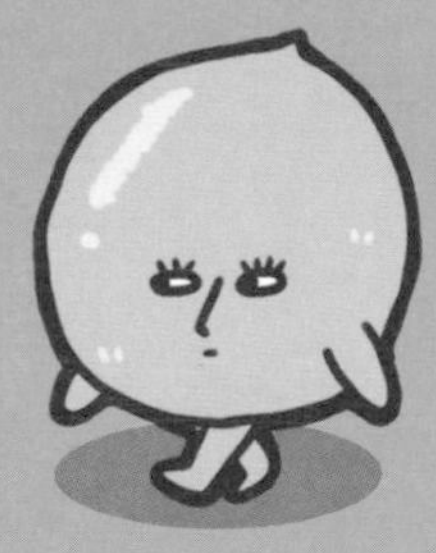

夏威夷果
Macadamia
雖然它叫夏威夷果，但其實原產於澳洲。

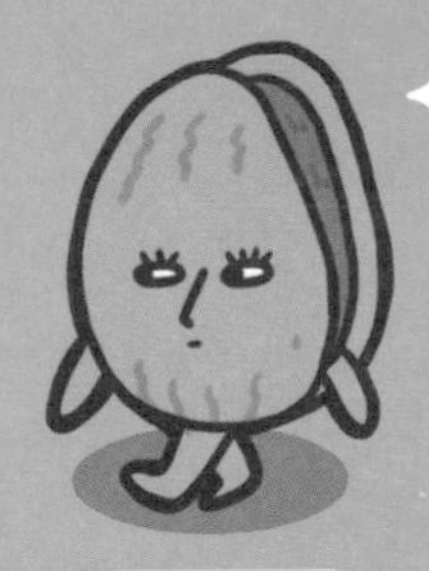

開心果
Pistachio
其硬殼會自然裂開，早期稱為開口笑。

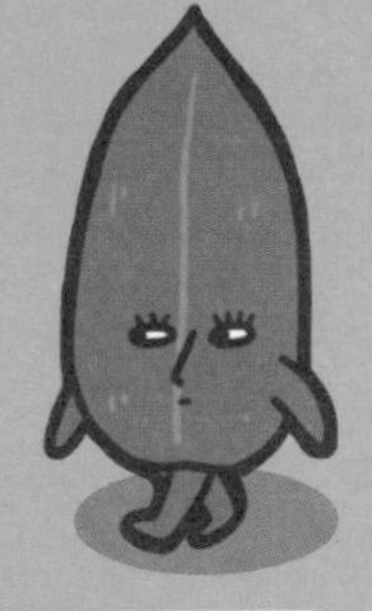

南瓜籽
Pumpkin Seed
南瓜種子，有大量的蛋白質及膳食纖維。

變化豐富

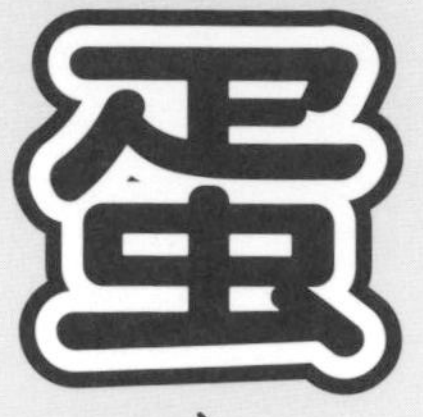

DÀN

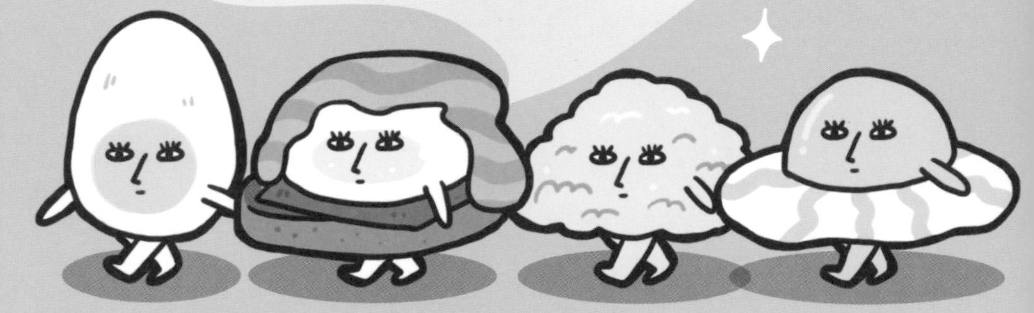

水煮蛋

將蛋連殼直接放入滾水煮熟的常見料理。

班尼迪克蛋

以英式鬆餅為底配搭火腿、水波蛋和荷蘭醬。

炒蛋

將蛋液放入加熱後的熱油鍋中炒製而成。

太陽蛋

只煎單面，其外形像太陽一樣而得名。

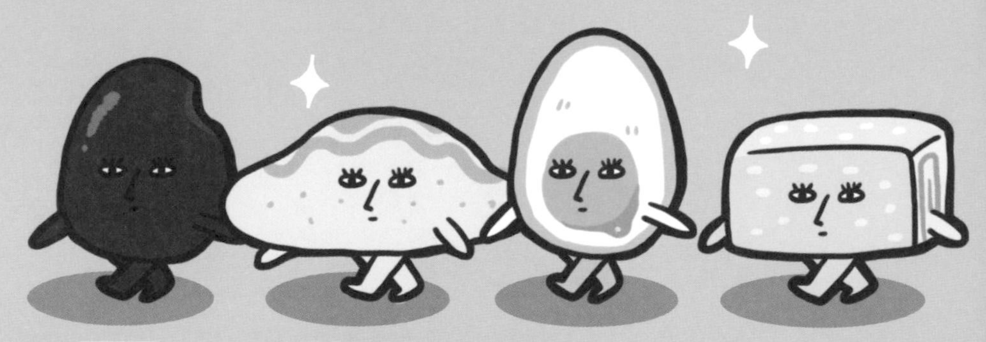

鐵蛋

需每天滷三小時並持續一周。為淡水著名小吃。

歐姆蛋

又稱煎蛋捲，是將蛋平鋪煎熟並捲起的料理。

溏心蛋

蛋白部分已熟，蛋黃仍處於流動狀態的蛋。

玉子燒

將蛋液放至方形模型後煎成，是經典的日本菜。

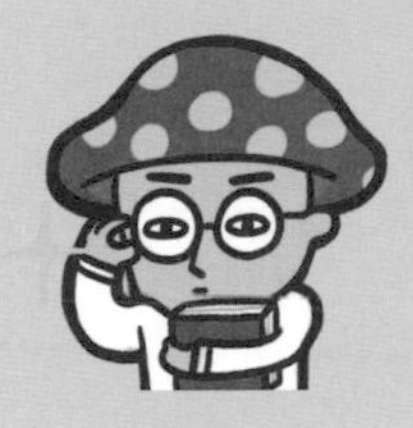

鳥類、爬蟲類和兩棲動物所生、帶有硬殼的卵，受精之後可孵出寶寶。人類食用蛋已有幾千年歷史，其中又以雞蛋最多。據統計，台灣每人平均一年吃掉 300 顆蛋，年產量高達 70 億顆，市場龐大驚人。

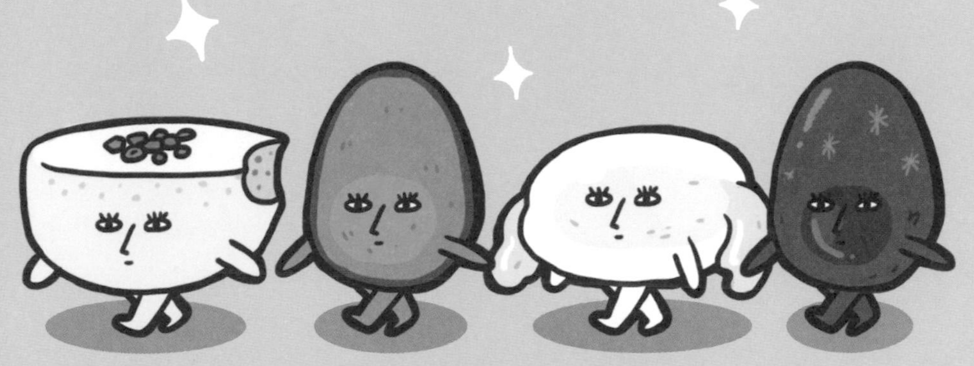

蒸蛋

將蛋打散後蒸熟的料理，對時間的拿捏較嚴苛。

滷蛋

以滷水煮成，若以茶葉為底則成常見的茶葉蛋。

水波蛋

包覆形狀的半熟蛋，若用溫泉水煮則為溫泉蛋。

皮蛋

以石灰泥等材料包裹在鴨蛋外，變化而成。

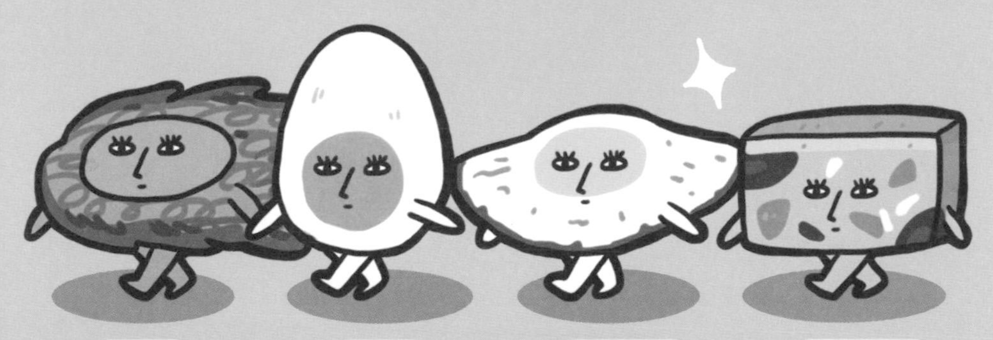

炸蛋

將蛋直接放入油鍋油炸，再佐以胡椒粉調味。

鹹蛋

將鴨蛋以黃沙或鹽水等材料醃製約三周而成。

荷包蛋

煎蛋底部成形後翻半面，因形似荷包而得名。

三色蛋

混合皮蛋、鹹蛋與雞蛋後，蒸熟而成。

有一種瓜味

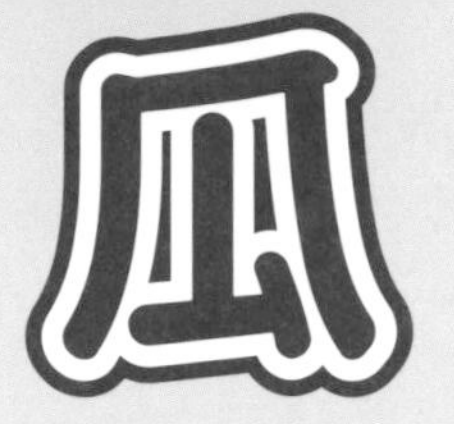

GUĀ

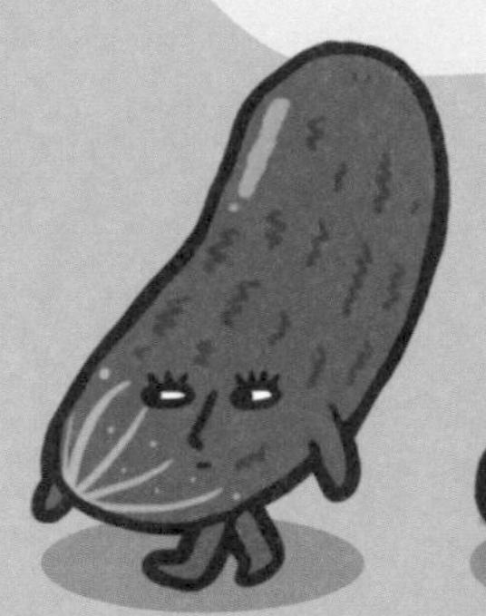

黃瓜

又稱為胡瓜。表皮有小刺，閩南語稱其刺瓜仔。

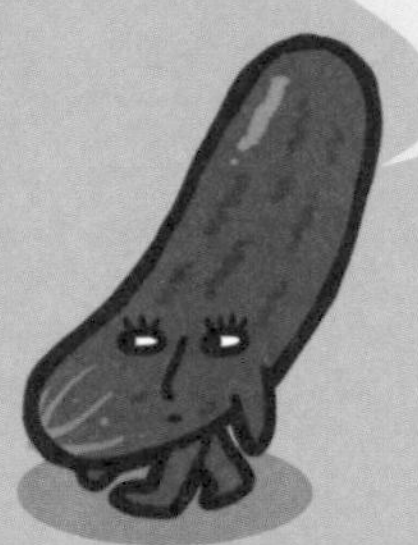

小黃瓜

原本為未長大的黃瓜，現多改良為獨立品種。

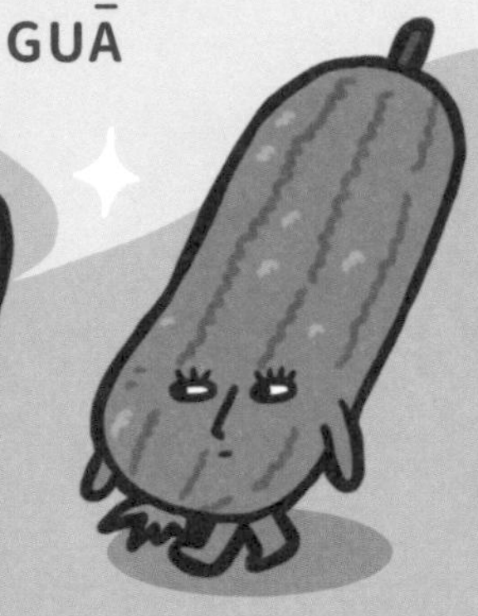

絲瓜

又稱為菜瓜。其乾燥後可做成菜瓜布。

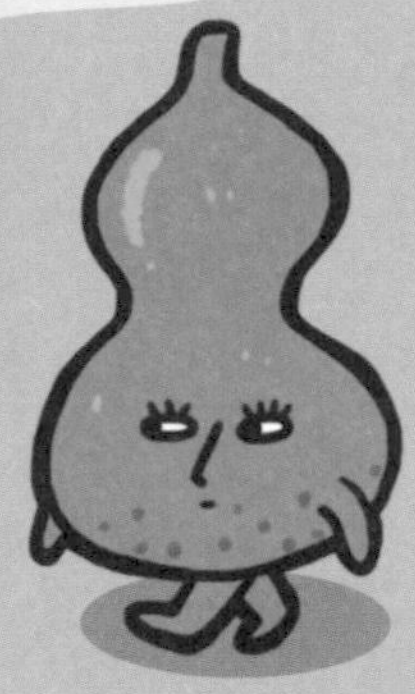

瓠瓜

最早種植的瓜之一，又稱葫蘆、蒲瓜。

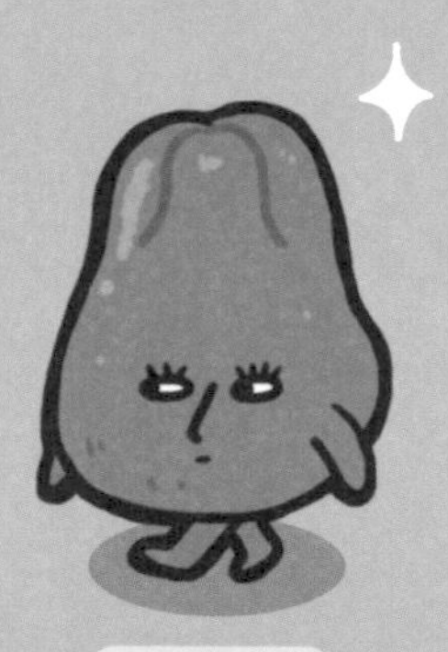

佛手瓜

原產於中美洲，外型似芭樂，為龍鬚菜的果實。

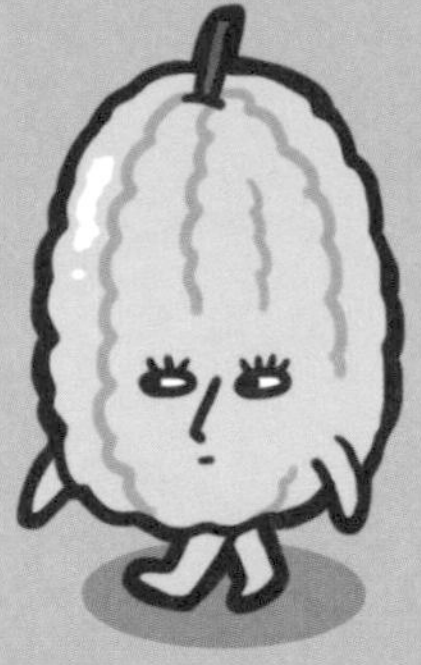

苦瓜

因只苦自己、不苦共煮的菜，又稱「君子瓜」。

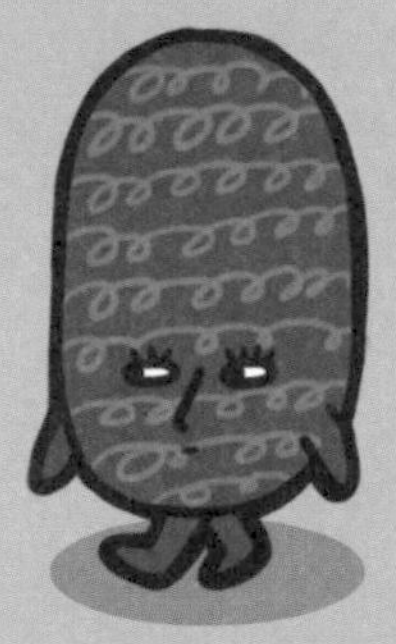

冬瓜

因瓜熟時表面會有一層白粉，像是冬霜而得名。

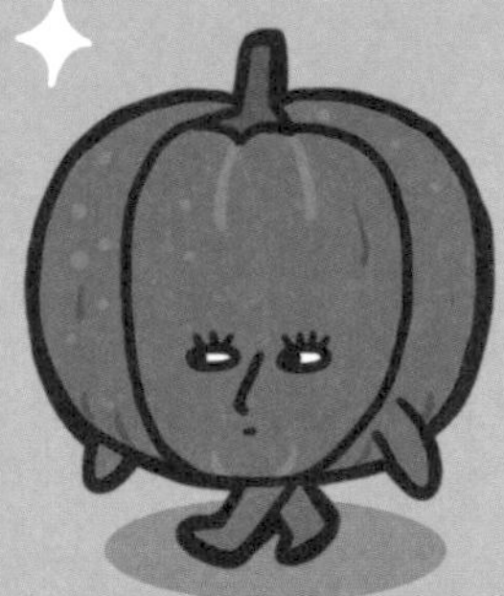

南瓜

多用來做派餅、甜點，其種子也可食用。

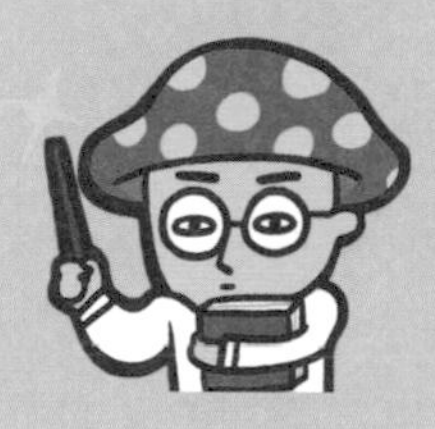

瓜是中文對葫蘆科和番木瓜科等果實的統稱，當中部份是水果，部份是蔬菜。「瓜」的中文字比較廣義。如需查詢多種瓜類的英文，則需要用 melons、gourds、squashes……等不同單字搜尋。

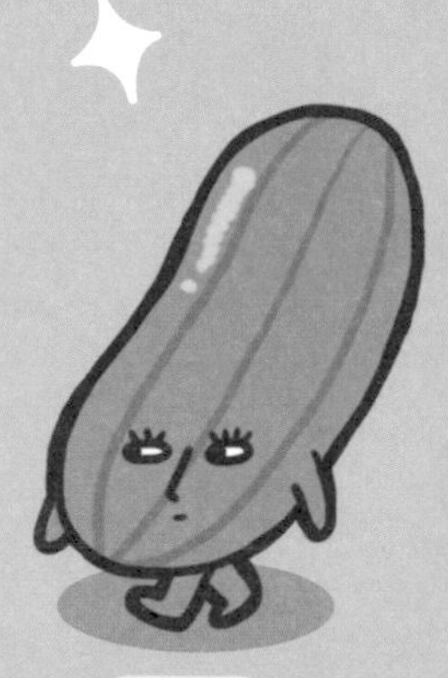

越瓜

常用於做「瓜仔脯」、醬瓜、蔭瓜等加工品。

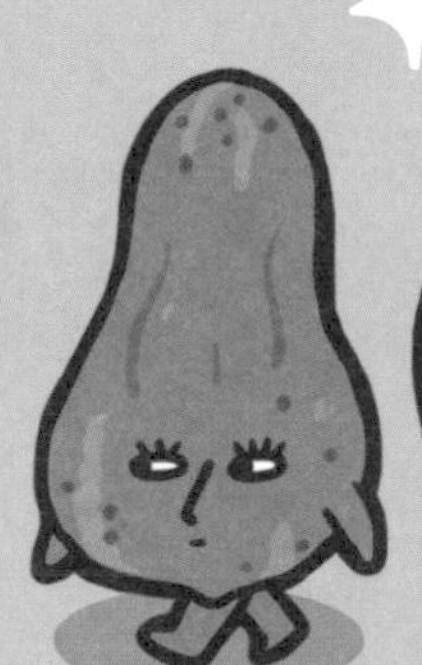

木瓜

普遍種於熱帶國家，木瓜牛奶為台灣知名飲品。

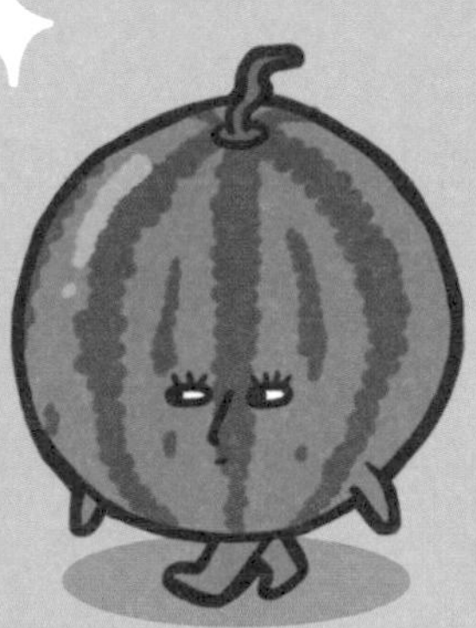

西瓜

重量的 92% 是水，為水份最高的水果。

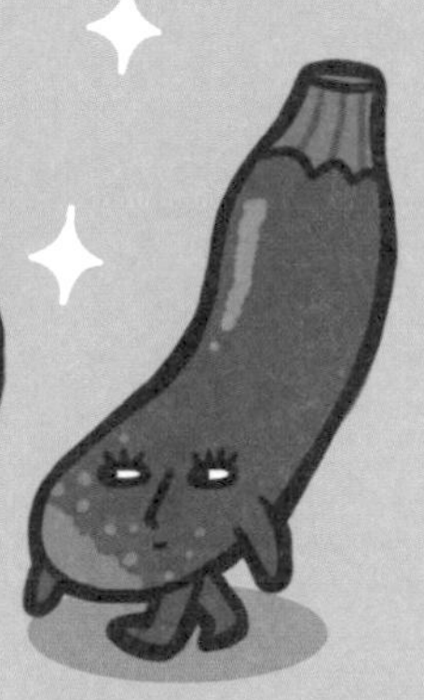

櫛瓜

原產於北美洲，市面多為進口，價錢較貴。

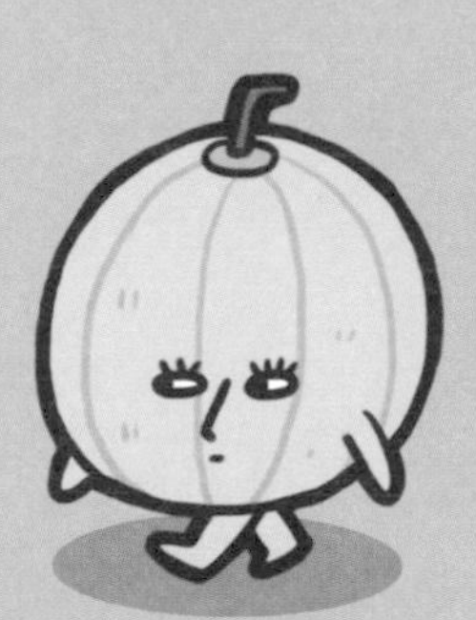

香瓜

通常指白皮、綠色果肉的甜瓜，也叫白蘭瓜。

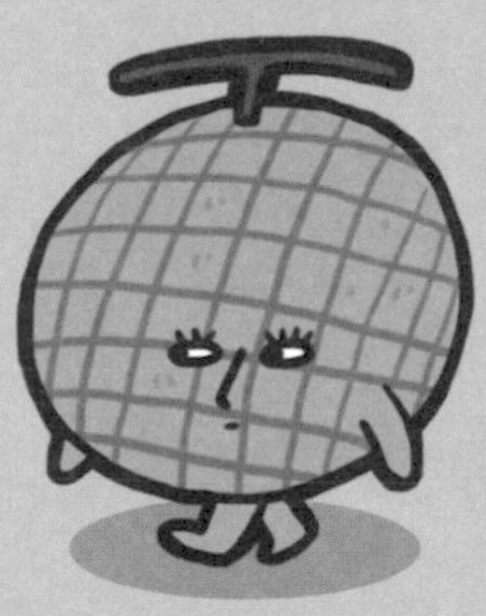

洋香瓜

台灣普遍會將網狀洋香瓜稱為哈密瓜。

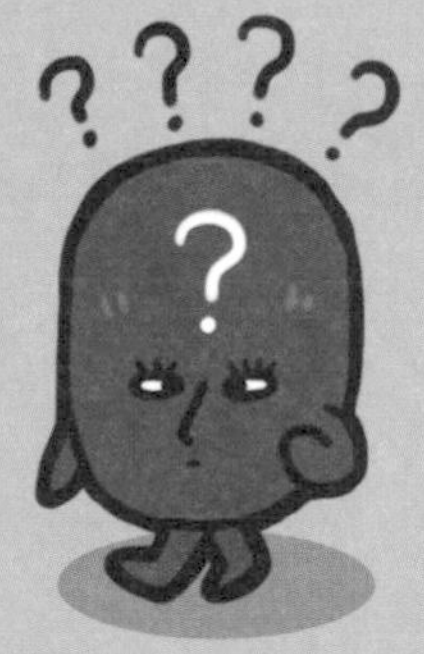

傻瓜

因古代「瓜洲」的人苦幹老實，而被調侃之詞。

麻瓜

Mug 為呆笨的俚語，用來指不會魔法的人。

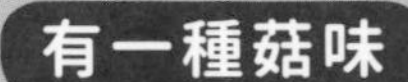

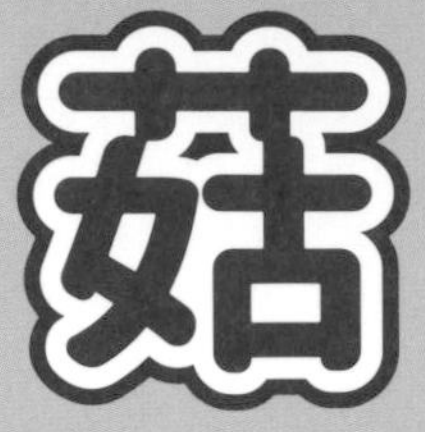

GŪ

上大號時會看到完整的我喔！

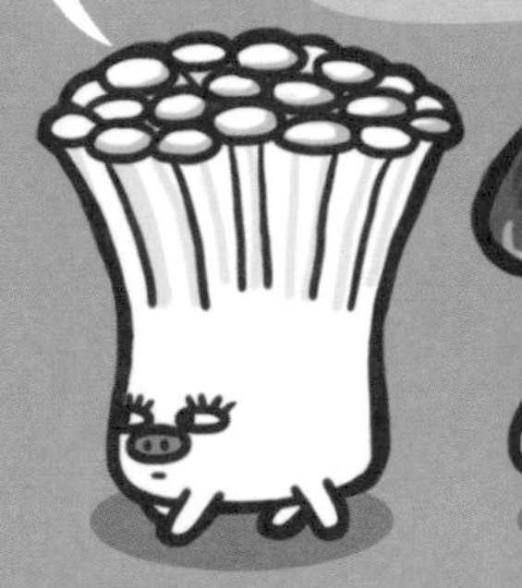

金針菇

又稱「明天見」，是火鍋或烤肉的常客。

牛肝菌

因菌體大、肉質肥厚像牛的肝而得名。

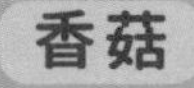

常脫水保存，是重要的南北貨之一，很常吃到。

杏鮑菇

口感像鮑魚，聞來有淡淡的杏仁味而得名。

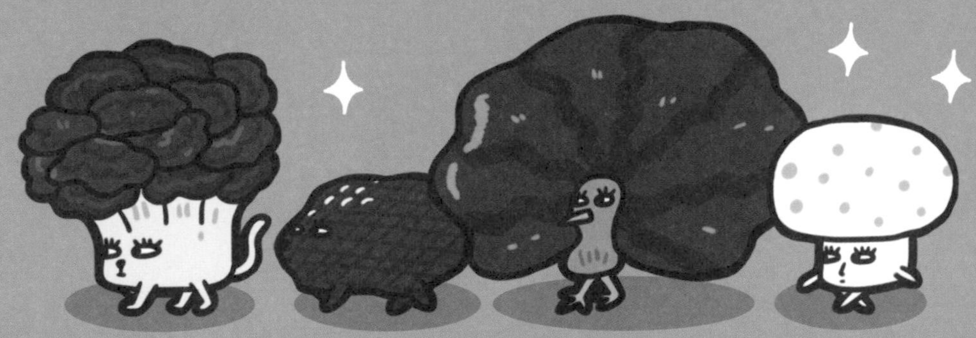

舞菇

毒性發作時會手舞足蹈。一定要煮熟食用。

松露

與魚子醬、鵝肝並列「世界三大珍饈」。

木耳

又稱為雲耳，因長得像耳朵而得名。營養豐富。

洋菇

口感脆，最大可長到 20 公分，常見於洋菜。

又稱蕈類，是大型、高等的真菌，許多菇類具醫療價值，也被用來當作食品。目前已知可食用菇類約有兩千多種，除了靠栽種之外，部分高價或不易種植的菇也會靠採集而來。

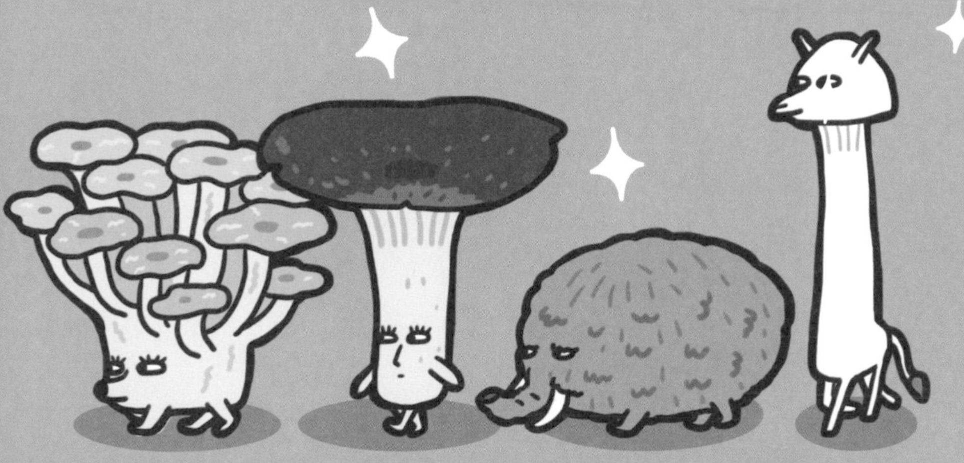

珊瑚菇
看來像珊瑚而得名，又可稱為黃金菇。

秀珍菇
口感偏滑，十分常見，適合拌炒肉類與蔬菜。

猴頭菇
肉嫩、味香、飽滿多汁，是傳統的名貴菜餚。

白精靈菇
又稱海鮮菇，味道淡，適合怕菇味的民眾。

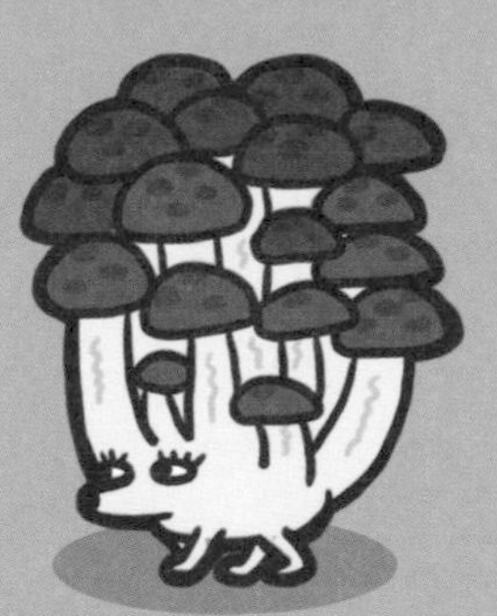

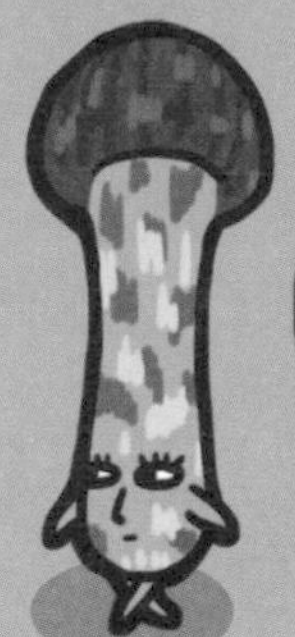

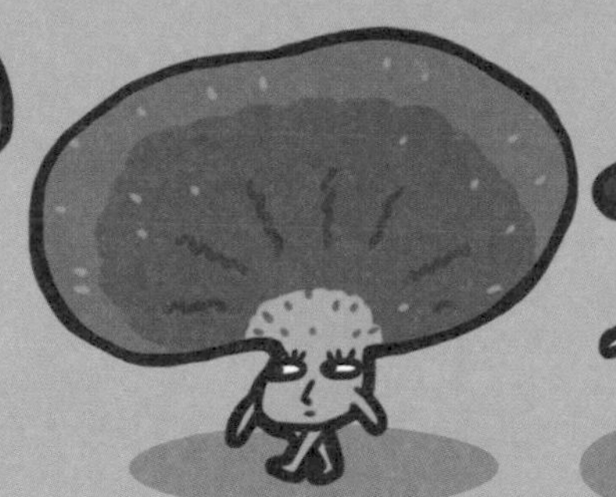

鴻喜菇
細緻滑脆，口感佳，適合拌炒或煮火鍋。

松茸
採集困難，在日本被視為食用蕈中的極品。

鮑魚菇
大如手掌，肉質肥厚，口感滑嫩媲美鮑魚。

柳松菇
久煮不爛且清香獨特，適合拿來燉湯。

戀愛的酸甜滋味

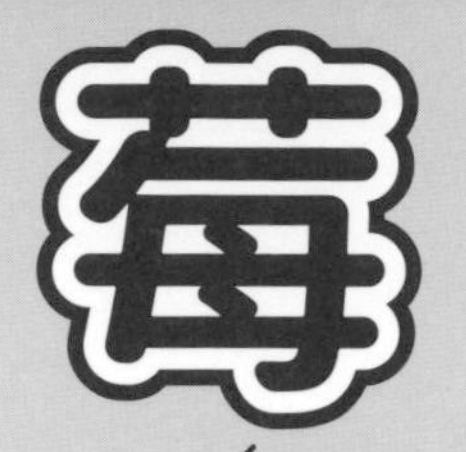

莓

MÉI

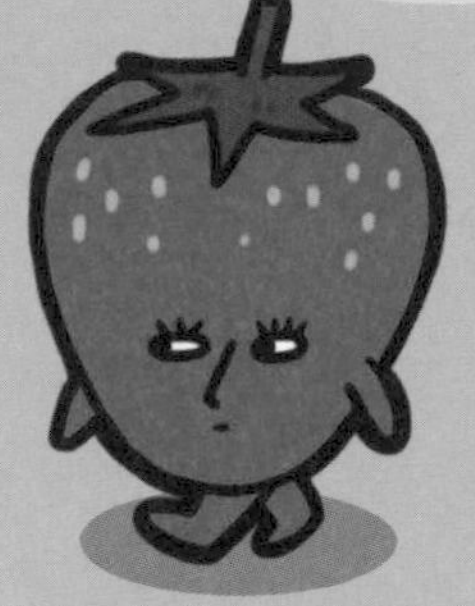

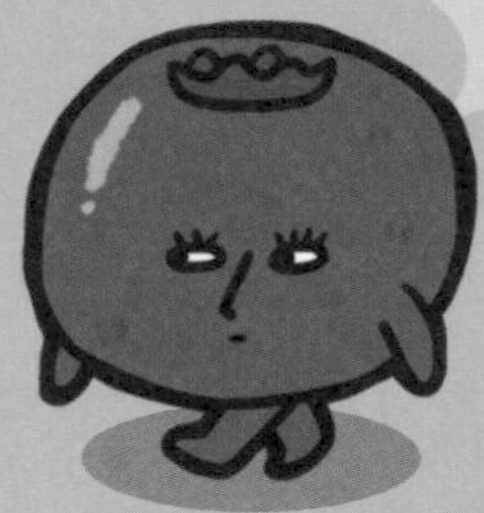

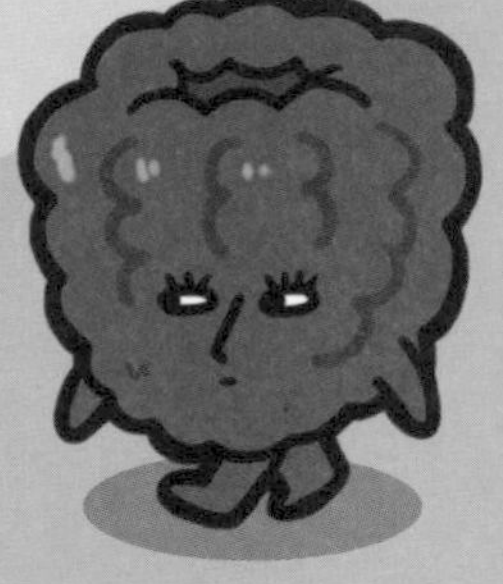

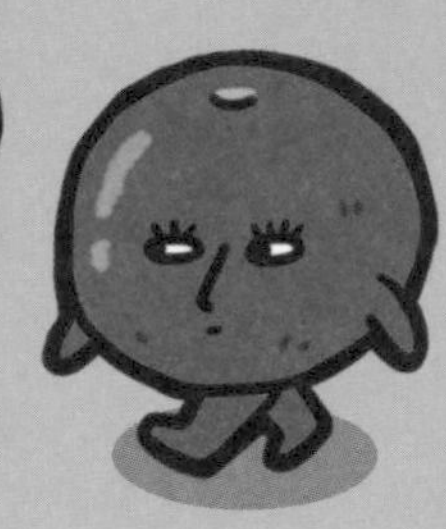

草莓

莓界的常勝軍。只要加入草莓的食物都會熱賣。

藍莓

常用於甜點，但市面上藍莓口味多為人造合成。

覆盆莓

低 GI，是很好的維他命 C 來源與減肥聖品。

蔓越莓

擁有「北美紅寶石」美稱，常製成果汁飲用。

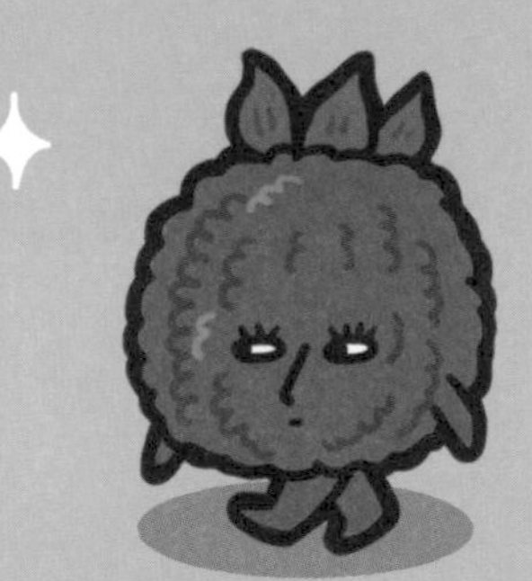

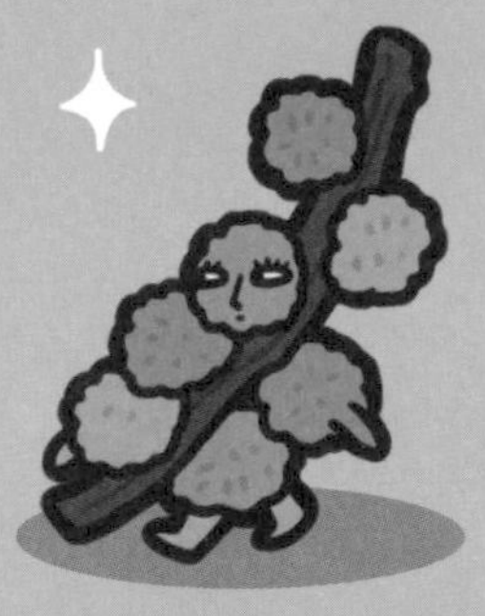

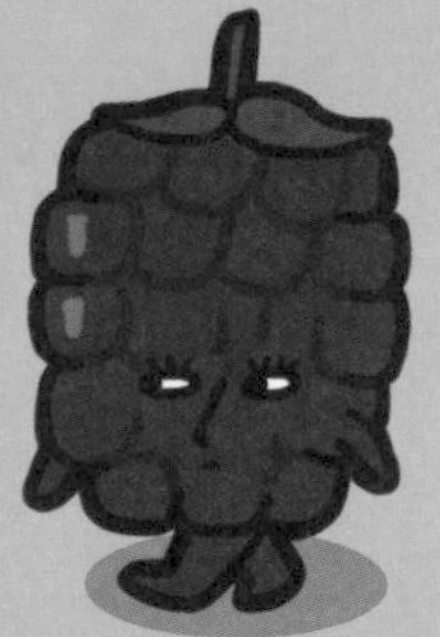

刺莓

枝上多倒刺，果實小巧紅潤，為常食用的野莓。

柳莓

口感酸甜富含水分，常被野外登山者摘取食用。

黑莓

富含花青素等抗氧化物質，又稱「黑鑽石」。

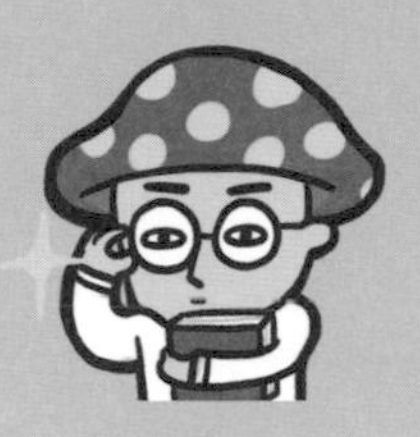

中文的莓（漿果）泛指果皮均肉質化，充滿汁液的一種果實，英文稱其 Berry。植物學定義的莓果類須符合「單一子房所生出的多籽肉質果」，故其實草莓、覆盆莓等並不屬莓果類。但民眾已習慣稱呼，多半不太在意。

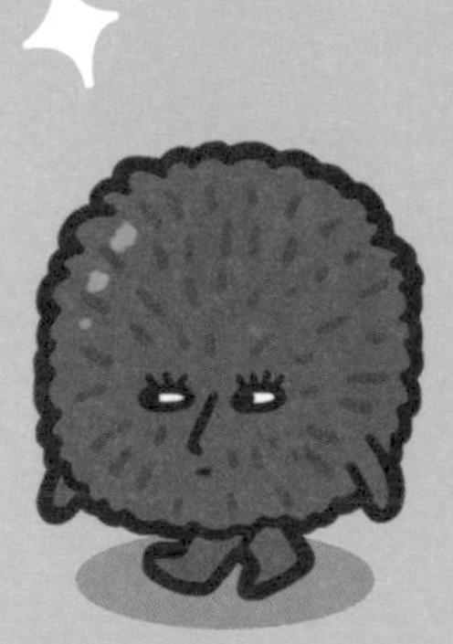

樹莓

可泛稱長於樹上的莓果、台灣多指山莓或楊梅。

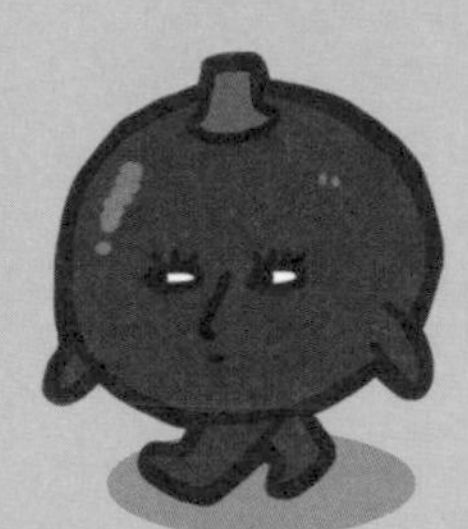

紫莓

又稱黑加侖，被現代醫學稱為超級食物。

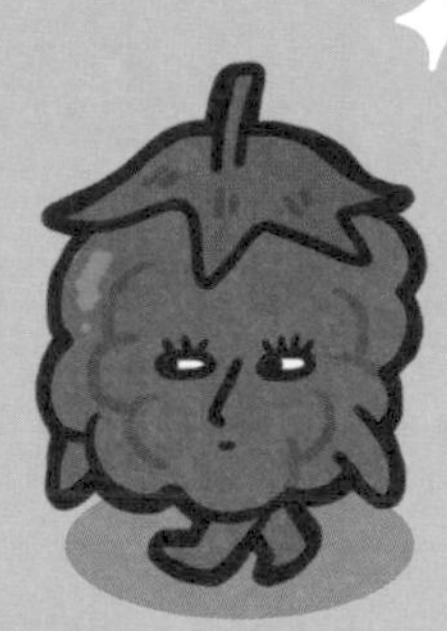

茅莓

可製成中藥材，具止血消腫、清熱利濕等療效。

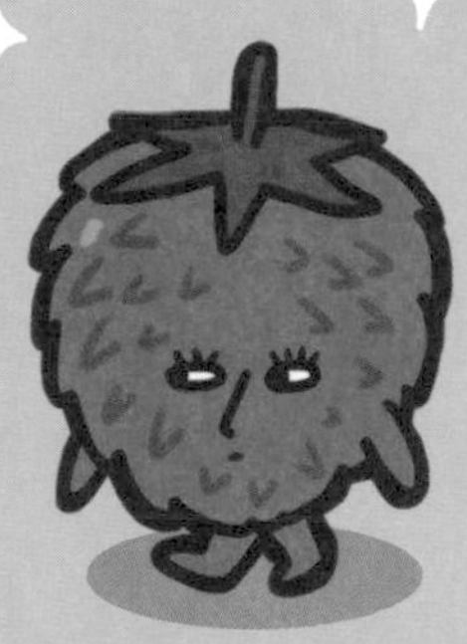

蛇莓

常在野外，外形類似草莓，具輕微毒素。

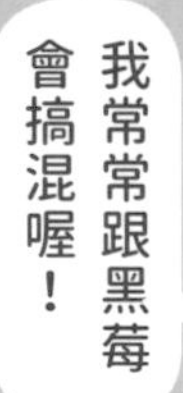

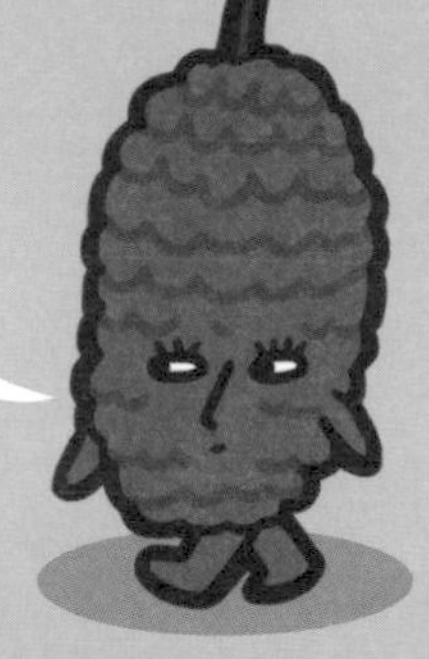

桑椹

桑椹為桑樹的果實，桑葉是蠶寶寶的最愛。

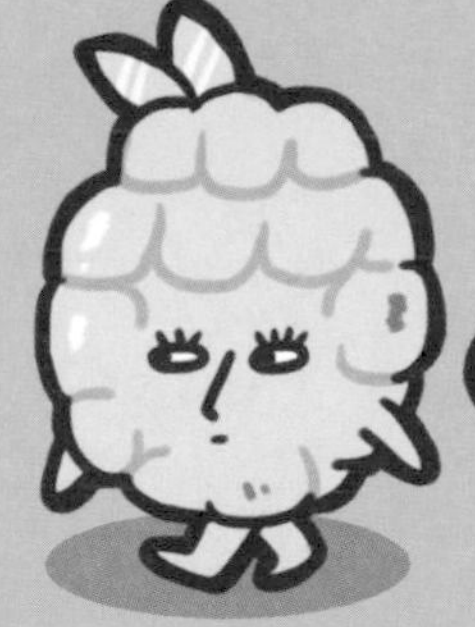

金酸莓

模仿奧斯卡的頒獎典禮，藉以向劣片揶揄。

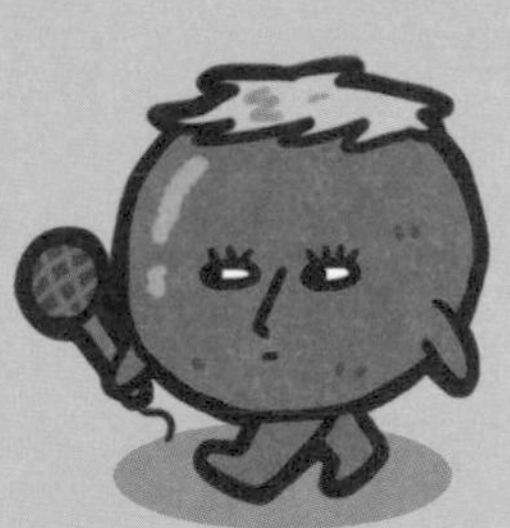

小紅莓

愛爾蘭的另類搖滾樂團，代表作為 Zombie。

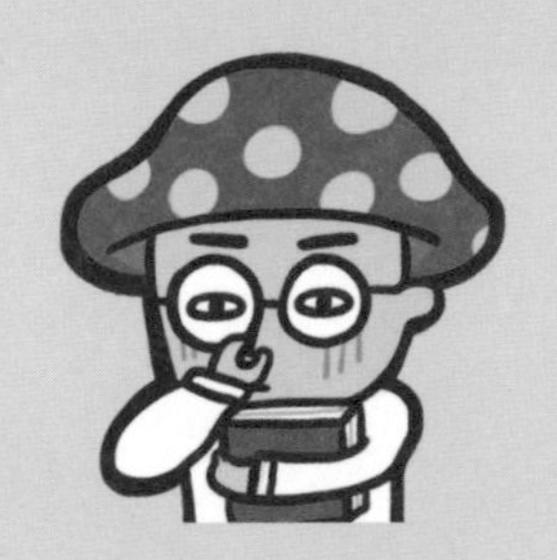

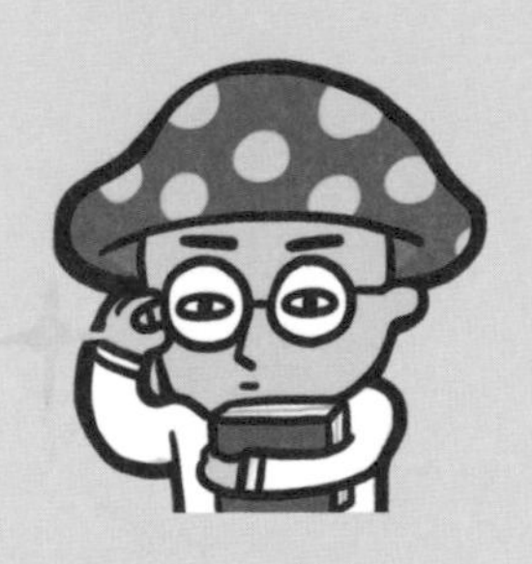

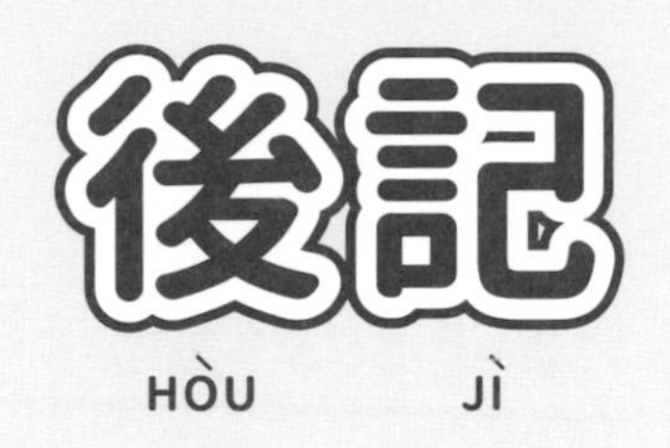

HÒU　　JÌ

大家好，我是 Yan ！

從小，我就是個比較文靜（宅）的孩子。比起外出遊玩，我更喜歡待在家裡（好，我承認是我懶）。成天與漫畫、電玩為伍的我，以前的夢想是長大後當個漫畫家。後來冷靜想了一下，覺得可能會餓死，那……就當設計師吧！好像很氣派的樣子。就這樣，一路從設計科系畢業，進入了廣告公司，才發現，嗯，好像也沒好到哪裡去嘛（苦笑）。因為平常就喜歡看一些冷知識，就突然有了：「還是我也來畫畫看？」的念頭，最後在同事的鼓吹（逼迫）下，成立了粉絲團。

很榮幸地，在這短短的一年多裡，這些作品得到了許多迴響，也讓我感覺到：「啊，原來我也是有這麼一點點影響力的人呀。」希望這樣的學習方式，有朝一日也可以延伸到教科書上。如果讀書就像看漫畫一樣有趣，那一定可以造福很多不愛念書的孩子吧（就像小時候的我）。

未來，我仍會堅持我的初衷，用輕鬆、幽默的方式，將有趣的知識帶給大家！

就請各位再多多指教囉～

Yan

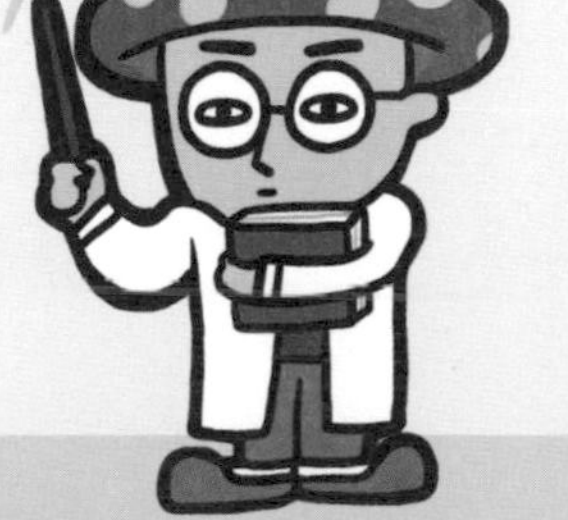

特別感謝

TÈ BIÉ GǍN XIÈ

感謝我的家人，在我的求學生涯中，不是用：「學這個有什麼用？」或「整天看漫畫有什麼出息？」等先入為主的觀念，來否定我的興趣與選擇。更多時候是：「如果你有興趣，那就把興趣變成專長吧。」讓我更能放心地去做自己喜歡、想做的事。

感謝我的前同事，是你們喜歡我畫的圖，鼓吹（逼迫）我成立了粉絲團；感謝我的朋友們，總是提供我許多有趣的靈感（或爛梗）；感謝一起參與這本書的夥伴，有你們的幫忙，這本書才能順利問世。

最後，真的很感謝你們願意支持這本書（而且還把它讀完了），希望之後還會有更多不同的作品與你們見面囉！

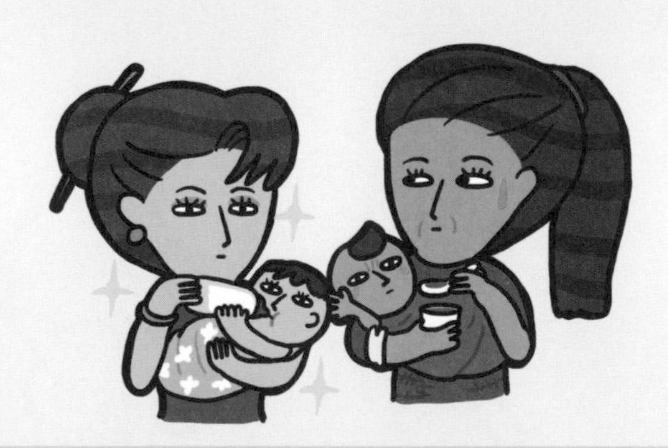

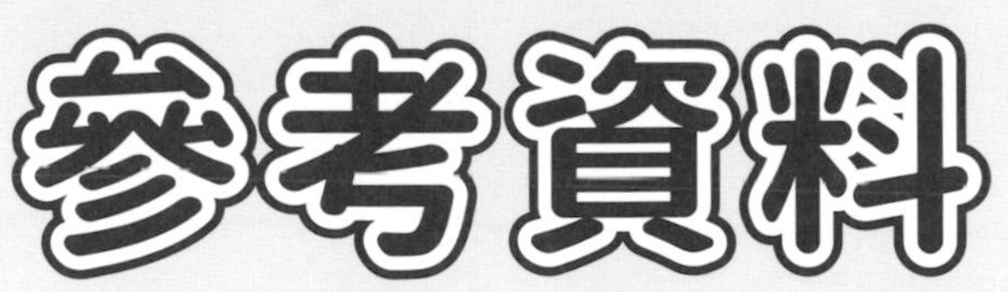

CĀN KAǑ ZĪ LIÀO

維基百科

知乎

華人健康網

果殼網

CAS
優良肉品網

BBC
NEWS

自由時報
食譜自由配

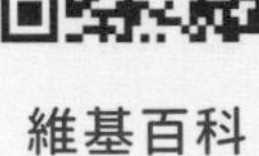

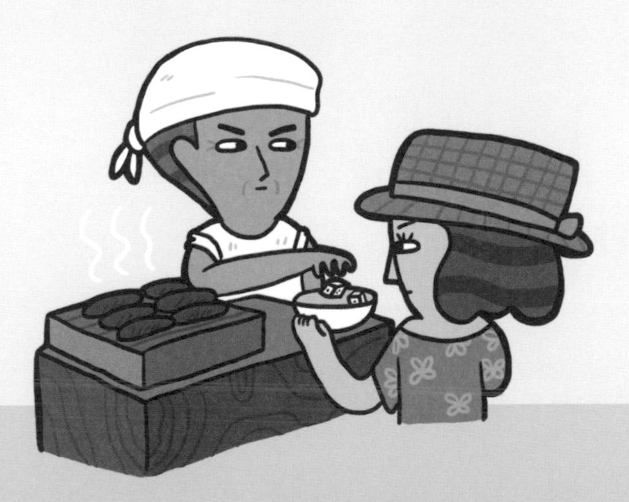

10 SECONDS CLASS

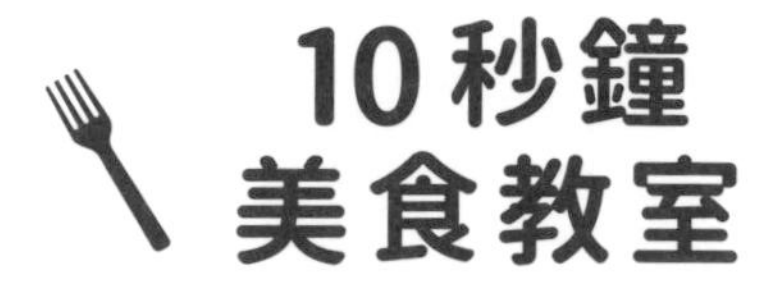

秒懂！那些料理背後的二三事

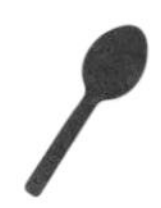

作　　者　Yan
圖像經紀　神奇研究室(神奇事股份有限公司)
審　　定　台灣慢食協會理事長 岳家青
編　　輯　林憶欣
校　　對　林憶欣、林宜靜、黃瀞慧
美術設計　張閔涵、Yan

發 行 人　程顯灝
總 編 輯　呂增娣
資深編輯　吳雅芳
編　　輯　藍匀廷、黃子瑜
美術主編　劉錦堂
行銷總監　呂增慧
資深行銷　吳孟蓉

發 行 部　侯莉莉
財 務 部　許麗娟、陳美齡
印　　務　許丁財
出 版 者　四塊玉文創有限公司
總 代 理　三友圖書有限公司

地　　址　106台北市安和路2段213號9樓
電　　話　(02) 2377-4155
傳　　真　(02) 2377-4355
E-mail　service@sanyau.com.tw
郵政劃撥　05844889 三友圖書有限公司

總 經 銷　大和書報圖書股份有限公司
地　　址　新北市新莊區五工五路2號
電　　話　(02) 8990-2588
傳　　真　(02) 2299-7900

製版印刷　卡樂彩色製版印刷有限公司

初　　版　2018年12月
一版三刷　2022年03月
定　　價　新臺幣 350 元
ＩＳＢＮ　978-957-8587-51-9（平裝）

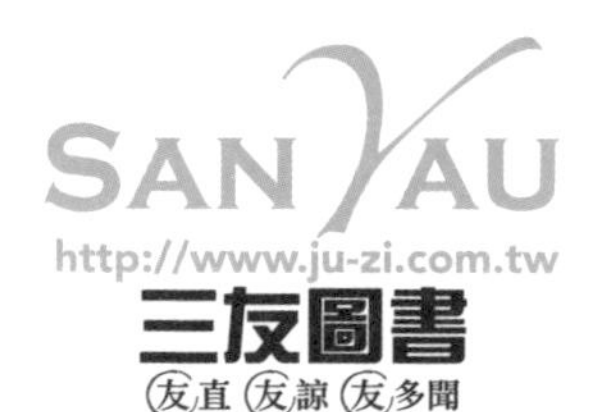

國家圖書館出版品預行編目 (CIP) 資料

10 秒鐘美食教室：秒懂！那些料理背後的二三事 / Yan 作 . -- 初版 . -- 臺北市：四塊玉文創，2018.12
面；　公分
ISBN 978-957-8587-51-9 (平裝)

1. 食物 2. 繪本 3. 小吃

411.3　　107019833

毛孩好書

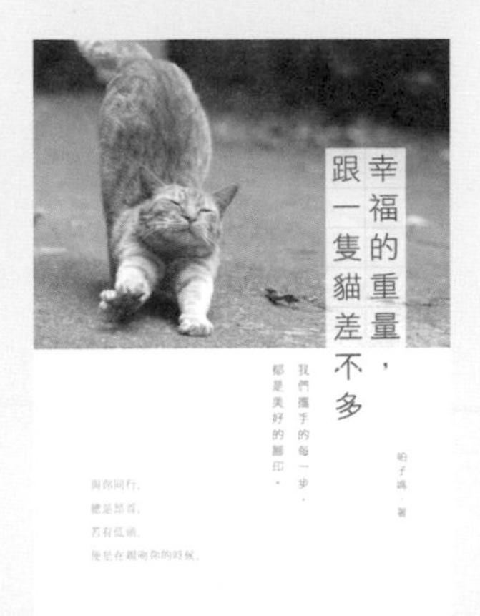

幸福的重量，跟一隻貓差不多：我們攜手的每一步，都是美好的腳印

作者：帕子媽／定價：320 元

原本只是等場電影，卻意外等來了一隻貓，從此開啟了有貓的人生。在餵養一隻被棄養的老狗後，便再也放不下，再也離不開。

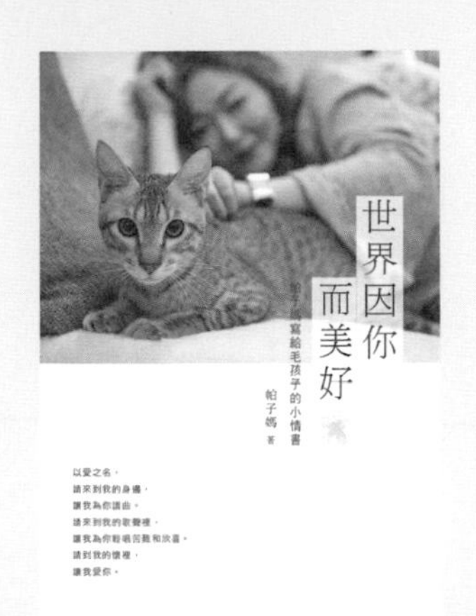

世界因你而美好：帕子媽寫給毛孩子的小情書

作者：帕子媽／定價：320 元

一位醫師娘，一個總是關心毛孩的女子，每一次街頭救援，除了奮不顧身，還是奮不顧身！爬屋頂，進水溝，縱使面對再多困境，只要想到還有孩子在那裡，她就有克服一切的勇氣！

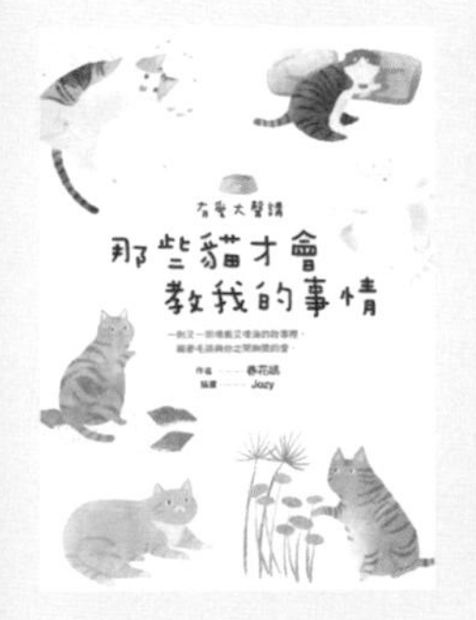

有愛大聲講：那些貓才會教我的事情

作者：春花媽
插畫：Jozy
定價：350 元

讓動物溝通師春花媽，透過一則又一則的溝通故事，在噴飯與噴淚間，告訴你毛孩子的心裡話，還有最體貼的毛孩養育觀念。

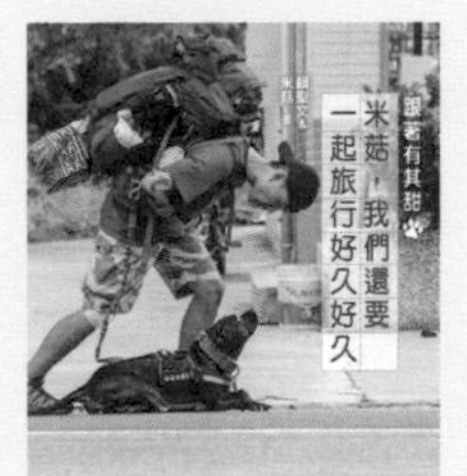

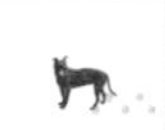

跟著有其甜：米菇，我們還要一起旅行好久好久

作者：賴聖文 & 米菇
定價：350 元

一個 19 歲的男孩，一隻被人嫌棄的黑狗（米菇），原本不可能有交集的生命，在一個如常的夜裡有了交會，最後他們決定，即使米菇只剩 2 年壽命，也要一起去旅行。

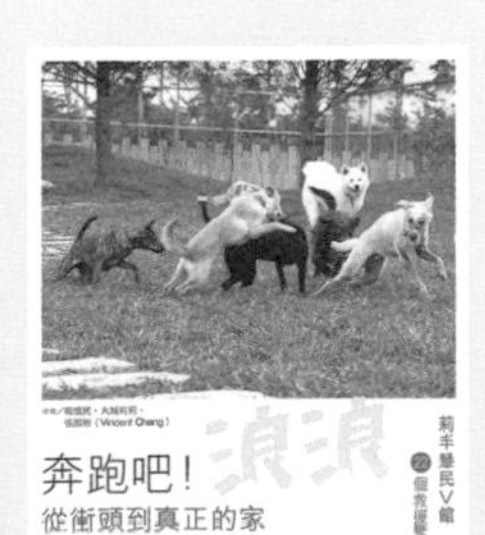

奔跑吧！浪浪：從街頭到真正的家

作者：楊懷民、大城莉莉、張國彬
定價：300 元

好多好多擁有明星般燦爛笑容的毛孩子，他們都有各自的故事，他們都在莉丰慧民 V 館，在這裡，沒有飢餓，不怕受寒，在這裡，只有希望、歡笑和寵愛！

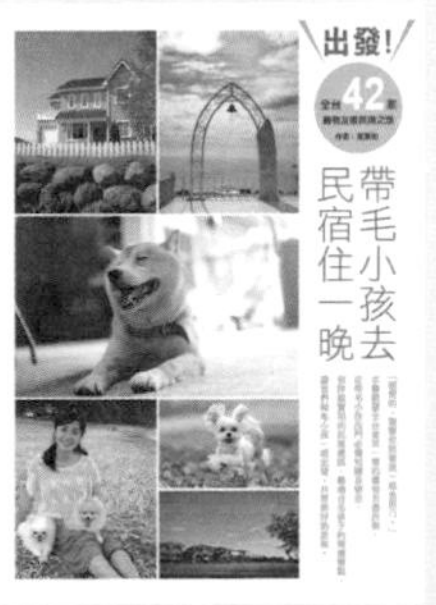

出發！帶毛小孩去民宿住一晚

作者：葉潔如
定價：360 元

作者帶著自家毛小孩實地走訪全台灣 42 家寵物友善民宿，不同形態特色的居住環境，不同主人與毛孩間的動人故事，讓毛小孩和旅人不論何時何地都有個溫暖的落腳處。

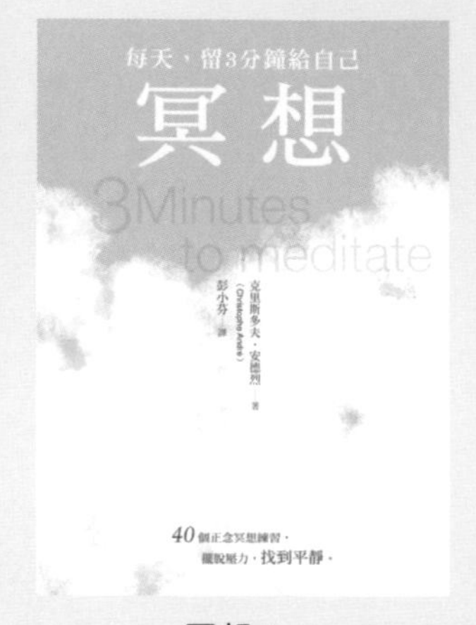

冥想：每天，留 3 分鐘給自己

作者：克里斯多夫 · 安德烈／定價：340 元

教你每天 3 分鐘，在你等車、用餐、睡前……生活中的任何片段，運用 40 個冥想練習，體驗自己內在的轉變，你會發現，生活將變得更自在開闊了！

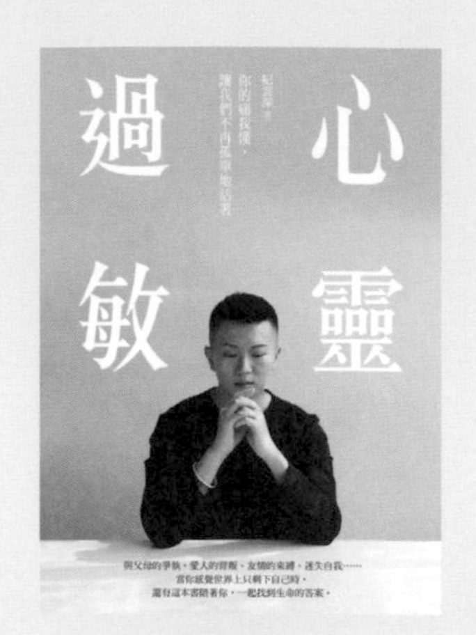

心靈過敏：你的痛我懂，讓我們不再孤單地活著

作者：紀雲深／定價：280 元

與父母的爭執、愛人的背叛、友情的束縛、迷失自我……當你感覺世界上只剩下自己時，還有這本書陪著你，一起找到生命的答案。

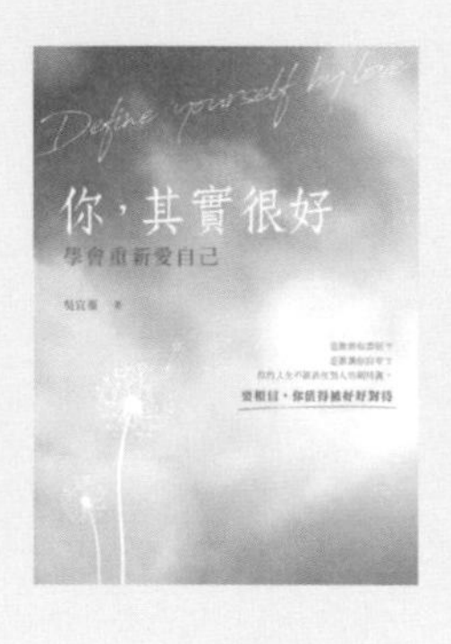

你，其實很好：學會重新愛自己

作者：吳宜蓁
定價：300 元

是誰要你委屈？是誰讓你自卑？你的人生不該活在別人的期待裏，要相信，你值得被好好對待。停止說「都是我不好」，此刻，告訴自己，所有的自卑都是多餘。

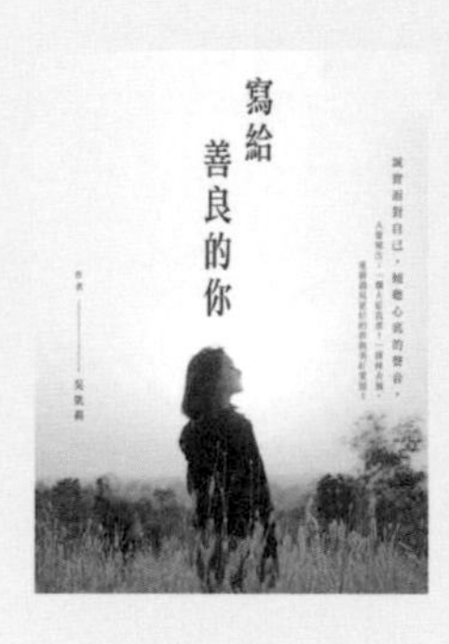

寫給善良的你

作者：吳凱莉
定價：300 元

「是不是我還不夠好？」、「為什麼愛得那麼累？」親愛的，你的愛珍貴無比。千萬不要委屈了自己！寫給在愛、友情、人生裡迷失方向的你。

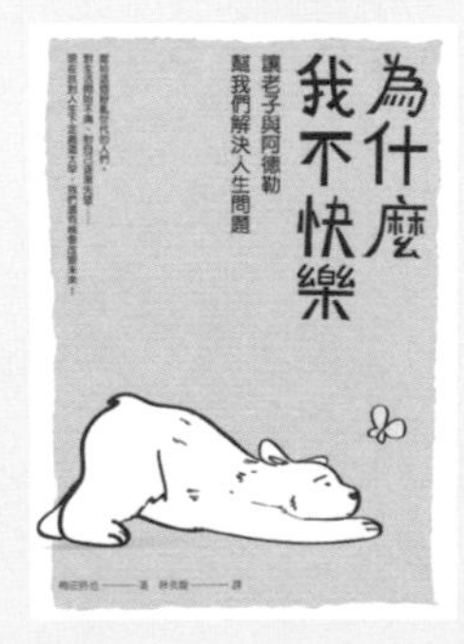

為什麼我不快樂：讓老子與阿德勒幫我們解決人生問題

作者：嶋田將也
譯者：林依璇
定價：260 元

獻給這個紛亂世代的人們。對生活開始不滿、對自己逐漸失望……現在就對人生下定義還太早，我們還有機會改變未來！

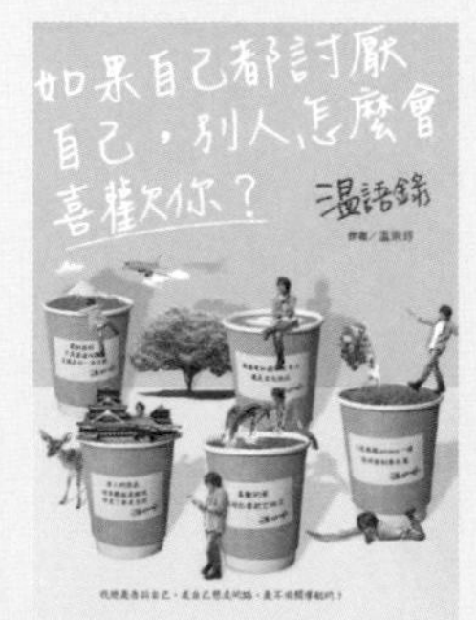

温語錄：如果自己都討厭自己，別人怎麼會喜歡你？

作者：温秉錞
定價：350 元

不費力的生活從來都不簡單。大聲告訴自己：人生與夢想，無論哭著、笑著都要走完！

療癒好書

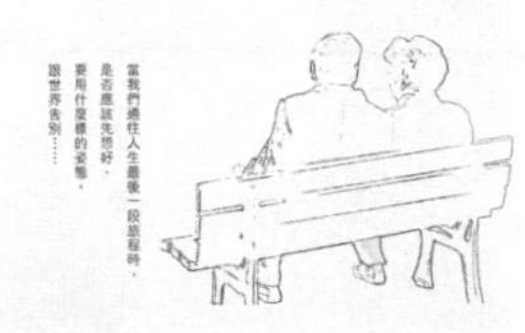

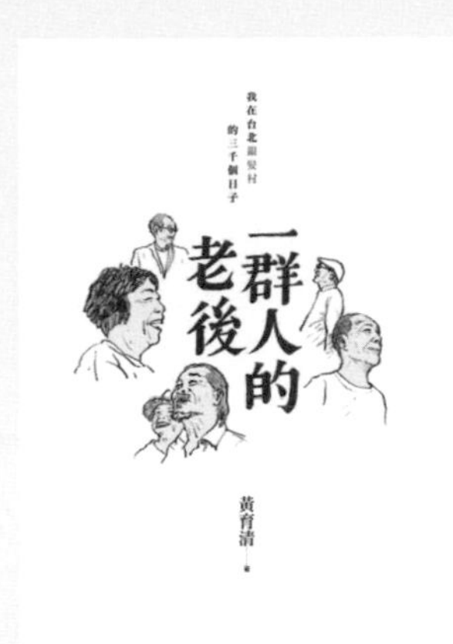

預約。好好告別：人生最後的期末考，讓我們好好說再見

作者：朱為民／定價：300 元

旅途總有終點，在人生的最後一刻，你曾想過，要怎麼自在又從容地下台，又怎麼有尊嚴地離開？讓我們一起預約一場美好的告別，讓我們一起好好說再見……

一群人的老後：我在台北銀髮村的三千個日子

作者：黃育清／定價：290 元

同居共老，一種人生七十開始的幸福選項！慢享幸福，晚年不晚，這裡記錄了我和我的老朋友們的第四人生；一起度過了三千個銀光閃閃的暮年日常，一部相互陪伴、笑著走下去的老後生活書。

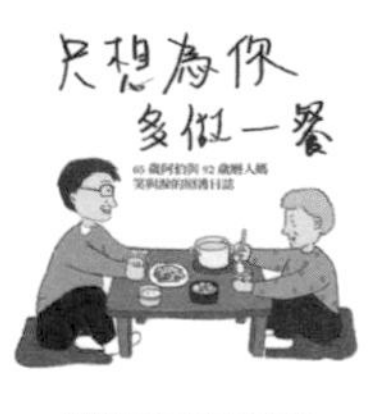

只想為你多做一餐

作者：鄭城基
譯者：胡椒筒
定價：330 元

高齡母親罹患了失智症，被醫生判定最多只能再活一年。抱持著陪伴母親「最後一年」的心態辭去了工作，專心侍奉母親的阿伯，竟然日復一日照顧了……

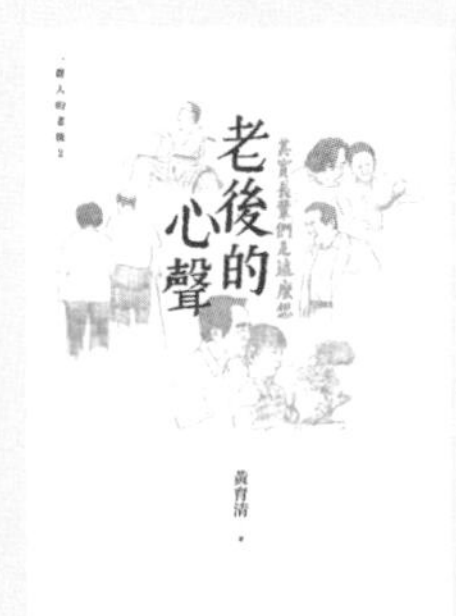

老後的心聲，其實長輩們是這麼想：一群人的老後 2

作者：黃育清
定價：300 元

爺爺奶奶、阿公阿嬤作夥過生活，出乎意料的超青春、超勵志、超暖心，絕對讀到豁然開朗猛點頭，笑笑向前走。

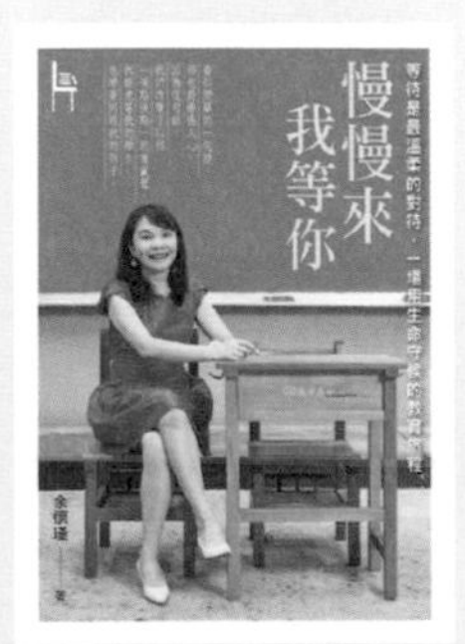

慢慢來，我等你

作者：余懷瑾
定價：320 元

一位家有身心障礙孩子的媽媽，一位願意付出努力帶頭做，引導班上孩子學習如何面對身心障礙同學的老師，仙女老師的一句話療癒了自己、孩子、學生，這句話，也將療癒你和我。

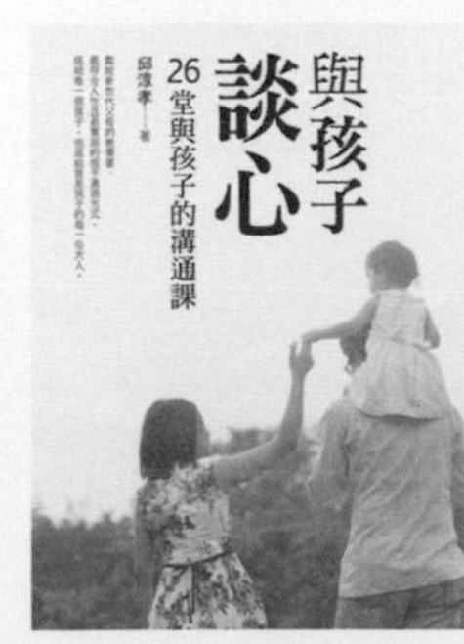

與孩子，談心：26 堂與孩子的溝通課

作者：邱淳孝
定價：350 元

這是一本獻給新世代父母的教養書，最符合人性且最實用的親子溝通方式，送給每一個孩子，也送給曾是孩子的每一位大人。

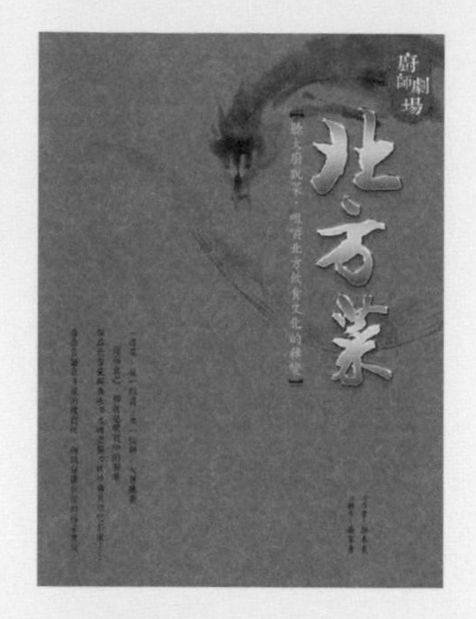

廚師劇場 北方菜：大廚說菜，咀嚼北方飲食文化的轉變

作者：郭木炎、岳家青／定價：488 元

由中餐廚藝大師領銜主演，重現北方經典菜：九轉肥腸、抓炒魚片、它似蜜……帶你細品北方菜的典故與好滋味，揭開中國飲食文化的精髓！

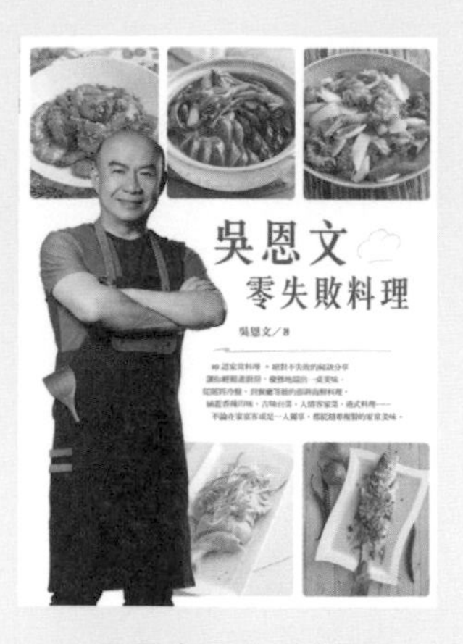

吳恩文零失敗料理

作者：吳恩文／攝影：楊志雄／定價：380 元

今天你想吃哪一道？從廣式料理、眷村美味、台式佳肴、四川名菜到客家美食，吳恩文親身揭開每道菜的成功精髓，更悉心提點祕訣，讓你廚藝大躍進，燒出一手好菜！

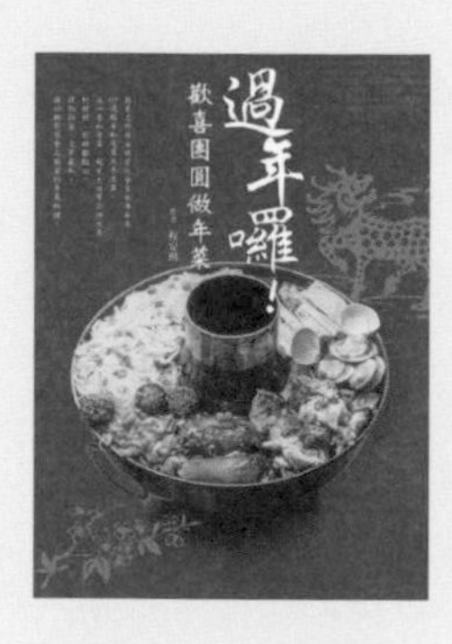

過年囉！歡喜團圓做年菜

作者：程安琪
攝影：楊志雄
定價：420 元

烹飪教育家傅培梅精心傳承，廚藝名師程安琪首次分享家傳年菜，91 道程家私房菜及手工菜，說典故、巧手做、點訣竅，毫不藏私。讓你輕鬆學會名廚家的年節料理。

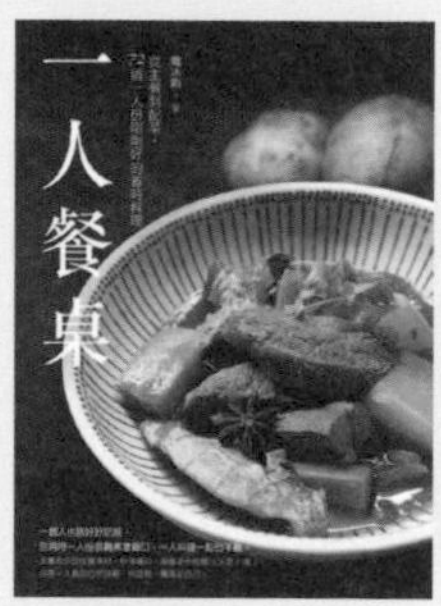

一人餐桌：從主餐到配菜，72 道一人份剛剛好的省時料理

作者：電冰箱
定價：350 元

本書教你從採買食材、快速備料、常備菜也能變出 3 菜 1 湯；分享一人食的自炊訣竅，快速做一餐滿足自己。

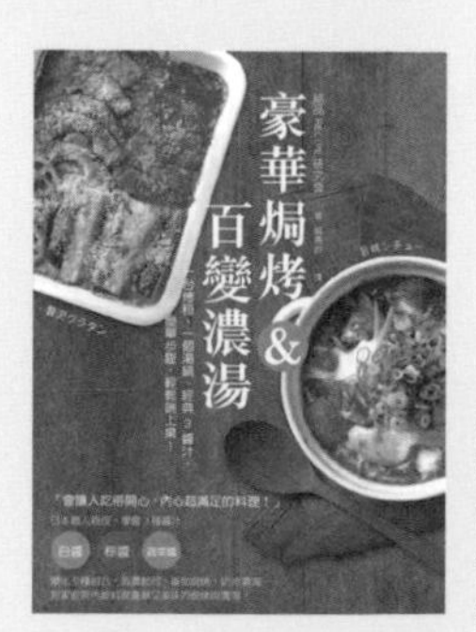

豪華焗烤 & 百變濃湯

作者：絕品 RECIPE 研究會，柳瀨真澄
譯者：賴惠鈴
定價：350 元

一台烤箱 X 一個湯鍋，居家廚房也能端出豪華美味的料理！日本職人親授，詳細圖解與小撇步，教你學會 3 種醬汁：白醬、棕醬、蔬菜醬，變化多種焗烤與濃湯……

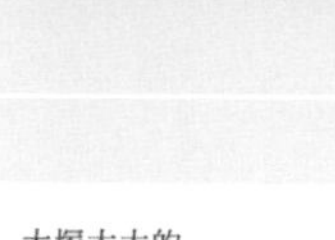

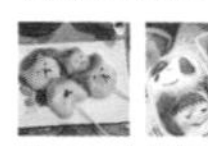
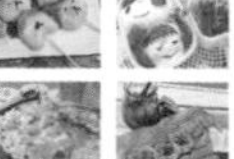
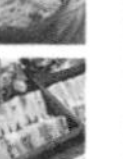
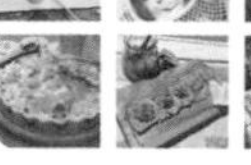
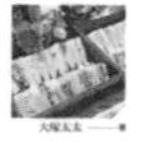
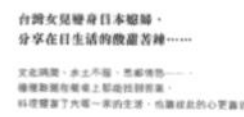

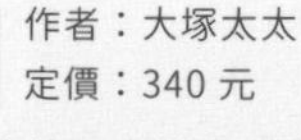

大塚太太的東京餐桌故事

作者：大塚太太
定價：340 元

遠嫁日本的台灣女兒，變身為媳婦後如何在三代同堂的環境中熬成婆？用料理收買日本公婆和小姑的心，50 道溫暖人心的家常食譜╳大塚家笑淚齊飛的日常故事。

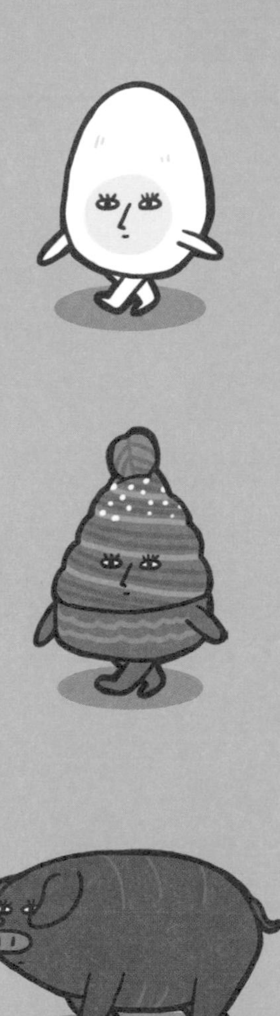

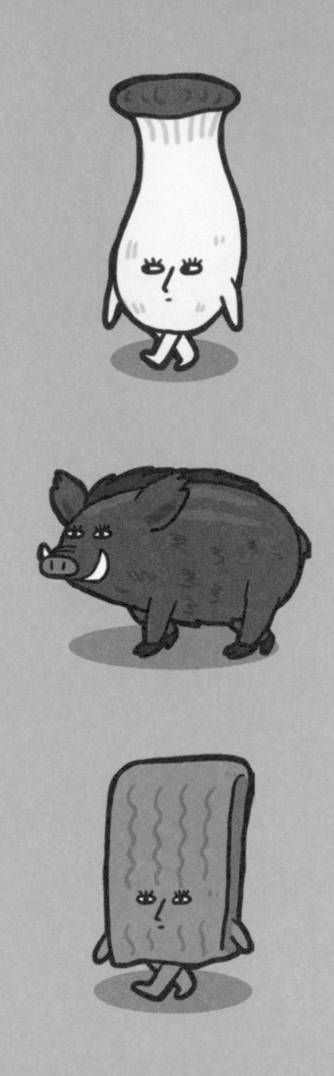

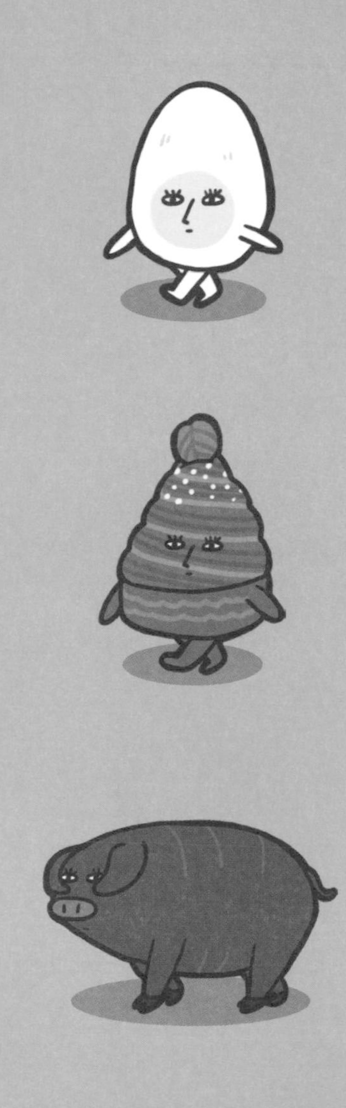

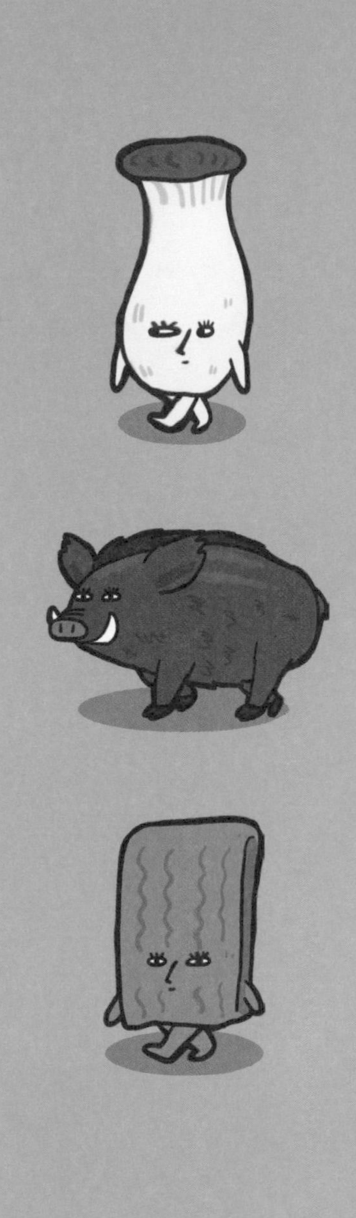